# いちばんやさしい
# 薬理学

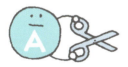 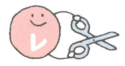

成美堂出版

# はじめに

　薬理学は、薬がどのようにして効くのか、その作用機序を研究する学問です。薬理学で扱うのは、薬物と生体との相互作用により起こる現象であり、薬物が生体に及ぼす作用はもちろん、副作用や他薬と併用したときの影響にいたるまで、幅広い領域が含まれています。したがって、薬理学を理解するには、機能形態学(生理学、解剖学)、生化学、分子生物学、遺伝学、医薬品化学など、幅広い基礎医学の知識が必要となります。また、薬理学は薬物治療の基盤であることはもちろん、新薬開発の基礎を支える重要な役割も果たしています。

　この本は、薬学生はもちろんのこと、医療関連の学生や専門学校生など薬理学の初学者にもわかりやすく解説し、シンプルで見やすい図を多用しています。また、キーワードは赤字にして、赤シートを載せると隠れるようになっており、章末には「まとめのページ」を配していますので、試験勉強の手助けにもなります。この本には薬理学の基礎ばかりでなく、薬の歴史などにまつわるコラム、臨床現場で役に立つ最新の知見も随所に散りばめられていますので、現場で活躍されている薬剤師のみならず多方面の医療関係者にも活用していただけることと思います。

　本書で薬理学を学んだことをきっかけに、薬の作用機序に目を向け、つねに新しい情報に接することを心がけ、医療従事者として「薬」の知識を身につけていただくことを期待します。

　最後に、この本の発刊に際し、実際に薬剤師としても活躍されている執筆者の坂井由美氏、編集・企画にご尽力いただきました(株)小学館クリエイティブの尾和みゆき氏に心より敬意を表します。


平成29年7月

監修者　木澤　靖夫

# 目次

はじめに……………………………………………………………………2
本書の使い方………………………………………………………………8

## 1章　薬理学とは

薬物とは……………………………………………………………………10
薬理学とはどんな学問か…………………………………………………11
医薬品の定義と分類………………………………………………………12
薬の投与経路と剤形………………………………………………………14
薬は体内をめぐる…………………………………………………………16
薬の効果はどのように変化するか………………………………………21
薬はどこに作用するか……………………………………………………23
薬はどのように作用するか………………………………………………26
自律神経のはたらき………………………………………………………27
神経伝達物質の種類とはたらき…………………………………………29
　　コラム●カテコールアミン…………………………………………30
主作用と副作用、有害作用………………………………………………33
薬の飲み合わせ……………………………………………………………35
　　コラム●薬のルーツ…………………………………………………37
1章のまとめ………………………………………………………………38

## 2章　神経系に作用する薬

うつ病の成因………………………………………………………………42
抗うつ薬の種類と作用メカニズム………………………………………44
抗精神病薬の種類と作用メカニズム……………………………………46
抗不安薬、睡眠薬の種類と作用メカニズム……………………………48
パーキンソン病のしくみ…………………………………………………52
抗パーキンソン薬の種類…………………………………………………54
てんかんの病態と抗てんかん薬…………………………………………56
　　コラム●抗てんかん薬使用上の注意…………………………………58

3

認知症のしくみ……………………………………………59

認知症の治療アプローチ…………………………………60

片頭痛のしくみと治療薬…………………………………62

局所麻酔薬の種類と作用メカニズム……………………64

全身麻酔薬の種類…………………………………………66

2章のまとめ………………………………………………68

# 3章 呼吸器系に作用する薬

咳や痰が出るしくみ………………………………………72

咳・痰に対するアプローチ………………………………73

免疫反応のしくみ…………………………………………74

Ⅰ型アレルギー反応のしくみ……………………………76

くしゃみ・鼻水に対するアプローチ……………………77

気管支喘息に対するアプローチ…………………………78

COPDの病態とアプローチ………………………………80

3章のまとめ………………………………………………82

# 4章 消化器系に作用する薬

胃潰瘍になるしくみ………………………………………86

胃酸分泌過剰に対するアプローチ………………………87

胸焼け、悪心に対するアプローチ………………………90

嘔気、嘔吐のしくみ………………………………………91

嘔気、嘔吐に対するアプローチ…………………………92

下痢になるしくみ…………………………………………93

下痢に対するアプローチ…………………………………94

便秘になるしくみ…………………………………………95

便秘に対するアプローチ…………………………………96

炎症性腸疾患(IBD)の病態とアプローチ……………97

機能性ディスペプシアの病態とアプローチ……………99

4章のまとめ………………………………………………100

# 5章　循環器系・血液に作用する薬

- 高血圧症の原因 …………………………………………………… 104
- 高血圧症の治療薬 ………………………………………………… 106
- 狭心症のしくみとアプローチ …………………………………… 109
- 不整脈が起こるしくみ …………………………………………… 112
- 不整脈に対するアプローチ ……………………………………… 115
- 血栓塞栓症（心筋梗塞など）のしくみ ………………………… 116
- 血栓塞栓症へのアプローチ ……………………………………… 117
- 貧血になるしくみ ………………………………………………… 119
  - コラム●ビタミン$B_{12}$と悪性貧血 ………………………… 122
- 5章のまとめ ……………………………………………………… 123

# 6章　炎症・免疫系に作用する薬

- 炎症が起きるしくみ ……………………………………………… 128
- 抗炎症薬の種類と作用 …………………………………………… 130
- 関節リウマチへのアプローチ …………………………………… 135
- 高尿酸血症・痛風へのアプローチ ……………………………… 137
- 6章のまとめ ……………………………………………………… 140

# 7章　抗感染症薬

- 感染症発症のしくみ ……………………………………………… 144
- 抗菌スペクトル …………………………………………………… 146
- 抗菌薬が作用するしくみ ………………………………………… 148
- 抗菌薬の種類 ……………………………………………………… 150
  - コラム●βラクタマーゼ …………………………………… 151
  - コラム●抗菌薬の開発の歴史と耐性菌の出現 …………… 156
- 抗結核薬の種類と作用のしくみ ………………………………… 157
  - コラム●薬による尿や便の着色 …………………………… 158
- ウイルスの構造と感染のしくみ ………………………………… 159

抗ウイルス薬の種類と作用 ……………………………………………………… 161
　コラム●HIV感染症のART ………………………………………………… 165
真菌の種類 …………………………………………………………………………… 166
抗真菌薬の種類と作用メカニズム ……………………………………………… 167
消毒薬の種類 ………………………………………………………………………… 170
7章のまとめ ………………………………………………………………………… 172

# 8章　泌尿器系に作用する薬

尿が生成されるしくみ ……………………………………………………………… 178
　コラム●むくみが生じるしくみ ………………………………………………… 181
利尿薬の種類と作用メカニズム ………………………………………………… 182
　コラム●植物由来の強心利尿薬 ……………………………………………… 183
排尿のしくみ ………………………………………………………………………… 184
前立腺肥大、排尿障害へのアプローチ ……………………………………… 186
8章のまとめ ………………………………………………………………………… 188

# 9章　内分泌系に作用する薬

糖尿病のしくみ ……………………………………………………………………… 192
糖尿病へのアプローチ …………………………………………………………… 195
脂質の代謝と動脈硬化 …………………………………………………………… 198
脂質異常症の治療薬 ……………………………………………………………… 200
　コラム●横紋筋融解症 …………………………………………………………… 202
骨粗鬆症のしくみ …………………………………………………………………… 203
骨粗鬆症治療薬の作用メカニズム ……………………………………………… 205
甲状腺機能障害の種類 …………………………………………………………… 207
9章のまとめ ………………………………………………………………………… 210

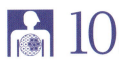

# 10章 抗腫瘍薬

がん細胞発生と増殖のしくみ……………………………………………………… 214
抗腫瘍薬の種類と作用……………………………………………………………… 218
　　コラム●葉酸代謝拮抗薬（メトトレキサート）の毒性軽減………… 220
抗腫瘍薬の副作用…………………………………………………………………… 224
分子標的（治療）薬の種類と作用………………………………………………… 225
　　コラム●分子標的薬の名前……………………………………………… 226
10章のまとめ………………………………………………………………………… 229

# 11章　目に作用する薬

緑内障の分類………………………………………………………………………… 232
緑内障の治療薬……………………………………………………………………… 234
白内障のしくみと治療薬…………………………………………………………… 236
加齢黄斑変性症へのアプローチ…………………………………………………… 237
アレルギー性結膜炎へのアプローチ……………………………………………… 239
ドライアイへのアプローチ………………………………………………………… 240
11章のまとめ………………………………………………………………………… 241

　　コラム●薬理学の発展…………………………………………………… 243

索引（薬物名）………………………………………………………………………… 244
索引（事項）…………………………………………………………………………… 249

# 本書の使い方

　この本は、薬理学を学び始めた方のために、薬理学の基礎的な知識をやさしく解説しています。付属の赤シートを載せると重要な用語が消えるので、復習にも役立ちます。

＊本書は原則として、2017年7月現在の情報にもとづいて編集しています。

### 章ごとのテーマカラー
2章から11章は薬の種類ごとに章を立て、各章はテーマカラーで色分けしています。調べたい章にすぐたどり着くことができます。

### 項目ごとの構成
大きな見出しがかならずページの上部にあるので、検索しやすくなっています。

### 関連するページ
この用語の解説や、さらに理解を深める情報があるページを紹介します。

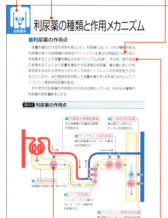

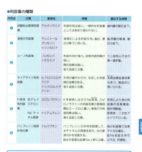

### コラム
読めば「なるほど」と、さらに薬理学に興味がわく情報を、コラムとして紹介しています。

### わかりやすい図版
文章を読んだだけではイメージしにくい内容を、簡潔な図版でわかりやすく解説します。

### 重要な用語
赤シートを載せると文字が見えなくなるので、暗記や復習のときに活用できます。

### まとめのページ
各章の章末に、内容をコンパクトにまとめたページがあります。
試験の前などに、さっと復習する際に役立ちます。

8

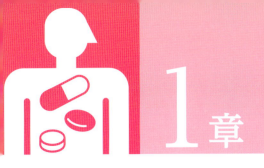

# 1章 薬理学とは

薬物とは ……………………………………………… 10
薬理学とはどんな学問か ……………………………… 11
医薬品の定義と分類 …………………………………… 12
薬の投与経路と剤形 …………………………………… 14
薬は体内をめぐる ……………………………………… 16
薬の効果はどのように変化するか …………………… 21
薬はどこに作用するか ………………………………… 23
薬はどのように作用するか …………………………… 26
自律神経のはたらき …………………………………… 27
神経伝達物質の種類とはたらき ……………………… 29
　コラム●カテコールアミン ………………………… 30
主作用と副作用、有害作用 …………………………… 33
薬の飲み合わせ ………………………………………… 35
　コラム●薬のルーツ ………………………………… 37
1章のまとめ …………………………………………… 38

薬理学とは

# 薬物とは

## ■薬物の定義

薬物とは、ヒトや動物の体に何らかの作用を及ぼす物質である。薬物は、自然界の物質から抽出した成分、あるいは人工的に合成した化合物を化学的に精製してつくられる。その作用は薬物の種類によりさまざまであり、有効性を発揮する薬物もあれば、反対に悪影響や害を及ぼす薬物もある。薬物を代表する薬は、医療用として病気の治療や予防に活用されている。その一方で、麻薬や覚せい剤などのように、強力な中枢興奮作用があり依存を引き起こす危険な薬物もある。

また薬は「諸刃の剣」と表現されるように、ひとつの薬が複数の作用をもつことが珍しくなく、目的とする作用は主作用、好ましくない有害な作用は副作用となる。一般に医薬品として開発されるのは、主作用のメリットが大きく、副作用のデメリットが小さい薬物である。また、薬は適量を使えば有効でも、過量になると副作用が大きくなることも多いため、用量・用法を守ってうまく使う必要がある。

## ■「薬物」「薬剤」「薬品」の違い

「薬物」と似た呼称に、「薬剤」と「薬品」がある。すべて薬という点は共通しているが、それぞれには違いがある。

「薬物」は薬効をもつ化合物そのものを指しているのに対して、「薬剤」は、薬物を錠剤・顆粒剤・注射剤・軟膏剤などの形に製剤化して利用しやすくしたものである。さらに薬剤を包装し、商品名をつけて流通できるよう製品化したものが「薬品」とよばれている。

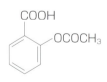

薬物
（例：アセチルサリチル酸）

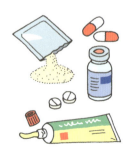

薬剤

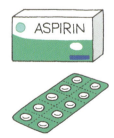

薬品
（例：アスピリン）

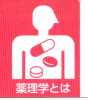

# 薬理学とはどんな学問か

## ■薬物と生体の相互作用を研究する

「薬理学」とは、薬がどのようにして効くのか、その作用メカニズムを研究する学問である。薬理学が扱うのは、薬物と生体との相互作用により起こる現象であり、薬物が生体に及ぼす主作用はもちろん、副作用や他薬と併用したときの影響にいたるまで、幅広い領域が含まれる。薬理学は薬物治療の基盤であるとともに、新薬開発の基礎を支える重要な役割を果たしている。

薬理学研究には、薬物と生体の両方の知識が欠かせない。そのなかには、両者の相互反応を薬物側に立って研究する薬物動力学(薬力学)と、生体側に立って研究する薬物動態学の2つの分野がある。

| 分類 | 内容 | 利用される指標 |
| --- | --- | --- |
| 薬物動力学：pharmacodynamics, PD | 薬物が投与された後、生体にどんな変化が起こるかを調べる。 | 用量反応曲線、用量致死量曲線。$ED_{50}$[*1]、$LD_{50}$[*2] など |
| 薬物動態学：pharmacokinetics, PK | 生体において薬物が吸収されたのち、どのように代謝、分布、排泄されるかを調べる。 | 薬物血中濃度変化、たんぱく結合率など |

*1 $ED_{50}$：50％有効量、*2 $LD_{50}$：50％致死量

そのほかにも研究手法にもとづく分類として、細胞や動物を用いた実験的な薬理学である基礎薬理学と、ヒトを対象とした臨床的な作用を扱う薬理学である臨床薬理学などがある。

| 分類 | 内容 | 関連する分野 |
| --- | --- | --- |
| 基礎薬理学 | 培養細胞や動物を用いた実験的な薬理学 | 分子薬理学、行動薬理学、免疫薬理学など |
| 臨床薬理学 | ヒトにおける臨床効果を研究する薬理学 | 時間薬理学、遺伝薬理学など |

薬理学では、個体から、臓器、組織、細胞、分子のレベルまで、種々の方法を用いて総合的に研究が行われる。薬理学研究には、薬のみならず、生理学、解剖学、生化学、分子生物学、遺伝学、機能形態学など、幅広い基礎医学の知識が必要となる。

# 医薬品の定義と分類

## ■医薬品の定義

　医薬品はヒトや動物に対して、病気の診断・治療・予防の3つの目的のために使用されている。法律上、医薬品には次の3つが含まれる。

---
**医薬品の定義(薬機法＊)**

＊医薬品、医療機器等の品質、有効性および安全性の確保等に関する法律

(1) 日本薬局方に収載されるもの
(2) 人または動物の疾病の診断、治療または予防に使用されることが目的とされているものであって、機械器具等でないもの(医薬部外品および再生医療等製品を除く)
(3) 人または動物の体の構造または機能に影響を及ぼすことが目的とされているものであって、機械器具等でないもの(医薬部外品、化粧品および再生医療等製品を除く)

---

　日本で医薬品や医薬部外品、化粧品、医療機器の製造や輸入、調剤を行うには、かならず行政の承認や確認、許可、監督が必要となる。現在、国内で新しく市販される医薬品は、すべて厚生労働大臣の製造販売承認を受けたものである。

## ■医薬品の分類

　医薬品には大きく分けて医療用医薬品と、それ以外の一般用医薬品の2種類がある。医療用医薬品は、医師もしくは歯科医師によって使用されるか、あるいはその処方箋もしくは指示によって使用される医薬品で、処方薬ともよばれる。効果が高い半面、副作用にとくに注意する必要がある。もうひとつの一般用医薬品は、医療用医薬品以外の医薬品であり、市販薬・大衆薬・OTC[＊1]医薬品などともよばれ、薬局[＊2]や薬店[＊3]で市販されている。一般用医薬品は、さまざまな症状、年齢、体質の患者が自身の判断で購入して使用することから、とくに安全性への配慮がされている。

---
＊1　OTC：Over The Counterの略。店頭のレジカウンター越しに販売される薬という意味。
＊2　薬局：調剤室を備え、薬剤師が常駐して、医薬品の調剤、販売を行う施設。
＊3　薬店：一般用医薬品を販売することができるが、調剤を行えない。

## ■医薬品の販売方法による分類

医薬品には次の3種類があり、それぞれの販売方法が定められている。

| | | | |
|---|---|---|---|
| 1. 薬局医薬品 | 医療用医薬品および薬局製造販売医薬品（承認許可を取ることで薬局での製造・販売が認められる医薬品。ネット販売可）。 | 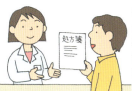 | 処方箋医薬品には医師などによる処方箋が必要。薬局において薬剤師が情報提供したうえで対面販売することが義務づけられている。 |
| 2. 要指導医薬品 | 一般用医薬品のうち、医療用医薬品から移行されたばかりで安全性評価が終わっていない市販薬（スイッチOTC薬）と劇薬 | 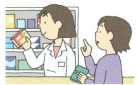 | 薬局・薬店・ドラッグストアなどで処方箋なしで販売できる。薬剤師による対面販売での情報提供・指導が義務づけられている。購入者が自由に手に取ることができない棚に陳列される。 |
| 3. 一般用医薬品<br><br>リスクに応じて、3種類に分けられる。薬局・薬店・ドラッグストアなどで処方箋なしで販売できる。インターネット上での販売も解禁されている。 | 第一類医薬品：副作用、相互作用などで安全性上、とくに注意を要するもの。H₂ブロッカー、気管支拡張薬、抗真菌薬など、一般用医薬品としての使用期間が短いものが指定されている。 | 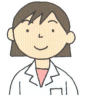 | 販売は薬剤師に限られる。文書による情報提供が義務づけられる。購入者が自由に手に取ることができない棚に陳列される。 |
| | 第二類医薬品：副作用、相互作用などで安全性上、注意を要するもの。風邪薬や解熱鎮痛剤など、多くが含まれる。このなかでとくに注意を要する成分を含むものは、指定第二類医薬品とされる。 |  | 販売は薬剤師もしくは登録販売者。情報提供は努力義務。 |
| | 第三類医薬品：第一類医薬品や第二類医薬品に相当するもの以外の一般用医薬品。 | 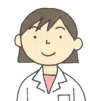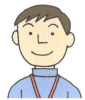 | 販売は薬剤師もしくは登録販売者。 |

# 薬の投与経路と剤形

## ■投与経路は2種類

　薬は、有効成分が体内の特定の組織や細胞などの作用部位に到達して、初めて効果を発揮する。投与経路の違いによって、その吸収や分布において異なる運命をたどることから、最大の効果を得るには適切な投与経路を選ぶ必要がある。

　薬の投与経路には大きく分けて、体全体に作用させる全身投与と、部分的に作用させる局所投与の2つがある。

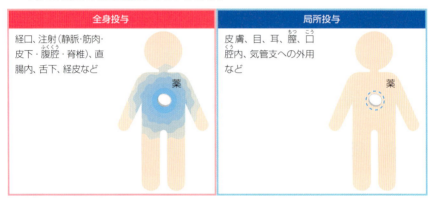

| 全身投与 | 局所投与 |
|---|---|
| 経口、注射（静脈・筋肉・皮下・腹腔・脊椎）、直腸内、舌下、経皮など | 皮膚、目、耳、膣、口腔内、気管支への外用など |

　全身投与における効果発現の速さは、静脈内投与＞筋肉内・舌下・直腸内投与＞皮下投与＞経口投与となる。

　それぞれの投与経路には、利点と欠点がある。たとえば、もっとも一般的な経口投与は、服薬が簡単で便利だが、まず消化管で消化・吸収され、肝臓での代謝を経た後に有効成分が作用部位に到達するため、効果が現れるまでに時間がかかるという欠点がある。一方、注射の場合は血管内あるいは皮下、筋肉内に注入することにより、成分が直接血管内に入るため、代謝を受けることなく作用部位に届いて速効性の効果が得られるが、副作用発現などのリスク管理が重要になる。

## ■薬の剤形

　日常使われている薬は、錠剤、顆粒剤、液剤など、さまざまな剤形に製剤化されている。薬剤は、効かせたい部位や作用時間など目的に応じて、最大の効果が得られるような剤形につくられている。日本薬局方には、次のようなさまざまな剤形の規定がある。

1. 経口投与する製剤… **全身**
錠剤（口腔内崩壊錠、チュアブル錠などを含む）、カプセル剤、顆粒剤、散剤、経口液剤、シロップ剤、経口ゼリー剤

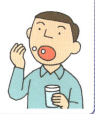

2. 口腔内に適用する製剤… **全身** / **局所**
口腔用剤（トローチ剤、舌下錠など）、口腔用スプレー剤、口腔用半固形剤、含嗽剤（がんそう）

3. 注射により投与する製剤… **全身** / **局所**
注射剤（輸液剤、埋め込み注射剤、持続性注射剤）

4. 透析に用いる製剤… **全身**
透析用剤（腹膜透析用剤、血液透析用剤）

5. 気管支・肺に適用する製剤… **全身** / **局所**
吸入剤（吸入粉末剤、吸入液剤、吸入エアゾール剤）

6. 目に投与する製剤… **局所**
点眼剤、眼軟膏剤（がんなんこう）

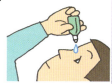

7. 耳に投与する製剤… **局所**
点耳剤

8. 鼻に投与する製剤… **全身** / **局所**
点鼻剤（点鼻粉末剤、点鼻液剤）

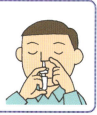

9. 直腸に適用する製剤… **全身** / **局所**
坐剤（ざざい）、直腸用半固形剤、注腸剤

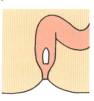

10. 膣に適用する製剤… **全身** / **局所**
膣錠、膣用坐剤

11. 皮膚などに適用する製剤… **全身** / **局所**
外用固形剤（外用散剤）、外用液剤（ローション剤など）、スプレー剤（外用エアゾール剤、ポンプスプレー剤）、軟膏剤、クリーム剤、ゲル剤、貼布剤（テープ剤、パップ剤）

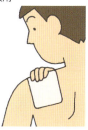

生薬関連製剤
エキス剤、丸剤、酒精剤、煎剤など

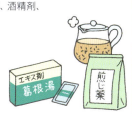

薬理学とは

15

# 薬は体内をめぐる

## ■薬物動態とは

　薬物が体内に入ってから、吸収・分布・代謝・排泄されるまでのプロセスや、体内各所での薬物の変化を**体内動態**とよぶ。

　使用頻度の高い経口薬を例にあげると、体内で薬は次のような運命をたどる。

　まず、口から入った薬は、食べ物と同様に、胃を通り小腸に運ばれて「**吸収**」される（一部の薬は胃で吸収される）。そこで吸収された薬の成分は、門脈という血管を通って肝臓に運ばれて分解・解毒された後（これを「**代謝**」とよぶ）、残った成分が血流に乗って、心臓の拍動によって全身のあらゆる組織に運ばれていく（これを「**分布**」とよぶ）。

　そして薬効成分が、**標的組織**に運ばれ、作用点に到達して、初めてその効果が発揮される。

　その後、体にとって不要になった成分は、さらに代謝されて尿や便と一緒に体外に「**排泄**」される。

　経口投与では薬の有効成分が100％利用されることはないが、注射薬の場合には、消化管や肝臓を経ずに直接血流中に有効成分を100％届けることができるので、利用効率が高い。

### 図1-1 経口薬が口から入って出るまで

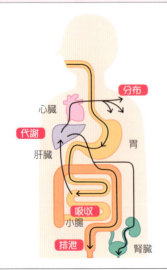

吸収（**A**bsorption）
分布（**D**istribution）
代謝（**M**etabolism）
排泄（**E**xcretion）
＝
ADME

頭文字をとって
ADME（アドメ）
といいます

## ■吸収：細胞膜を通過できるかがポイント

　注射薬以外の薬は、すべて消化管や皮膚などの粘膜を経由して吸収される。そのため、まず薬物が細胞の内外を隔てる細胞膜を透過できるかどうかが吸収の過程での重要な鍵となる。細胞膜の構造は脂質二重層になっているため一般に脂溶性が高く、分子サイズが小さい薬物は膜を通過しやすいとされる。

　また、細胞膜を挟んで薬の分子に濃度差があるときには、濃度の高いほうから低いほうへ分子が移動する（単純拡散）。細胞膜には輸送単体であるトランスポーターが存在しており、それが関与することで分子の拡散を促進したり、あるいは反対に濃度差に逆らって分子が輸送されたりする（能動拡散）。

　経口投与された薬物の場合には、まず消化管の中で溶解し、飲食物などの内容物と混ざり合い、消化液および消化管の代謝酵素による分解の影響を受けながら、最終的に消化管粘膜を通って吸収され、血管の中に移行して血流に乗って全身に運ばれる。

### ●初回通過効果

　薬物が投与部位から吸収され、全身循環血中に入るまでの間に分解・代謝されることを初回通過効果という。

　内服薬の場合、小腸から吸収された薬物は、門脈を通り、多くの代謝酵素をもつ肝臓で代謝された後に、全身循環血中へ送り出される。肝臓で大半が不活性化されてしまい薬効が期待できない薬物の場合は、注射、あるいは初回通過効果の影響を受けない皮膚、鼻腔、直腸などの投与経路を選ぶ必要がある。

### 図1-2 単純拡散と能動拡散

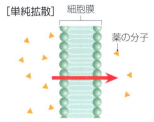

[単純拡散]
薬の分子が、濃度の高いほうから低いほうへ移動

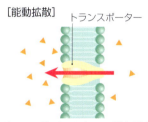

[能動拡散]
トランスポーターによって、濃度が低いほうから高いほうへも移動できる。

### 図1-3 初回通過効果

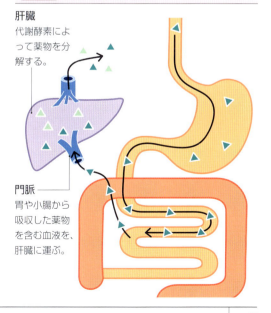

肝臓
代謝酵素によって薬物を分解する。

門脈
胃や小腸から吸収した薬物を含む血液を、肝臓に運ぶ。

## ■分布：血流に乗って全身に運ばれる

　血中に移行した薬物は、血流に乗って運ばれ、血管外に出て全身の組織や細胞に運ばれる。この分布のはたらきにより、薬物を効率よく疾患部位に届けることができるかどうかも、薬効を左右する要因のひとつとなる。血中に含まれる薬物の濃度（血中濃度）が高ければ薬物の作用が大きくなるため、血中濃度は薬効を考えるうえで重要な指標となる（→p.21）。

　通常、血中では小分子薬物がアルブミンなどの血漿たんぱく質と結合した結合型薬物として存在する。血管から外に出て組織に移行して薬効を現すことができるのは、たんぱく質と結合していない遊離型の薬物のみである。したがって、たんぱく結合率が低い薬物であれば、血中たんぱく質との相互作用による影響が小さく、薬の効果が現れやすい。その一方、たんぱく結合率が高い薬物の場合はほとんどが結合型として血中にとどまるため、体内に分布する容積は小さくなる。

### ●血液脳関門

　薬物は全身をめぐるが、一部の重要な器官には特別なバリアがあり、薬物や異物が簡単に入り込めなくなっている。その代表が脳であり、血液脳関門とよばれるしくみが脳を守っている。脳の毛細血管の内皮細胞には特殊な性質があり、水溶性の高い薬物の脳組織への分布が制限されている。脳に移行できるのは、脂溶性の高い薬物やトランスポーターによって輸送される薬物のみとなっている。

　そのほかにも、胎児を守るための血液胎盤関門や、精巣を守るための血液精巣関門などが存在する。

### 図1-4 遊離型と結合型

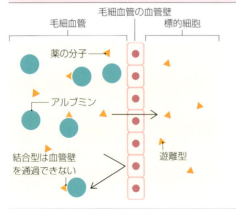

[血中の遊離型薬物が増える要因]
・薬物濃度が上昇して、たんぱく結合の飽和量を超えるとき
・血漿アルブミン量が減少したとき
・たんぱく結合の強い、ほかの薬物を併用したとき　など
＊血中に遊離型が急激に増加すると、薬効が増強して副作用が現れやすいため、要注意。

# ■代謝：肝臓の代謝酵素によって分子構造が変化

　体内に入った薬物のうち、水溶性が高いものは元の形のまま尿中に排出されやすいが、多くの脂溶性が高い薬物はおもに肝臓で代謝を受けて水溶性の分子構造へと変化した後に、腎臓から尿中に排泄される。

　代謝の過程で起こる化学反応には、第一相反応の「酸化・還元・加水分解」と、第二相反応の「抱合」がある。第一段階で水に溶けやすい構造に変化した後、さらに第二段階でグルクロン酸や硫酸、アミノ酸などの水溶性の化合物と結合することで、排出が促進されるしくみになっている。

　この第一段階の酸化・還元反応で、もっとも重要なはたらきをするのが薬物代謝酵素であるチトクロームP450（CYP）である。CYPにはCYP1A2、CYP3A4など約20種があり、臨床で使われる薬のおよそ4分の3はCYPにより代謝される。CYPがもっとも多く存在するのは肝臓であるが、そのほかのさまざまな組織にもCYPが存在する。

　代謝は薬物の作用を減弱・消失させる解毒のプロセスとして重要だが、なかにはその反対に代謝を受けて活性化したり、毒性が生じたりする薬物もある。また、複数の薬物が同じCYPで分解される場合には、相互作用が起こって薬効の減弱あるいは増強などをきたす場合もあるため、注意が必要である。

　この代謝を利用してつくられたのがプロドラッグで、それ自体には薬効がないが、体内で代謝を受けて代謝物に変わって初めて薬理活性を現すようにつくられた薬物である。吸収を高めたり、効果の持続時間を長くしたり、毒性を軽減したりするためにデザインされている。

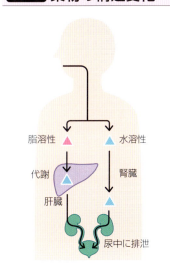

**図1-5　薬物の構造変化**

## ●薬物代謝における化学反応

| 反応過程 | | 意味 |
|---|---|---|
| 第一相反応 | 酸化 | 酸素が結合され、別の化合物に変化する反応。 |
| 第一相反応 | 還元 | 化合物から酸素が切り離され、別の化合物に変化する反応。 |
| 第一相反応 | 加水分解 | たんぱく質やエステルなどの化合物が水と反応して分解されること。 |
| 第二相反応 | 抱合 | 薬物またはその代謝物が、グルクロン酸などと結合すること。 |

## ■排泄：腎臓または肝臓を経由して体外へ

　最終的に、体内に入った薬物は未変化体のままあるいは代謝物となって、体外に排泄される。おもな経路は腎臓を経由した尿中排泄と、肝臓を経由した胆汁中排泄である。

　腎臓は糸球体濾過・尿細管分泌・尿細管再吸収の3つのはたらきにより尿を生成して老廃物を一緒に排泄するが、薬物もこの過程を経て尿中に排出される。水溶性で血液中のたんぱく質にあまり強く結合しないものは、尿中に排泄されやすい。

　肝臓で代謝・抱合を受けた一部の薬物は、トランスポーターにより輸送されて胆汁中に移行し、腸管を経由して便から排泄される。

　その際、抱合体となった薬物が腸管内で化学・酵素反応により再び分解されて元の薬物の形になると、再吸収されてまた血流に乗って肝臓へ戻ることがある。これが繰り返されることを、腸肝循環という。

### 図1-6 腎臓における排泄プロセス

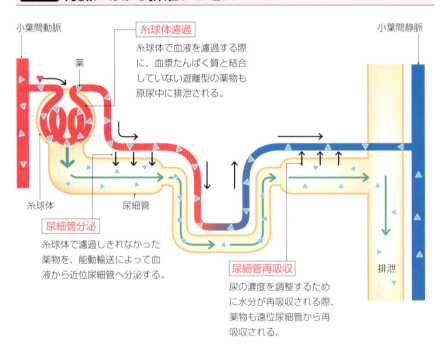

# 薬の効果はどのように変化するか

## ■血中薬物濃度

　薬の効果は、血液中の薬物濃度(血中薬物濃度)が一定の値に達しなければ現れず、ある値を超えると副作用が起こりやすくなる。薬が有効に作用し、かつ副作用が出ない範囲を有効域(治療濃度域)といい、この濃度を保つのに最適な用量・用法が決められる。

　一般に経口投与された薬物の血中濃度は、一定時間($T_{max}$)後に最高血中濃度($C_{max}$)に達した後に減少する。血中濃度半減期($T_{1/2}$)は薬物の血中濃度が半分になるまでの時間であり、半減期が短い薬物ほど代謝・排泄による除去速度(クリアランス)は速い。血中濃度の時間経過を表した曲線と横軸に囲まれた部分の面積(AUC：Area Under the blood concentration-time Curve)は、体内に取り込まれた薬の量を示す指標となる。

### 図1-7 血中薬物濃度と有効域

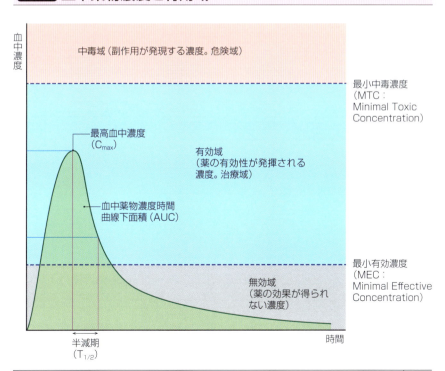

## ■薬物治療モニタリング

薬は安全性と有効性のバランスを考慮しながら、必要最小限で十分な効果が得られる適量を使う必要がある。

薬は同じ用法・用量で投与しても、人によって薬物の体内動態や感受性が異なるため、効果にかなり個人差がある。そこで、効果的な治療を行うため必要に応じて個別に血中薬物濃度を測定し、有効域に合わせて薬の投与量を調整する薬物治療モニタリング（TDM：Therapeutic Drug Monitoring）が行われる。

---

**薬物治療モニタリングが実施される薬物**

・治療有効域の狭い薬剤
・中毒域と有効域が接近し、投与方法・投与量の管理が難しい薬剤
　代表的な薬剤：強心配糖体（ジギタリスなど）、抗てんかん薬、免疫抑制薬、テオフィリン、抗不整脈薬、抗菌薬、リチウム製剤など

---

## ■用量反応曲線

薬物の投与量とその作用を現す用量反応曲線において、試験動物の半数に目的の薬理作用が表れる用量を50%有効量（$ED_{50}$）、その半数が死亡する用量を50%致死量（$LD_{50}$）とよぶ。$ED_{50}$と$LD_{50}$の比（$LD_{50}/ED_{50}$）を安全域といい、この値が大きいほど薬効発現量と致死量の間隔が広く、安全性が高い薬であるといえる。

### 図1-8 用量反応曲線

用量反応曲線は、横軸を対数値で表すと、グラフの形がS字カーブを描くのが特徴。

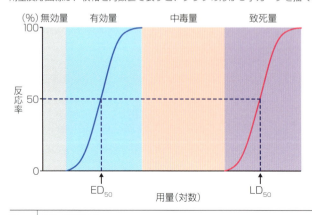

50%有効量…$ED_{50}$
（median effective dose）
50%致死量…$LD_{50}$
（median lethal dose）
治療係数としては$LD_{50}/ED_{50}$が用いられる。

# 薬はどこに作用するか

薬理学とは

## ■細胞の機能にかかわる受容体とトランスポーター

生体の生命活動は、**神経伝達物質**や**ホルモン**などのメッセンジャーが外からの情報を細胞へ伝達し、さまざまな機能がはたらくことによって維持されている。細胞膜上、あるいは細胞内にはメッセンジャーからの情報を受け取る**受容体**が存在し、そこに神経伝達物質やホルモンが結合することで細胞の機能を変化させることができる。

そのほか、細胞膜上にはイオンなどの水溶性物質を通過させる**イオンチャネル**、エネルギーを利用してイオンを輸送するイオンポンプ、物質輸送にかかわる**トランスポーター**（輸送担体）などがあり、細胞内外の物質のやり取りを行っている。

たんぱく質からなる受容体には、立体構造の異なるさまざまなタイプがある。「鍵と鍵穴」のように、それぞれの受容体にはピタリと合う**リガンド**（受容体に結合する物質）だけが結合して機能が活性化されることによって、複雑な生体反応が制御されている。

## ■薬の作用点

薬物には、体内で直接化学反応を起こしたり、酵素のはたらきや代謝を阻害したりして効果を現すものもあるが、とくに細胞にある**受容体**を重要なターゲットとして作用するものが多い。薬物の多くは特定の受容体に結合する**リガンド**であり、生体の機能に影響を与えて多様な薬理作用を現す。

### 図1-9 受容体とトランスポーター

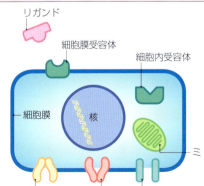

［薬の作用の分類］
・細胞への作用（受容体、細胞膜、核、ミトコンドリアなどに作用する）
・酵素への作用（体内で起こる化学反応に関与する酵素に作用する）
・代謝拮抗作用（代謝にかかわる物質のはたらきを妨げる）
・物理・化学的作用（薬物のもつ物理的・化学的性質により、体に変化を起こす）

## ■情報を受け取る受容体

薬物が作用する受容体には、細胞の表面にある細胞膜受容体と、細胞の内部に存在する細胞内受容体の2種類がある。

### ●細胞膜受容体

①イオンチャネル型：リガンドが結合部位に結合するとイオンチャネルが開き、すき間からイオンが流れこんで活動電位が発生し、情報が伝達される。

②情報転換型（Gたんぱく質共役型）：リガンドが結びつくと、Gたんぱく質が活性化されて細胞内で情報伝達物質（セカンドメッセンジャー）が生成され、機能が発現する。現在使われている薬の多くが、このタイプの受容体に結合する。

③酵素活性型：リガンドの結合により細胞内の酵素チロシンキナーゼが活性化し、情報が伝達される。

### ●細胞内受容体

細胞内部の細胞質や核の表面にある細胞内受容体には、おもに細胞膜を通過して細胞の中へ入り込むことができる脂溶性のリガンドが結びつき、核内の遺伝子に直接作用して細胞の機能を活性化させる。

[細胞内受容体]

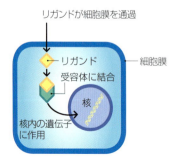

### 図1-10 細胞膜受容体と細胞内受容体

[細胞膜受容体]
①イオンチャネル型

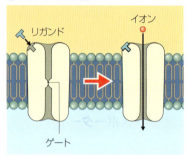

②情報転換型

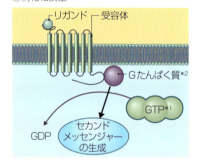

③酵素活性型

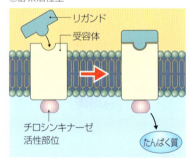

*1 GTP（グアノシン三リン酸）：ATPと似た構造をもつ化合物。GDPに分解される際にエネルギーを放出する。

*2 Gたんぱく質：GTPと結合し、細胞内にシグナルを伝達するたんぱく質。

## ■物質の輸送を行うトランスポーター

トランスポーター（輸送担体）は、生体膜にあり栄養素や薬物、毒物などさまざまな物質の輸送を行う膜たんぱく質の一種である（図1-11）。トランスポーターは細胞膜の内側から外側へ、あるいは外側から内側へ物質を輸送させるはたらきを担うが、下記の表のように、その発現部位によって役割がそれぞれ異なる。

薬物のなかには、トランスポーターをターゲットとして作用するものがある。また、薬物排出トランスポーターの発現は、薬物の効果を減弱させて薬剤耐性を引き起こす原因となる。

### ●トランスポーターの機能

| タイプ | 発現部位 | 例 | 薬効への影響 |
| --- | --- | --- | --- |
| 細胞外へ排出するもの | 管腔※側 | MATE1、MRP2、BCRP、P糖たんぱく質など | 薬物の排出促進、吸収抑制 |
|  | 血液側 | MRP3など | 薬物の血中濃度上昇、吸収増加 |
| 細胞内へ吸収するもの | 管腔側 | アミノ酸トランスポーター、PEPT1、OATPsなど | 薬物の再吸収促進 |
|  | 血液側 | OCT1〜3、OAT1〜3、OATP2など | 消化管・尿細管排泄の促進、臓器分布の促進 |

※管腔：消化管、尿細管、胆管など

### 図1-11 トランスポーターの発現部位

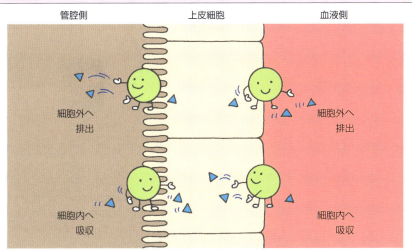

# 薬はどのように作用するか

## ■アゴニストとアンタゴニスト

　受容体と結合し、細胞を刺激して機能を活性化させる作用をもつ物質をアゴニスト（作動薬、刺激薬）とよぶ。反対に、受容体に結合するが細胞の活動を抑制するものは、アンタゴニスト（拮抗薬、遮断薬、ブロッカー）とよばれる。

　アゴニストはいわば鍵穴にピッタリと合う鍵であり、細胞に情報を伝えることができる。それに対してアンタゴニストは、アゴニストと似た構造をもつため鍵穴には入るが、情報を伝える能力はない。鍵穴をふさいで、アゴニストが来ても邪魔をするため、受容体の遮断、拮抗作用をもつ。

　アンタゴニストには、受容体に対する親和力、つまり鍵穴をふさぐ力が強いものと弱いものがある。親和力の弱いアンタゴニストは鍵穴に入ったり離れたりして、アゴニストと受容体を取り合うため、競合的アンタゴニストとよばれる。一方、親和力が強く受容体に結合したら離れない、あるいは受容体の構造を変化させるアンタゴニストは、アゴニストの結合を完全に阻止するため、非競合的アンタゴニストとよばれる。

[アンタゴニストによるアゴニストの作用の変化]

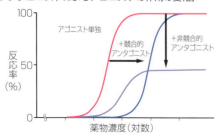

### 図1-12 アゴニストとアンタゴニスト

[アゴニスト]
受容体に結合して機能を活性化

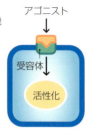

[競合的アンタゴニスト]
受容体に結合して機能を抑制するが、可逆的

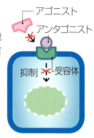

[非競合的アンタゴニスト]
受容体に結合し、離れない

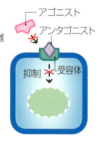

受容体の構造を変化させる

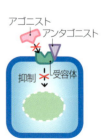

# 自律神経のはたらき

## ■生命活動をつかさどる神経系

各臓器や感覚器官と脳との情報のやり取りは、全身に広がる神経系のネットワークを通じて行われている。神経系は中枢神経と末梢神経に大きく分けられ、末梢神経には感覚や運動にかかわる体性神経と、生命活動を維持する機能をつかさどり、自分の意志では調節できない自律神経がある。

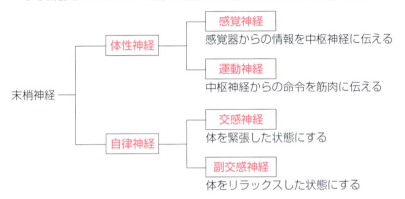

## ■交感神経と副交感神経

自律神経には、主として興奮性の刺激を伝える交感神経と、反対に鎮静的にはたらく副交感神経の2種類がある。多くの臓器は両者により二重に支配されており、機能亢進と抑制のバランスを保っている。消化管や泌尿器については、副交感神経により機能が促進され、交感神経により抑制される。

### ●自律神経が体の機能に及ぼす作用

| 機能 | 交感神経が優位 | 副交感神経が優位 |
| --- | --- | --- |
| 心拍数 | 増加 | 減少 |
| 血圧 | 上昇 | 下降 |
| 呼吸 | 速くなる | ゆっくりになる |
| 気管支 | 拡張 | 収縮 |
| 瞳孔 | 拡大（散瞳） | 収縮（縮瞳） |
| 唾液 | 粘稠性の高い少量の唾液 | サラサラした大量の唾液 |
| 胃腸・消化 | 抑制 | 促進 |
| 肝臓 | グリコーゲン分解 | グリコーゲン合成 |
| 排尿（膀胱） | 抑制 | 促進 |

## ■ニューロンの構造とはたらき

　神経系の構成単位はニューロン（神経細胞）とよばれ、軸索の末端にあるシナプスにおいてニューロンどうしの情報伝達を行っている。ニューロンの基本構造は細胞体と神経線維（軸索と樹状突起）からなる。通常、ひとつのニューロンで発生した電気信号は軸索を介して隣のニューロンの樹状突起へと一方向性に伝えられていく。軸索先端部と樹状突起の接合部をシナプスといい、軸索側は前シナプス、樹状突起側は後シナプスとよばれる。

　前シナプスと後シナプスの間にはわずかなすき間（シナプス間隙）があり、前シナプスの小胞から各種神経伝達物質が放出され、それが後シナプスの受容体に結合するとチャネルが開いてイオンが流入し、活動電位が発生して電気信号として伝わる。神経伝達物質には、ノルアドレナリン、アセチルコリン、セロトニン、ドパミンなど多くの種類があり、その数は少なくとも50種類以上あるといわれる。

　2章で扱う中枢神経系の薬の多くは、シナプスを作用点として信号伝達を阻害または促進することにより、効果を発揮する。

### 図1-13 ニューロンとシナプスのしくみ

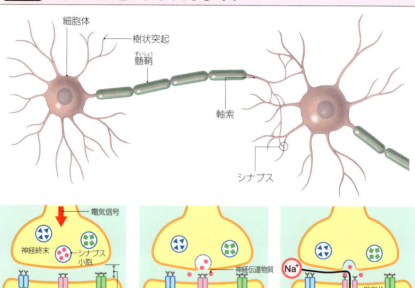

# 神経伝達物質の種類とはたらき

神経伝達物質は、作用するニューロンの種類や存在部位によって、さまざまな作用を現す。代表的な神経伝達物質とそれぞれが作用する受容体を以下にまとめて解説する。

## ■アドレナリン、ノルアドレナリン

危機的状況になると、私たちの体では攻撃または闘争のストレス反応が起こる。その際に中心的役割を果たす神経伝達物質が、交感神経興奮時に放出される<u>アドレナリン</u>と<u>ノルアドレナリン</u>である。いずれもアドレナリン受容体の作動薬であるが、両者が産生・放出される部位や、作用するアドレナリン受容体のサブタイプには、以下の違いがある。

<u>アドレナリン</u>は副腎髄質から分泌されるホルモンの一種。$\alpha$受容体と$\beta$受容体の両方への作用が強く、心拍数を上げる、血糖値を上げるなどの作用がある。

一方、<u>ノルアドレナリン</u>は副腎髄質および交感神経末端から放出される神経伝達物質である。$\alpha$受容体への作用が強く、$\beta$受容体への作用は弱い。末梢血管を収縮させ、血圧を上昇させる作用がある。

［アドレナリンの構造］　　　　　［ノルアドレナリンの構造］

### ●アドレナリン受容体の種類と作用

| 受容体の種類 | | 存在する部位 | 作用 |
|---|---|---|---|
| $\alpha$受容体 | $\alpha_1$ | 血管や内臓の平滑筋、膀胱括約筋 | ・血管収縮→血圧上昇<br>・グリコーゲン分解促進→血糖値上昇 |
| | $\alpha_2$ | 神経終末、血管の平滑筋、膵臓の$\beta$細胞 | ・血管収縮→血圧上昇<br>・インスリン分泌抑制→血糖値上昇 |
| $\beta$受容体 | $\beta_1$ | 心臓、腎臓 | ・心機能亢進、腎臓のレニン分泌促進 |
| | $\beta_2$ | 血管、気管支、肝臓 | ・冠動脈・骨格筋血管・気管支拡張<br>・グリコーゲン分解促進→血糖値上昇 |
| | $\beta_3$ | 脂肪組織、消化管、膀胱平滑筋 | ・脂肪組織の脂肪分解促進<br>・排尿 |

# ■ドパミン

ドパミンも中枢神経系の重要な神経伝達物質のひとつであり、ドパミン受容体とアドレナリン受容体（$\alpha_1$、$\beta_1$）に作用する。ドパミン受容体は脳および末梢臓器に広く分布し、体の運動調節、意欲、学習やホルモン分泌などに関与している。脳内のドパミンは疾患と関連し、過剰は統合失調症、不足はパーキンソン病（→ p.52）の原因となっている。

[ドパミンの構造]

HO
HO
NH₂

## ● ドパミン受容体の種類と作用

| 受容体の種類 | | 存在する部位 | 作用 |
|---|---|---|---|
| ドパミンD₁受容体<br>（D₅受容体はD₁受容体のサブタイプ） | D₁ | 脳、血管平滑筋、副甲状腺、神経節など | ・アデニル酸シクラーゼという酵素を活性化→cAMP*を増加<br>・血管平滑筋の弛緩による血管拡張作用<br>・副甲状腺ホルモン・アドレナリン分泌作用など |
| | D₅ | | |
| ドパミンD₂受容体<br>（D₃、D₄受容体はD₂受容体のサブタイプ） | D₂ | 脳、腸神経叢、交感神経終末、CZT（化学受容器引き金帯）など | ・アデニル酸シクラーゼを抑制→cAMPを減少<br>・消化管運動促進作用<br>・嘔吐抑制作用<br>・副腎皮質ホルモン分泌抑制作用など |
| | D₃ | | |
| | D₄ | | |

\* cAMP（サイクリックAMP）：細胞内情報伝達物質（セカンドメッセンジャー）のひとつで、アデニル酸シクラーゼのはたらきによってATPから合成される。

---

## カテコールアミン

アドレナリン、ノルアドレナリン、ドパミンはいずれも分子内にカテコールとアミンの構造をもつため、カテコールアミンと総称される。

副腎髄質細胞、またはニューロンにおいて、アミノ酸のひとつであるチロシンからL-ドーパを経て、ドパミン→ノルアドレナリン→アドレナリンの順に合成される。ホルモンまたは神経伝達物質として、ストレス反応に対して重要なはたらきをもっている。

カテコール環

HO
HO
C-C-N-H
R

アミン

# ■アセチルコリン（ACh）

アセチルコリンは中枢神経、末梢運動神経の神経筋接合部、自律神経節、副交感神経の末端など、さまざまな場所で神経伝達物質としてはたらいている。アセチルコリンを伝達物質とする神経をコリン作動性神経という。アセチルコリンの作用としては、精神覚醒・興奮作用、筋肉収縮、消化管運動の促進、血管拡張、心機能抑制、縮瞳、排尿などがある。

アセチルコリンが作用する受容体には、ムスカリン受容体とニコチン受容体の2種類がある。ムスカリン受容体は、ベニテングタケの毒成分であるムスカリンが作用する受容体で、ニコチン受容体はタバコ成分のニコチンが作用する受容体である。

副交感神経系ではムスカリン受容体、運動神経系や自律神経節ではニコチン受容体を介して情報伝達が行われている。中枢神経系では、ムスカリン受容体とニコチン受容体の両方がかかわっている。

[アセチルコリンの構造]

## ●アセチルコリン受容体の種類と作用

| 受容体の種類 | | 存在する部位 | 作用 |
|---|---|---|---|
| ニコチン受容体 | $N_N$（神経型） | 自律神経節、副腎髄質 | アドレナリン分泌促進 |
| | $N_M$（筋型） | 筋肉 | 骨格筋収縮 |
| | CNS（中枢神経型） | 脳 | 覚醒、記憶、ドパミン分泌促進 |
| ムスカリン受容体* | $M_1$ | 脳、胃、平滑筋 | 覚醒、記憶、胃液分泌 |
| | $M_2$ | 心筋 | 心筋収縮力減少、心拍数減少 |
| | $M_3$ | 分泌腺、平滑筋 | 唾液腺などの分泌亢進、消化管平滑筋の収縮 |

＊ $M_4$、$M_5$ 受容体も報告されている。

# ■セロトニン

　セロトニンは消化管、血小板、中枢神経などに存在する神経伝達物質である。その作用は抗不安、抗うつ、脳血管収縮、血小板凝集促進、消化管運動促進などである。

　おもに重要になるものは、5-HT$_1$、5-HT$_2$、5-HT$_3$、5-HT$_4$の4種類と、そのサブタイプである。セロトニン受容体は種類が多く、5-HT$_1$から5-HT$_7$に14種類のサブタイプがある。

[セロトニンの構造]

## ●おもなセロトニン受容体の種類と作用

| 受容体の種類 | 存在する部位 | 作用 |
|---|---|---|
| 5-HT$_{1A,B,D,E,F,P}$ | 大脳皮質、脳血管（1$_D$）など | 抗不安、抗うつ作用 |
| 5-HT$_{2A,B,C}$ | 大脳皮質など | 精神興奮作用 |
| 5-HT$_3$ | 中枢神経、自律神経など | 嘔吐 |
| 5-HT$_4$ | 大脳、海馬、線条体など | 平滑筋収縮 |

# ■GABA、グルタミン酸

　GABA（$\gamma$-アミノ酪酸）はアミノ酸の一種で、中枢神経ではたらく抑制性の神経伝達物質である。その反対の作用をもつアミノ酸が、興奮性の神経伝達物質のグルタミン酸である。

[GABAの構造]　　　　　　[グルタミン酸の構造]

## ●GABA受容体、グルタミン酸受容体の種類と作用

| 受容体の種類 | 存在する部位 | 作用 |
|---|---|---|
| GABA$_A$[*1] | 中枢神経 | 抗不安、催眠、鎮静、抗痙攣作用 |
| NMDA型[*2] | 中枢神経 | 記憶、学習 |

[*1]　ほかにGABA$_B$、GABA$_C$受容体もある。　[*2]　AMPA型、カイニン酸型、代謝型もある。

1章　薬理学とは

# 主作用と副作用、有害作用

## ■主作用と副作用

　薬物を投与する際、治療上の目的とする作用を主作用という。ひとつの薬は複数の作用をもっている場合も多く、主作用以外に現れる作用はすべて副作用となる。副作用には患者にとって好ましくない有害作用も含まれ、まれに重篤な副作用が起こる場合もある。

　高齢者、小児、妊婦および授乳婦などは、とくに副作用が起こりやすいため、注意が必要である。

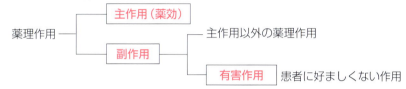

### 副作用が起こるパターン

①主作用が強く現れすぎるとき
・薬の過剰投与
・長期服用による薬物の蓄積（脂溶性薬物）
・肝臓、腎臓の機能の低下
・薬に対する感受性の亢進
・遺伝的要因（代謝酵素の欠損など）
・他の薬や飲食物との相互作用

②主作用以外の作用が現れるとき
・目的以外の作用によるもの
・薬物アレルギー

### ●副作用の例

|  |  |  |
|---|---|---|
| アスピリン | 主作用 | 抗炎症作用→解熱、鎮痛<br>血小板凝集抑制（低用量）→心筋梗塞や脳梗塞の予防 |
| | 副作用<br>（有害作用） | ショック、アナフィラキシー、出血、喘息発作の誘発、肝機能障害、消化性潰瘍など |
| アマンタジン | 主作用 | ドパミン遊離を促進→抗パーキンソン病薬、脳梗塞後遺症改善薬<br>A型インフルエンザウイルスの増殖を阻害→抗インフルエンザ薬 |
| | 副作用<br>（有害作用） | 意識障害、精神症状、痙攣など |
| カプトプリル | 主作用 | アンジオテンシン変換酵素（ACE）阻害→高血圧治療薬、糖尿病性腎症治療薬 |
| | 副作用<br>（有害作用） | 血管浮腫、急性腎不全、空咳などの→誤嚥性肺炎の予防に応用（保険適用外） |

# ■体質によって起こる有害作用

有害作用が起こる原因として、体質の違いが関与する場合がある。特異体質をもつ患者の場合、思わぬ重篤な副作用が現れることもある。

たとえば先天的に特定の薬物代謝酵素が欠損している人では、薬物の代謝・排泄が正常に行われないため、薬の作用が強く現れる危険性がある。

また、ある種の薬物やその代謝物を抗原として認識し、アレルギー反応を起こす薬物アレルギーもしばしば問題になる。皮膚や粘膜にじんましんや発疹、かゆみ、浮腫などが生じる比較的軽度なものから、吐き気、めまい、血圧低下、呼吸困難、腎炎、意識障害などの重篤な全身症状が急激に現れ、生命にかかわるアナフィラキシーショックが起こることもある。

## ●薬物によるアレルギー反応

| 種類 | | 発生メカニズム | 例 |
|---|---|---|---|
| Ⅰ型アレルギー反応<br>(アナフィラキシー反応) | 即時型 | 薬物またはその代謝物を抗原として、IgE抗体が産生される（→p.76）。 | 非ステロイド性抗炎症薬（NSAIDs）、ペニシリン系薬、アンピシリン、ヨード造影剤、局所麻酔薬など |
| Ⅱ型アレルギー反応<br>(細胞傷害反応) | | 自己細胞表面に薬物抗体(IgG)複合体が結合、さらに補体の結合により活性化されて細胞死を起こす。 | スルホンアミド系薬、ペニシリン系薬、キニジン、ヘパリンなど |
| Ⅲ型アレルギー反応<br>(免疫複合体反応) | 遅発型 | 血液中の薬物抗体複合体が、血管壁に沈着して炎症反応が起こる。 | スルホンアミド系薬、ペニシリン系薬、チアジドなど |
| Ⅳ型アレルギー反応<br>(細胞性免疫反応) | 遅延型 | 抗体は関与せず、T細胞、マクロファージなどによる細胞性免疫反応が起こる。 | ペニシリン系薬、セファロスポリン、局所麻酔薬など |

# 薬の飲み合わせ

## ■薬と薬

複数の薬物を併用したときに、互いの薬物が影響し合って作用が増強したり減弱したりして変化することを、薬物相互作用とよぶ。作用部位で薬理作用の協力もしくは拮抗が起こる「薬力学的相互作用」と、吸収・分布・代謝・排泄の過程に生じる「薬物動態学的相互作用」がある。

## ■薬と飲食物

ふだんから口にしている飲食物や嗜好品でも、薬と一緒に摂取するとその中に含まれる成分が薬物と相互作用を起こして薬効に影響を及ぼす場合があるので注意を要する。代表的なものに、アルコール、タバコ、コーヒー、牛乳、グレープフルーツジュース、納豆などがあげられる。

### ●薬力学的相互作用の例

| 対象薬 | 併用薬、飲食物 | 相互作用のメカニズム | 影響 |
|---|---|---|---|
| ワルファリン〔抗血栓薬〕 | ビタミンK製剤、ビタミンK含有食品（納豆、クロレラ、青汁など） | ワルファリンの活性型ビタミンK生成阻害効果を無効にする | ワルファリンの血液凝固抑制効果が減弱 |
| ベンゾジアゼピン系薬〔抗不安・睡眠薬〕 | 中枢神経抑制薬、アルコール | 中枢神経系抑制作用の増強 | 記憶障害や意識障害などが発現 |
|  | コーヒーなどのカフェイン含有飲料 | 覚醒作用により、中枢神経系抑制作用に拮抗 | 睡眠誘導効果の減弱 |
| フロセミド〔利尿薬〕 |  | 利尿作用の増強 | 脱水症状、血栓・塞栓の誘発 |

35

## ●薬物動態学的相互作用の例

| 過程 | 対象薬 | 併用薬、飲食物 | 相互作用のメカニズム | 影響 |
|---|---|---|---|---|
| 吸収 | キノロン系抗菌薬、テトラサイクリン系抗菌薬 | 制酸薬（アルミニウム、マグネシウムなど含有）、牛乳、乳製品（カルシウム含有） | 金属イオンと難溶性のキレート化合物を生成 | 吸収減少 |
| | 腸溶錠、pH依存性徐放性製剤 | | 消化管内のpHが上昇 | 腸溶性、徐放性の消失（薬効減弱） |
| | 消化管運動促進薬 | 多くの薬物 | 胃排出、小腸への到達速度が速まる | 吸収減少あるいは吸収増加 |
| | フェキソフェナジン〔抗アレルギー薬〕 | グレープフルーツジュース | 消化管吸収にはたらく薬物トランスポーター（OATPs）を阻害 | 吸収減少 |
| 分布 | ワルファリン〔抗血栓薬〕 | インドメタシンなどのNSAIDs | NSAIDsがワルファリンと競合してたんぱく結合するため、遊離型のワルファリンが増加 | ワルファリンの血中濃度が増加、抗血栓作用が増強して出血の副作用出現 |
| 代謝 | スタチン系薬〔高脂血症治療薬〕、一部のカルシウム拮抗薬〔降圧薬〕 | グレープフルーツジュース | 薬物代謝酵素のCYP3A4を阻害 | 代謝阻害により、吸収増加 |
| | テオフィリン〔気管支拡張薬〕、ワルファリン、HIV感染症治療薬など | リファンピシン〔抗結核薬〕、セントジョーンズワート、タバコ | 薬物代謝酵素のCYP1A2、2C9、3A4などを誘導 | 代謝亢進、吸収低下、薬効減弱 |
| 排泄 | メトトレキサート | NSAIDs〔解熱鎮痛薬〕 | プロスタグランジン合成阻害による腎血流量の減少 | 排泄の抑制による作用、副作用の増強 |
| | NSAIDs、抗菌薬など | プロベネシド〔尿酸排泄促進薬〕 | 薬物トランスポーター（OAT）による酸性薬物の尿細管分泌を抑制 | 半減期の延長、血中濃度の上昇 |

## 薬のルーツ

　人類の歴史は、まさに病気やケガとの戦いであり、古代より人々は自然界にある植物や動物、鉱物などを経験的に薬として利用してきた。

　古くは紀元前4000年ごろ、メソポタミアのシュメール人が動植物や鉱物の薬の製法をくさび形文字で粘土板に書いた記録がある。古代中国でも紀元前2000～3000年ごろに神農という神が身近な草木の薬効を調べたという伝説がある。紀元前1500年ごろにエジプトで記された『エーベルス・パピルス』という医学書には、700種以上の薬と800種以上の処方が載っている。また紀元1世紀ごろ、ギリシャの『薬物誌』にも1000種類近い生薬が収載される。世界各国の伝統的な医薬の知識と経験は、歴史を経て現代の医療に受け継がれ、ハーブ療法や漢方薬として活かされている。

　時代は近代になり、それまで経験的に薬用としてきた植物などから、次々と有効成分が単離された。薬はどうして効くのか？　それを解明するための研究が精力的に行われるようになった。19世紀に入ると、ケシからモルヒネ、キナからキニーネ、イヌサフランからコルヒチン、ベラドンナからアトロピン、トリカブトからアコニチンなど、数多くの化合物が見つかり薬物として利用されるようになった。

　科学技術が発展して、天然物の有効成分を化学合成により人工的につくり出せるようになると、次にその構造をもとに、より副作用がなく、薬効が強い化合物の研究・開発が進められた。そうして、医薬品の主流は天然薬物から合成医薬品へと急速に移り変わっていった。

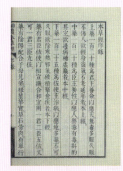

中国最古の薬物書『神農本草経』の復原本。後漢（1～2世紀）に成立したといわれ、東洋医学の三大古典のひとつ。365種類の薬物を「上薬・中薬・下薬」に分類。写真：早稲田大学図書館

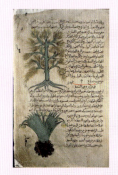

ヨーロッパにおける最古の薬学書『薬物誌（マテリア・メディカ）』の、990年ごろにつくられた写本。アラビア語に翻訳され、挿絵がついている。写真：PPS

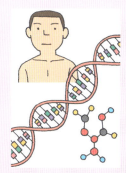

現在ではバイオテクノロジーやIT技術の発達により、個人個人がもつ遺伝的特性に注目した創薬が主流になりつつある。

薬理学とは

## 1章のまとめ

### 薬物とは
- 薬物とは、ヒトや動物の体に何らかの作用を及ぼす物質である。
- 薬物を代表する薬は、医療用として病気の治療や予防に活用されている。
- ひとつの薬が複数の作用をもつことは珍しくなく、目的とする作用は主作用、好ましくない有害な作用は副作用となる。

### 薬理学とはどんな学問か
- 「薬理学」とは、薬がどのようにして効くのか、その作用メカニズムを研究する学問。薬物治療の基盤であり、新薬開発の基礎を支える。

### 医薬品の定義と分類
- 医薬品は、病気の診断・治療・予防の3つの目的に使用される。
- 医薬品には大きく分けて医療用医薬品（処方薬）と、一般用医薬品（市販薬・大衆薬・OTC医薬品）の2種類がある。

### 薬の投与経路と剤形
- 薬の投与経路には、体全体に作用させる全身投与と、部分的に作用させる局所投与の2つがある。
- 薬剤は、効かせたい部位や作用時間などに応じて、最大の効果が得られる剤形につくられる。錠剤、カプセル剤、散剤、顆粒剤、シロップ剤、トローチ剤、注射剤、吸入剤、点鼻剤、坐剤、軟膏剤、貼付剤など、さまざまな剤形がある。

### 薬は体内をめぐる
- 薬は、薬効成分が標的組織に運ばれ、作用点に到達して、初めてその作用を発揮できる。
- 薬物が体内に入ってから、吸収・分布・代謝・排泄されるまでのプロセス、および体内各所での薬物の変化を体内動態とよぶ。

### 薬の効果はどのように変化するか
- 薬の効果は、血液中の薬物濃度（血中薬物濃度）が一定の値に達すると現れ、ある値を超えると副作用が起こる。薬が有効に作用し、かつ副作用が出ない範囲を有効域（治療濃度域）という。

●一般に経口投与された薬物の血中濃度は、一定時間（$T_{max}$）後に**最高血中濃度**（$C_{max}$）に達した後に減少する。**血中濃度半減期**（$T_{1/2}$）は、薬物の血中濃度が半分になるまでの時間である。

●**用量反応曲線**において、実験動物の半数に目的の薬理作用が現れる用量を**50% 有効量**（$ED_{50}$）、その半数が死亡する用量を**50% 致死量**（$LD_{50}$）とよぶ。

## 薬はどこに作用するか

●細胞膜上あるいは細胞内には、情報を受け取る**受容体**が存在し、そこに**神経伝達物質**や**ホルモン**などが結合することで細胞の機能が変化する。

●それぞれの受容体にはピタリと合う**リガンド**だけが結合して、機能が活性化される。

●薬物が作用する受容体には、**細胞膜受容体**と、**細胞内受容体**の2種類がある。

●薬物は、細胞にある特定の**受容体**を重要なターゲットとして作用を現すものが多い。

●受容体のほか、細胞膜上には**イオンチャネル**、イオンポンプ、**トランスポーター**（輸送担体）などがあり、細胞内外の物質のやり取りを行っている。

## 薬はどのように作用するか

●受容体と結合し、細胞を刺激して機能を活性化させる作用をもつ物質を**アゴニスト**（作動薬、刺激薬）とよぶ。

●反対に、受容体に結合するが細胞の活動を抑制するものは、**アンタゴニスト**（拮抗薬、遮断薬、ブロッカー）とよばれる。

## 自律神経のはたらき

●各臓器や感覚器官と脳との情報のやり取りは、全身に広がる神経系のネットワークを通じて行われている。

●神経系は**中枢神経**と**末梢神経**に大きく分けられ、末梢神経には感覚や運動にかかわる**体性神経**と、生命活動を維持する機能をつかさどり自分の意志では調節できない**自律神経**（**交感神経**と**副交感神経**）がある。

●多くの臓器は、興奮性の刺激を伝える交感神経と鎮静的に働く副交感神経により二重に支配されており、機能亢進と抑制のバランスを保っている。

●神経系の構成単位は**ニューロン**（神経細胞）とよばれる。

- ●ニューロンは細胞体と神経線維（軸索と樹状突起）からなる。ひとつの ニューロンで発生した電気信号は軸索を介して隣のニューロンの樹状突 起へと一方向性に伝えられ、ニューロンどうしの情報伝達が行われる。
- ●軸索先端部と樹状突起の接合部をシナプスという。そのわずかなすき間 （シナプス間隙）で、前シナプスの小胞から放出された各種の神経伝達物 質が後シナプスの受容体に結合すると、チャネルが開いてイオンが流入 し、活動電位が発生する。
- ●神経伝達物質には、ノルアドレナリン、アセチルコリン、セロトニン、 ドパミンなど多くの種類がある。

## 神経伝達物質の種類とはたらき

- ●交感神経系の神経伝達物質にはアドレナリンとノルアドレナリンがあり、 アドレナリン受容体（$\alpha$受容体と$\beta$受容体）に作用する。心拍数、血圧、 血糖値などを上昇させる作用がある。
- ●ドパミンはドパミン受容体とアドレナリン受容体（$\alpha_1$、$\beta_1$）に作用する。 運動調節、意欲、学習やホルモン分泌などに関与している。
- ●アセチルコリンが作用する受容体には、ムスカリン受容体とニコチン受 容体の2種類がある。精神覚醒・興奮作用、筋肉収縮、消化管運動の促 進、血管拡張、心機能抑制、縮瞳、排尿などの作用がある。
- ●セロトニンは、5-HT$_1$、5-HT$_2$、5-HT$_3$、5-HT$_4$の4種類、およびそ のサブタイプ受容体などに結合する。抗不安、抗うつ、脳血管収縮、血 小板凝集促進、消化管運動促進などの作用がある。

## 主作用と副作用、有害作用

- ●薬物の作用のうち、治療上の目的とする作用を主作用という。
- ●主作用以外に現れる作用はすべて副作用となり、そのなかには患者に とって好ましくない有害作用も含まれる。
- ●有害作用が起こる原因として、体質の違いが関与する場合がある。

## 薬の飲み合わせ

- ●複数の薬物を併用したときに、互いの薬物が影響し合って作用が増強し たり減弱したりして変化することを、薬物相互作用とよぶ。
- ●アルコール、タバコ、納豆、グレープフルーツジュースなどの飲食物や 嗜好品でも薬物と相互作用を起こして薬効に影響を及ぼす場合があるの で、注意を要する。

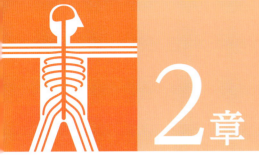

# 2章

# 神経系に作用する薬

- うつ病の成因 …………………………………… 42
- 抗うつ薬の種類と作用メカニズム ……………… 44
- 抗精神病薬の種類と作用メカニズム …………… 46
- 抗不安薬、睡眠薬の種類と作用メカニズム …… 48
- パーキンソン病のしくみ ………………………… 52
- 抗パーキンソン薬の種類 ………………………… 54
- てんかんの病態と抗てんかん薬 ………………… 56
  - コラム●抗てんかん薬使用上の注意 ………… 58
- 認知症のしくみ …………………………………… 59
- 認知症の治療アプローチ ………………………… 60
- 片頭痛のしくみと治療薬 ………………………… 62
- 局所麻酔薬の種類と作用メカニズム …………… 64
- 全身麻酔薬の種類 ………………………………… 66
- 2章のまとめ ……………………………………… 68

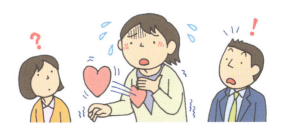

神経系に作用する薬

# うつ病の成因

## ■ 強い憂うつ感が長期間続く

　日常生活のなかで、気分が落ち込むことは誰もがよく経験するが、それが回復せず強い憂うつ感が長期間にわたって続くものがうつ病である。発病の原因は、遺伝的要因や性格、仕事のストレスや人間関係などの環境的要因などが重なり合っていることが多い。
　うつ病になると、心のみならず、体にもさまざまな不調が現れる。

### ● うつ病によく見られる症状

| 精神症状 | 身体症状 |
|---|---|
| ・憂うつ感<br>・興味や喜びの喪失<br>・やる気が出ない<br>・思考力・集中力の低下<br>・落ち着かない<br>・自責感<br>・希死念慮　など | ・不眠<br>・食欲不振<br>・全身倦怠感（けんたいかん）<br>・痛み（頭、肩、腰）<br>・めまい<br>・下痢・便秘<br>・息苦しさ<br>・過度の発汗　など |

## ■ うつ病のしくみ

　うつ病が発症するメカニズムは解明されていないが、それを説明する説のひとつにモノアミン仮説がある。脳には情報を伝達するためのさまざまな神経伝達物質が存在するが、そのうちのセロトニン、ノルアドレナリン、ドパミンなどのモノアミンが減ることで、うつ病が発症するというものである。ただし、モノアミン量を増加させる薬を使っても、抗うつ効果の発現までに時間がかかるなど、この説のみで発症のしくみを説明するには不十分で、ほかにもいくつかの説が提起されている。

## 図2-1 神経伝達のしくみ

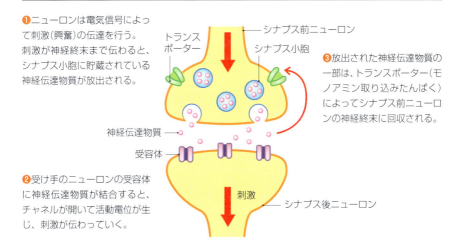

❶ニューロンは電気信号によって刺激(興奮)の伝達を行う。刺激が神経終末まで伝わると、シナプス小胞に貯蔵されている神経伝達物質が放出される。

❷受け手のニューロンの受容体に神経伝達物質が結合すると、チャネルが開いて活動電位が生じ、刺激が伝わっていく。

❸放出された神経伝達物質の一部は、トランスポーター(モノアミン取り込みたんぱく)によってシナプス前ニューロンの神経終末に回収される。

[神経伝達物質が減少することで現れる症状の例]

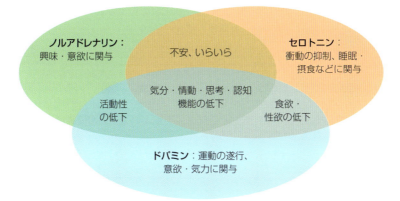

## ■うつ病の治療アプローチ

同じうつ病でも、その程度や種類によって治療のアプローチは異なる。大きなストレスがかかったことが原因で一時的に抑うつ症状が起こる「適応障害うつ状態」の場合は、休養と環境調整を優先し、必要に応じて抗うつ薬や抗不安薬を用いて治療を行う。うつ状態のみが現れる、典型的なうつ病である「単極性うつ病(大うつ病)」では、抗うつ薬による治療が主体となり、躁状態とうつ状態を行き来しながら繰り返す「双極性障害」では、気分安定薬と抗うつ薬を併用することがある。

# 抗うつ薬の種類と作用メカニズム

神経系に作用する薬

## ■抗うつ薬の種類と特徴

　うつ病の治療薬には、古くから用いられてきた第一世代の三環系抗うつ薬をはじめ、第二世代の四環系抗うつ薬やトリアゾロピリジン系薬、第三世代の選択的セロトニン再取り込み阻害薬（SSRI）、第四世代のセロトニン・ノルアドレナリン再取り込み阻害薬（SNRI）、第五世代のノルアドレナリン作動性・特異的セロトニン作動性抗うつ薬（NaSSA）など、作用メカニズムの異なるいくつかの薬がある。初期の薬は抗うつ効果は強力だが、抗コリン作用による口渇、便秘、尿閉などの副作用が現れやすいという欠点があった。現在では、副作用の少ないSSRI、SNRIが第一選択薬とされている。

　各種抗うつ薬の作用メカニズムには、次ページの表のような違いがある。うつ病の薬物治療においては、安易な薬物の投与を控え、休養と環境調整を行ったうえで抗うつ薬を使用していく。通常、単剤の少量投与から使用開始し、副作用に気をつけながら効果が得られる量まで漸増する。抗うつ薬は効果発現まで、2週間程度を要する場合が多い。

### 図2-2 抗うつ薬の作用点

［うつ病の状態］
シナプス間のモノアミン（とくにセロトニンやノルアドレナリン）が減少

［抗うつ薬の作用］
モノアミントランスポーターに結合してシナプス前ニューロンの再取り込みを阻害

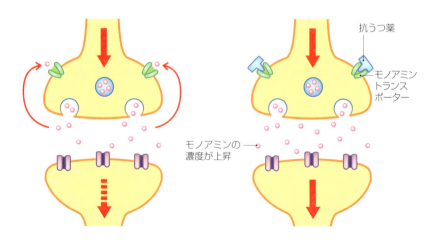

44　2章　神経系に作用する薬

## ●抗うつ薬の種類

| 分類 | 作用 | 薬物名 | 特徴・副作用 |
|---|---|---|---|
| 三環系抗うつ薬 | モノアミントランスポーターに結合して、シナプス前ニューロンの**モノアミン**再取り込みを阻害→シナプス間隙の**モノアミン量**を増加させる。 | イミプラミン<br>アミトリプチリン<br>トリミプラミン<br>ノルトリプチリン | 強力な抗うつ作用。副作用として抗コリン作用がある（アセチルコリン受容体への神経伝達も阻害するため）。 |
| 四環系抗うつ薬 | 三環系抗うつ薬と同様。 | マプロチリン<br>ミアンセリン<br>セチプチリン | 三環系抗うつ薬よりも抗うつ作用は劣るが、副作用が少ない。眠気の副作用に注意。 |
| トリアゾロピリジン系薬 | **セロトニン**の再取り込みと、セロトニン2（5-$HT_2$）受容体（**ドパミン**の放出を抑制する作用がある）を阻害→シナプス間隙の**セロトニン**や**ドパミン**を増加させる。 | トラゾドン | 抑うつ状態や睡眠障害を改善する。抗コリン作用は弱く、鎮静作用が強い。 |
| 選択的セロトニン再取り込み阻害薬（SSRI） | **セロトニントランスポーター**に結合して、シナプス前ニューロンの**セロトニン**再取り込みを阻害する。 | フルボキサミン<br>パロキセチン | 抗うつ作用はマイルド。副作用が少ない。嘔気、下痢、性機能障害の副作用に注意。 |
| セロトニン・ノルアドレナリン再取り込み阻害薬（SNRI） | **セロトニントランスポーター**および**ノルアドレナリントランスポーター**に結合して、シナプス前ニューロンの**セロトニン**と**ノルアドレナリン**の再取り込みを阻害する。 | デュロキセチン<br>ミルナシプラン | 抗うつ作用はマイルド。SSRIよりも意欲低下に効果がある。血圧上昇、頻脈、頭痛、嘔気の副作用に注意。 |
| ノルアドレナリン作動性・特異的セロトニン作動性抗うつ薬（NaSSA） | 前シナプスの**自己受容体**を遮断することにより、フィードバック抑制が起こらないようにして、**モノアミン**の遊離を促進する。 | ミルタザピン | 強力な抗うつ作用。胃腸障害の副作用は少ない。眠気、体重増加の副作用に注意。 |

神経系

神経系に作用する薬

# 抗精神病薬の種類と作用メカニズム

## ■抗精神病薬の適応

　抗精神病薬は、統合失調症に対する代表的な治療薬である。統合失調症は、知覚、思考、感情、意欲など多面的な精神障害が現れる疾患であり、幻覚、被害妄想などの陽性症状や、意欲低下、感情鈍麻、引きこもりなどの陰性症状、認知機能障害などの特有の症候を特徴とする。統合失調症の根本的な発病原因は不明だが、神経発達障害などの素因のほか、ドパミン神経系の機能異常、社会心理的なストレスなどの環境因子が複雑に関与すると考えられている。抗精神病薬は、ドパミン神経路のうち、幻覚・妄想に関与するといわれる中脳－辺縁系のドパミン$D_2$受容体を遮断する作用をもつ。

　抗精神病薬の一部は、うつ病相と躁病相の両極性の症状を現す気分障害のひとつである双極性障害にも用いられる。

### 図2-3 各ドパミン神経路の作用

**中脳－皮質系**
ドパミンが不足すると陰性症状、認知機能障害が現れる。

**中脳－辺縁系**
ドパミンが過剰になると陽性症状を引き起こす。

**黒質－線条体系**
ドパミンが不足すると錐体外路症状＊が現れる。

**漏斗－下垂体系**
ドパミンが不足するとプロラクチンが分泌される。

[中脳-辺縁系における抗精神病薬の作用]

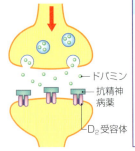

ドパミン
抗精神病薬
$D_2$受容体

＊おもな錐体外路症状（抗精神病薬の副作用）

・パーキンソニズム：手の震え

・ジストニア：持続的な筋肉の異常収縮

・アカシジア：じっとしていられない、下肢のムズムズ感

・ジスキネジア：筋肉の不随意運動

46　2章 神経系に作用する薬

# ■抗精神病薬の種類

抗精神病薬は第一世代とよばれる定型抗精神病薬（従来型）と、その後に続く第二世代の非定型抗精神病薬の２つに分類される。最近では、非定型抗精神病薬の単独使用が第一選択となっている。

非定型抗精神病薬は、陽性症状に効果を示す$D_2$受容体遮断作用と、陰性症状を改善するセロトニン受容体阻害作用をあわせもつ。定型抗精神病薬に比べて$D_2$受容体遮断作用は弱いが、錐体外路症状や高プロラクチン血症などの副作用が少ない。

| 分類 | 作用 | 薬物名 | 特徴・副作用 |
|---|---|---|---|
| 定型抗精神病薬 | フェノチアジン系薬 | クロルプロマジン<br>レボメプロマジン<br>ペルフェナジン | ドパミン$D_2$受容体を強力に遮断し、陽性症状に有効。鎮静・睡眠作用が強い。錐体外路症状や高プロラクチン血症などの副作用が出やすい。 |
| | ブチロフェノン系薬 | ハロペリドール<br>ブロムペリドール | ドパミン$D_2$受容体を強力に遮断し、陽性症状に有効。錐体外路症状や高プロラクチン血症などの副作用が出やすい。 |
| 非定型<br>抗精神病薬<br>➡最近の第一選択薬 | SDA（セロトニン・ドパミン遮断薬） | リスペリドン<br>パリペリドン<br>ペロスピロン<br>ブロナンセリン | セロトニン$5-HT_2$受容体とドパミン$D_2$受容体を遮断する。陽性症状・陰性症状に有効。 |
| | MARTA（多元受容体標的化抗精神病薬） | オランザピン<br>クエチアピン<br>クロザピン | さまざまな神経伝達物質の受容体に作用する。陽性症状・陰性症状に有効。 |
| | DPA（ドパミン受容体部分作動薬） | アリピプラゾール | ドパミンのはたらきを調整し、安定化させる。副作用が少ない。 |

## ●統合失調症治療のステップ

**急性期**：幻覚・妄想などの激しい陽性症状を軽減する薬物治療を主体とする。

⬇

**慢性期**：陰性症状や認知機能障害に対する薬物療法に、心理社会的療法を併行。

⬇

**維持期**：継続的な服薬による再発予防。

神経系

# 抗不安薬、睡眠薬の種類と作用メカニズム

## ■抑制性の神経伝達物質「GABA」

　脳の活動には、興奮性および抑制性の2種類の神経伝達物質がかかわっている。γ-アミノ酪酸（GABA）とよばれるアミノ酸は、代表的な抑制性アミノ酸のひとつとして知られる（→p.32）。

**神経伝達物質としてはたらくアミノ酸**

| 興奮性 | グルタミン酸、アスパラギン酸、システイン酸、ホモシステイン酸 |
|---|---|
| 抑制性 | GABA、グリシン、タウリン、β-アラニン、シスタチオニン、セリン |

　GABAの受容体は、多くの中枢神経抑制薬の作用点として重要な役割をもっている。GABAがこの受容体に結合すると、塩素イオン（Cl⁻）が流入してニューロンの過分極が起こり、神経活動を抑制する。ベンゾジアゼピン系薬やバルビツール酸系薬、アルコール、揮発性麻酔などは、GABAの作用を増強する調整因子としてはたらき、塩素イオンの流入をさらに促進して中枢抑制作用を増強する。

　中枢神経抑制薬には、抗不安作用、鎮静・催眠作用、筋弛緩作用、抗痙攣作用などがある。現在用いられている抗不安薬、睡眠薬の多くは、ベンゾジアゼピン受容体作動薬に結合する薬物（ベンゾジアゼピン系薬）である。

**ベンゾジアゼピン系薬の適応と副作用**

| 適応 | 神経症（不安、緊張、抑うつ）、不眠症、麻酔前投与、てんかん、筋緊張性頭痛、腰痛　など |
|---|---|
| 注意すべき副作用 | 眠気、ふらつき、転倒・骨折、呼吸抑制、認知機能障害、依存性　など |

## 図2-4 GABA_A受容体の構造

[GABA結合部]　　　　　　　　　　　　　　　　　　　　　[ベンゾジアゼピン結合部位]

GABAが結合するとCl⁻が流入
↓
細胞膜が過分極
↓
ほかの神経伝達物質の放出を抑制
↓
神経の活動を減弱（抗不安、鎮静、筋弛緩、抗痙攣など）

ベンゾジアゼピンが結合するとCl⁻の流入が増加
↓
さらに神経活動を抑制

GABA_A受容体

## ■抗不安薬の種類と特徴

「不安障害」は、誰もが一般的に感じる不安をはるかに超える程度の不安が長期間にわたって続くもので、心理的原因によってさまざまな精神的・身体的な症状が現れるようになり、日常生活に支障をきたす病気である。その治療には、精神療法や対症療法として抗不安薬が用いられる。おもに使われる薬はベンゾジアゼピン系薬であり、効果発現時間や抗不安作用の強さ、副作用リスクなどを考慮しながら適切な薬剤を選択することが必要である。

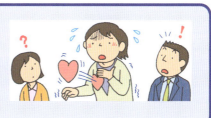

**不安障害の例**
- 社交不安症(社交不安障害)
- パニック症(パニック障害)
- 広場恐怖症
- 全般性不安症　など

### ●抗不安薬の種類と作用の強さ

| 分類 | | 薬物名 | 作用の強さ |
|---|---|---|---|
| ベンゾジアゼピン系薬 | 短時間型 | クロチアゼパム | 弱 |
| | | エチゾラム | 中 |
| | 中間型 | アルプラゾラム | 中 |
| | | ロラゼパム | 強 |
| | | ブロマゼパム | 強 |
| | 長時間型 | オキサゾラム | 弱 |
| | | メダゼパム | 弱 |
| | | クロルジアゼポキシド | 弱 |
| | | フルジアゼパム | 中 |
| | | メキサゾラム | 中 |
| | | クロキサゾラム | 強 |
| | | ジアゼパム | 中 |
| | | クロナゼパム | 強 |
| | 超長時間型 | ロフラゼプ酸エチル | 中 |
| | | フルトプラゼパム | 強 |
| セロトニン受容体作動薬 | 短時間型 | タンドスピロン | 弱 |

作用が強い薬は、せん妄や健忘、日中の作業効率低下などをきたしやすいため要注意です。

・このほかSSRI(→p.44, 45)も抗不安作用があり、社交不安症や強迫症などに使用される。

## ■睡眠のしくみ

　睡眠は、日中の活動により疲れた脳や体を休めるために生体がもつ重要なしくみである。私たちの体は、体内時計のはたらきにより夜になると眠くなり、また脳が疲れているときにも眠くなる。健康な成人では、浅いレム睡眠と深いノンレム睡眠を繰り返す睡眠パターンが見られる。不眠症では正常な睡眠のリズムが乱れ、寝つきが悪くなる(入眠困難)、夜中に何度も目が覚める(中途覚醒)、目が覚めるのが早すぎて熟眠感が得られない(早朝覚醒)など、睡眠にさまざまな問題が起こる。個々の患者の不眠症のタイプ、合併症の有無、年齢などを考慮して、睡眠薬を選択する必要がある。

## ■睡眠薬の種類と特徴

　不眠症の治療には、鎮静・催眠効果のある睡眠薬が使われる。睡眠薬の種類としては、バルビツール酸系薬、非バルビツール酸系薬、ベンゾジアゼピン系薬、非ベンゾジアゼピン系薬、メラトニン受容体作動薬、オレキシン受容体拮抗薬の6種類があるが、古くから使われているバルビツール酸系薬や非バルビツール酸系薬は、強い依存性や耐性、急性中毒を生じることから、現在は睡眠薬としてはほとんど使われていない。

### 図2-5 正常な睡眠パターン

入眠すると深いノンレム睡眠(段階3、4)が出現し、60分から120分ほどでレム睡眠が現れる。その後は約90分の周期でノンレム睡眠とレム睡眠が繰り返され、だんだんレム睡眠が多くなる。

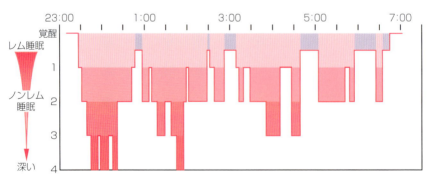

内山真編, 睡眠障害の対応と治療ガイドライン　第2版. P.19, じほう, 2012を一部改変

> **睡眠を促すホルモン・メラトニン**
> 　メラトニンは脳の松果体から分泌されるホルモンであり、生体の体内時計の調整に関与している。メラトニンの血中濃度は、昼間は低値だが、夜になると高くなり、脈拍・体温・血圧などを低下させて、自然な睡眠を促す。

## ●ベンゾジアゼピン系薬

ベンゾジアゼピン系薬のうち催眠作用が強いものが、睡眠薬として広く用いられている。作用時間の違いにより、超短時間型・短時間型・中間型・長時間型の薬物がある。

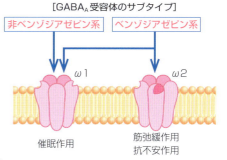

## ●非ベンゾジアゼピン系薬

ベンゾジアゼピン系薬と化学構造が異なるが、同じベンゾジアゼピン結合部位に作用するもの。非ベンゾジアゼピン系薬は、サブタイプのうちの鎮静・催眠作用にかかわるω1に選択的に作用し、筋弛緩作用と関連するω2には作用しないため、ベンゾジアゼピン系薬に比べて筋弛緩などの副作用が少なく、安全性がより高いといわれる。

## ●メラトニン受容体作動薬（ラメルテオン）

メラトニン受容体を刺激して催眠効果を現す。効果は若干弱いが、ベンゾジアゼピン系薬に見られる筋弛緩作用や記憶障害、依存性の副作用が見られず、安全性が高い。

## ●オレキシン受容体拮抗薬（スボレキサント）

オレキシンは神経伝達物質のひとつで、覚醒に関与する神経系を活性化させ、覚醒を維持する。スボレキサントは、オレキシン受容体の選択的拮抗薬として作用し、覚醒に関与する神経系を抑制することにより睡眠を誘発する。とくに中途覚醒や早期覚醒に効果がある。

| 不眠のタイプ | | 適する睡眠薬 |
|---|---|---|
| 入眠困難 | 超短時間作用型 | ゾルピデム*、ゾピクロン*、トリアゾラム |
| | 短時間作用型 | ブロチゾラム、ロルメタゼパム、エチゾラム |
| | メラトニン受容体作動薬 | ラメルテオン |
| 中途覚醒・早朝覚醒 | 中間作用型 | ニトラゼパム、フルニトラゼパム、エスタゾラム |
| | 長時間作用型 | クアゼパム |
| | オレキシン受容体拮抗薬 | スボレキサント |

＊非ベンゾジアゼピン系薬

# パーキンソン病のしくみ

## ■運動のコントロールが難しくなる病気

パーキンソン病は50歳代後半〜60歳ごろに多く発症する。中脳の黒質にあるドパミン細胞が変性・脱落することにより、筋肉の運動や緊張をコントロールする黒質ー線条体系のドパミンが減少し、アセチルコリンが相対的に増加して、安静時の振戦、筋固縮、動作緩慢、姿勢反射障害の4つの症状が特徴的に現れる病気である。

神経変性の改善や進行を抑制する薬物はなく、不足するドパミンを補って症状を緩和する補充療法やリハビリ療法を行う。

### 図2-6 運動をコントロールするしくみ

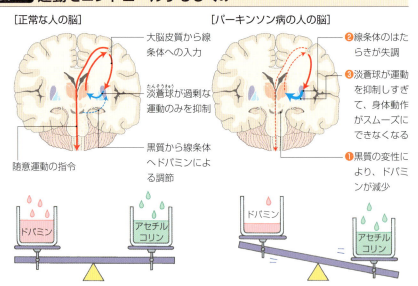

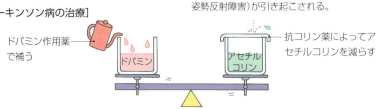

● パーキンソン病のおもな症状

| 手が細かく震える | 筋肉がこわばる | 動作が遅くなる | 前かがみになる |
|---|---|---|---|
| 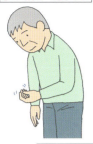 | 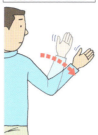 | 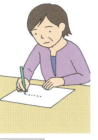 | 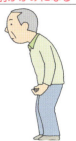 |

その他 無表情になる　転びやすくなる　小刻み歩行

## ■血液脳関門とドパミン

　パーキンソン病治療の中心はドパミンの補充だが、ドパミンは脳の入口の血液脳関門を通ることができない。そのため、この関所を通ることができ、脳内で代謝されてドパミンになるレボドパが薬として使われる。

　しかしレボドパ製剤を数年間服用している患者のうち、およそ3人に1人の割合で薬が効かなくなってくる現象が起こる。ウェアリング・オフ現象（薬の持続時間が短くなり、薬の効果が切れると症状が悪化する）と、オン・オフ現象（薬の服用時間に関係なく、1日のうちに症状の改善と悪化を繰り返す）の2つのタイプがある。

### 図2-7 レボドパの作用とパーキンソン病対策

レボドパは体内に入ると、酵素によって代謝される。

COMT（ドパミン代謝酵素）阻害薬を併用

シナプス間隙において、MAO-B（B型モノアミン酸化酵素）に代謝される。

MAO-B阻害薬を併用

血液脳関門

COMT　脱炭酸酵素　MAO-B　受容体

レボドパ　→　ドパミン　→　ドパミン

（体内）　（脳内）

そのほか、レボドパを徐々に放出できるように工夫する、レボドパの投与回数を増やす、アデノシン$A_{2A}$受容体拮抗薬を併用する（→P.54）などの方法がある。

代謝されずに血液脳関門を通過できたレボドパは、脳内で脱炭酸酵素によってドパミンとなる。

ドパミンはドパミン受容体（$D_1$、$D_2$受容体）を刺激する。

ドパミン受容体刺激薬を追加

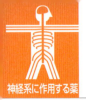

# 抗パーキンソン薬の種類

## ■抗パーキンソン薬の種類と作用メカニズム

　抗パーキンソン薬には、ドパミンを補充するもの(ドパミン前駆物質)、ドパミン受容体を刺激するもの(ドパミン受容体作動薬)、レボドパに併用して脳内でのドパミンの利用率をあげるもの(MAO-B阻害薬、COMT阻害薬)、アセチルコリンを抑制するもの(抗コリン薬)、その他の作用によるもの(ドパミン遊離促進薬、レボドパ賦活薬、ノルアドレナリン前駆物質、アデノシン$A_{2A}$受容体拮抗薬)などがある。

### 図2-8 パーキンソン病治療薬の作用点

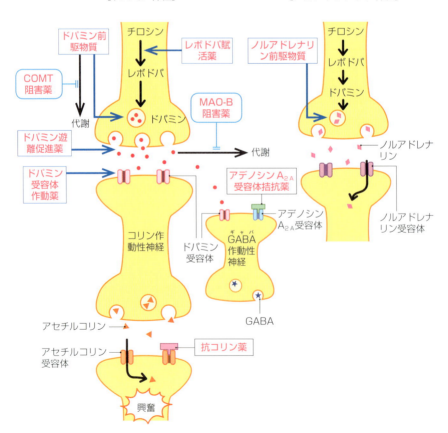

# ●抗パーキンソン薬の種類

| 分類 | | 薬物名 | 作用と特徴 |
|---|---|---|---|
| ドパミン前駆物質 | 単剤 | レボドパ | パーキンソン病症状に対してもっとも有効性が高い。脳内でドパミンに変わり、不足を補う。 |
| | 合剤 (+ドパ脱炭酸酵素阻害薬) | レボドパ+ベンセラジド<br>レボドパ+カルビドパ | レボドパの末梢におけるドパミンへの代謝を阻害して、脳内に到達するレボドパ量を増やす。 |
| ドパミン受容体作動薬 | 麦角系 | ブロモクリプチン<br>ペルゴリド | ドパミン受容体を刺激する。レボドパより効果は弱いが、ウェアリング・オフ現象を起こしにくい。悪心・心臓弁膜症の副作用に要注意。 |
| | 非麦角系 | プラミペキソール<br>ロピニロール | ドパミン受容体を刺激する。レボドパより効果は弱いが、ウェアリング・オフ現象を起こしにくい。眠気の副作用に要注意。 |
| MAO-B阻害薬 | | セレギリン | レボドパと併用し、ドパミンの分解抑制により治療効果を増強する。 |
| COMT阻害薬 | | エンタカポン | レボドパの半減期を延長し、効果を持続させる。ウェアリング・オフ現象を起こしにくくする。 |
| 抗コリン薬 | | トリヘキシフェニジル<br>ビペリデン<br>プロフェナミン | アセチルコリン受容体を遮断することにより、相対的に亢進状態にあるアセチルコリン神経の活動を抑制する。とくに振戦の治療に有効といわれる。 |
| ドパミン遊離促進薬 | | アマンタジン | ドパミン神経終末からのドパミン遊離を促進する。ジスキネジア (→p.46) に有効。 |
| ノルアドレナリン前駆物質 | | ドロキシドパ | 脳内や血液中でノルアドレナリンに変換される。不足するノルアドレナリンを補う。すくみ足、起立性低血圧の症状に有効性を示す。 |
| アデノシン$A_{2A}$受容体拮抗薬 | | イストラデフィリン | アデノシン$A_{2A}$受容体を遮断して、GABAの分泌過剰を改善する。レボドパと併用される。ウェアリング・オフ現象の改善効果。 |
| レボドパ賦活薬 | | ゾニサミド | チロシンからのドパミン産生を促進。MAO-B阻害作用ももつ。レボドパと併用される。振戦、ウェアリング・オフ現象の改善効果。 |

神経系

# てんかんの病態と抗てんかん薬

## ■てんかん発作の種類

てんかんは脳のニューロンから過剰な電気的刺激が発せられることにより、痙攣、感覚異常、意識障害などが慢性的に起こる発作である。てんかん発作はいろいろなタイプに分けられるが、異常な電気刺激が脳全体から起こる「全般発作」と、一部分から起こる「部分発作」の2つに大別される。

てんかんの薬物治療は、各発作型に適した薬物を、できるだけ単剤で適量用いて行うことが基本になる。発作を止める治療だけでなく、非発作時に発作を予防して緩解状態を維持するための治療を継続的に行う。

### ●てんかんの発作型とおもな抗てんかん薬

| 分類 | | 第1選択薬 | 第2選択薬 | 補助薬 |
|---|---|---|---|---|
| 部分(焦点、局所)発作 | 単純部分発作(意識は消失しない) | カルバマゼピン | フェニトイン | ガバペンチン |
| | 複雑部分発作(意識消失をともなう) | | ゾニサミド | トピラマート |
| | 部分発作から二次的全般発作 | | フェノバルビタール、プリミドン、フェニトイン | ラモトリギン |
| 全般発作(痙攣性、非痙攣性) | 欠神発作[*1] | バルプロ酸 | エトスクシミド | ラモトリギン |
| | 強直間代発作[*2] | | フェノバルビタール、プリミドン、フェニトイン、クロバザム | ラモトリギン、トピラマート |
| | ミオクロニー発作[*3] | | クロナゼパム | |
| | 脱力発作(失立)[*4] | | エトスクシミド | |
| | てんかん重積状態 | ジアゼパム | フェニトイン | フェノバルビタール |

[部分発作]

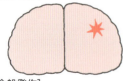

てんかん発作が大脳の一部分から始まる。

[全般発作]

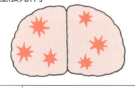

てんかん発作が大脳半球の両側で同時に起こる。

*1 欠神発作：突然意識が消失し、数十秒後に回復する発作。おもに小児期に見られ、痙攣や脱力などをともなわないものを定型欠神発作とよぶ。

*2 強直間代発作：全身の筋肉が硬直する強直発作に続き、手足がリズミカルにガクガクと収縮・弛緩する間代発作が起こるもの。

*3 ミオクロニー発作：全身または一部の筋肉が、瞬間的に収縮する発作。

*4 脱力発作(失立)：全身の筋肉が瞬間的に脱力する発作。

## ■興奮系と抑制系のバランスをとる

　正常な神経活動は、興奮性神経と抑制性神経がうまくバランスをとることにより維持されているが、てんかんではそのバランスが崩れて神経の過剰な興奮が起こると考えられる。てんかんの治療は、興奮性のグルタミン酸神経系を抑制する薬や、興奮性神経を抑制するはたらきをもつGABA神経系を増強する薬を用いて行う。最近では抗てんかん薬を用いた治療により、てんかん発作のほとんどが抑えられるようになっている。

### 図2-9 おもな抗てんかん薬の作用メカニズム

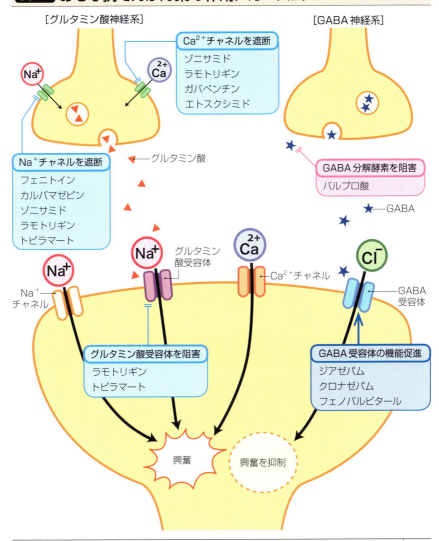

## ●おもな抗てんかん薬の作用と特徴

| 薬物名 | おもな薬理作用 | 特徴 |
|---|---|---|
| カルバマゼピン | $Na^+$チャネルを抑制。 | 部分発作の第一選択薬。 |
| クロナゼパム | GABA受容体に結合し、GABAの作用を増強。$Na^+$チャネルを抑制。 | ミオクロニー発作に有効。 |
| エトスクシミド | $Ca^{2+}$チャネルを抑制。 | 欠神発作に有効。 |
| フェノバルビタール | GABA受容体に結合し、GABAの作用を増強。$Ca^{2+}$チャネルを抑制。 | 鎮静作用が強い。 |
| フェニトイン | $Na^+$チャネル、$Ca^{2+}$チャネルを抑制。 | 全般発作、部分発作ともに有効。 |
| バルプロ酸 | GABA分解酵素を阻害して、GABA濃度を上昇。$Na^+$チャネル、$Ca^{2+}$チャネルを抑制。 | 全般発作の第一選択薬。徐放性製剤が用いられる。 |
| ゾニサミド | $Na^+$チャネル、$Ca^{2+}$チャネルを抑制。 | さまざまなタイプの発作に有効。 |
| ガバペンチン | GABA神経系へのGABA流入を促進し、脳内GABA量を増加。 | 部分発作に有効。 |
| レベチラセタム | シナプス小胞たんぱく2A（SV2A）に結合し、グルタミン酸などの遊離を抑制。 | 難治性部分発作に適応。 |
| ラモトリギン | $Na^+$チャネルを抑制して神経膜を安定化。$Ca^{2+}$チャネルを抑制してグルタミン酸受容体機能を抑制。 | 全般発作、部分発作ともに有効。 |
| トピラマート | $Na^+$チャネルの抑制。GABAの増強。脳内GABA濃度の上昇。グルタミン酸の遊離抑制。 | 難治性部分発作に適応。 |

## 抗てんかん薬使用上の注意

　抗てんかん薬は副作用が出現しやすく、他の薬物との相互作用も多いため、注意が必要である。副作用の例としては、眠気、ふらつき、複視、易興奮性、自発性低下、薬疹、白血球減少などがある。

　抗てんかん薬は服用が長期間にわたるが、発作が長期間抑制されていれば、医師の総合的な判断のもと、減量や中止が可能になる。服用にあたっては、勝手に減量や中断をしないことが大切である。

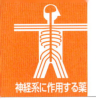

# 認知症のしくみ

神経系に作用する薬

神経系

## ■認知機能の低下で生活に支障が出る

　認知症とは、一度正常に達した「記憶」「学習」「判断」「計画」などの認知機能が、後天的な脳の障害によって持続的に低下し、日常生活や社会生活に支障をきたすようになった状態をいう。中核となる記憶・認知機能障害の症状に加えて、さまざまな行動・心理症状（BPSD）が二次的に出現する。

　もの忘れなどの老化現象とは異なり、認知症の場合はその大半に、脳内に異常たんぱく質の病的な蓄積や神経の変性、あるいは脳血管性病変などの器質的な障害が見られる。認知症の過半数を占めるのは、アルツハイマー型認知症である。

### ●おもな認知症の種類と特徴

|  | アルツハイマー型認知症 | レビー小体型認知症 | 血管性認知症 |
| --- | --- | --- | --- |
| 脳の変化 | 老人斑（異常たんぱく質が蓄積した構造物）や神経原線維変化が出現。脳のニューロンが死滅する。 | レビー小体とよばれる特殊なたんぱく質が出現。脳のニューロンが死滅する。 | 脳梗塞や脳出血などが原因で、脳の血液循環が悪くなり、脳の一部が壊死する。 |
| 特徴的な症状 | 認知機能障害（もの忘れなど）<br>もの盗られ妄想<br>徘徊（はいかい）　など | 幻覚、妄想<br>うつ症状<br>パーキンソン症状 | 認知機能障害（まだら認知症）<br>手足のしびれ、麻痺（まひ）<br>歩行障害 |
| 割合 | 66.20% | 6.20% | 19.60% |

原因疾患の比率は、朝田隆「認知症の実態把握に向けた総合的研究」より

### ●認知症の中核症状と行動・心理症状

中核症状
（脳の障害により誰にでも現れる）
○記憶障害
○見当識障害
○失認・失語・失行
○遂行機能障害

行動・心理症状
（中核症状にともない、心理的、環境的な二次要因が重なって現れる症状で、個人差が大きい）
○興奮、焦燥、徘徊、攻撃的行動、夜間異常行動、食行動異常など
○妄想、幻覚、抑うつ、不安、多幸感など

# 認知症の治療アプローチ

## ■記憶・認知機能障害を改善

　抗認知症薬は、認知症の中核症状を改善し、進行を遅らせる効果が期待される治療薬である。現在、アセチルコリンエステラーゼ阻害薬とNMDA（N-メチル-D-アスパラギン酸）受容体拮抗薬の2剤が用いられている。

　アセチルコリン（ACh）は記憶の形成に深く関与すると考えられるが、アルツハイマー型認知症とレビー小体型認知症では、脳内のアセチルコリンが減少している。アセチルコリンエステラーゼ阻害薬は、アセチルコリンを増加させることで認知機能の改善を目指す。NMDA受容体拮抗薬は、NMDA受容体が必要以上に活性化されることによって起こる、神経伝達機能の障害を抑制する。

　行動・心理症状に対しては、必要に応じて抗精神病薬、抗うつ薬、抗不安薬などが使用される。

### ●抗認知症薬の種類と特徴

| 分類 | 薬物名 | 適応 | 作用 | 特徴 |
|---|---|---|---|---|
| アセチルコリンエステラーゼ阻害薬 | ドネペジル | アルツハイマー型認知症（軽度～高度）レビー小体型認知症 | アセチルコリンエステラーゼの阻害により、脳内のアセチルコリン濃度を上昇させる。 | 高度にも適応。嚥下機能が低下した患者に投与可能なゼリー剤もある。 |
|  | ガランタミン | アルツハイマー型認知症（軽度～中等度） | アセチルコリンエステラーゼ阻害作用は弱いが、アセチルコリン受容体の感受性を亢進させる。 | 長期投与しても耐性を生じにくい。 |
|  | リバスチグミン | アルツハイマー型認知症（軽度～中等度） | アセチルコリンエステラーゼよりもブチリルコリンエステラーゼ*阻害作用が強い。 | 貼付剤であり、経口摂取困難な患者にも有用。 |
| NMDA受容体拮抗薬 | メマンチン | アルツハイマー型認知症（中等度～高度） | グルタミン酸NMDA受容体の阻害により、神経細胞傷害の進行を抑制する。 | コリンエステラーゼ阻害薬との併用が可能。興奮や焦燥感などの陽性症状を抑制する。 |

＊ブチリルコリンエステラーゼ：アセチルコリンエステラーゼと同じく、コリンエステラーゼを分解する酵素。

## ●アセチルコリンエステラーゼ阻害薬

アセチルコリンの分解酵素であるアセチルコリンエステラーゼを阻害し、受容体に結合するアセチルコリンを増加させることにより、神経伝達を改善する。行動・心理症状のうちの自発性低下を改善し、ADLの低下を抑制する効果ももつ。

## ●NMDA受容体拮抗薬

アルツハイマー型認知症では、持続的なグルタミン酸濃度の上昇により、グルタミン酸受容体のサブタイプであるNMDA受容体が必要以上に活性化され、カルシウムイオン($Ca^{2+}$)が過剰に流入する。それによって神経伝達機能に支障が生じることも、発症原因のひとつと考えられる。NMDA受容体拮抗薬は、NMDA受容体を阻害することでニューロンを保護し、記憶・学習障害を抑制する作用を現す。

### 図2-10 抗認知症薬の作用メカニズム

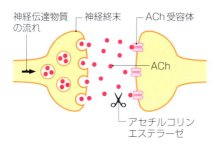

AChは神経終末から分泌され、受容体に結合して刺激が伝達される。AChの一部はアセチルコリンエステラーゼによって分解される。

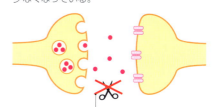

[アセチルコリンエステラーゼ阻害薬]
アルツハイマー型認知症では、AChの産出が少なくなっている。

アセチルコリンエステラーゼ阻害薬によって、分解されるAChを減らし、AChの濃度を高めることを目指す。

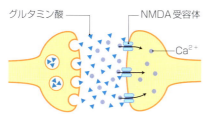

アルツハイマー型認知症では、神経伝達物質であるグルタミン酸の濃度がつねに高く、NMDA受容体に過剰な$Ca^{2+}$が流入する。それにより正常な刺激の伝達が妨げられる。

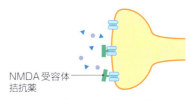

[NMDA受容体拮抗薬]

NMDA受容体に結合し、過剰な$Ca^{2+}$の流入を抑制する。

# 片頭痛のしくみと治療薬

## ■拍動性で吐き気やめまいなどをともなう

　頭痛は日常的によく見られる症状のひとつである。大部分は脳に外傷や血管障害などの器質的な変化が見られない機能性頭痛である。

　片頭痛は機能性頭痛のうち、緊張性頭痛（頭部の筋肉の緊張や、精神的ストレスが原因の頭痛）に次いで患者数が多い。特徴的な症状としては、数日から数週の間隔で、片側性（ときに両側性）でズキンズキンと脈打つような激しい頭痛発作が起こり、一部の片頭痛では、発作の予兆として閃輝暗点とよばれる光や模様、暗点が視野の周辺に現れる。吐き気、めまい、発汗などの随伴症状をともない、症状がひどい場合には2～3日寝込むこともある。重い頭痛発作を繰り返し、日常生活に支障が及ぶ人もいるが、最近、有効な治療薬が開発されてきている。

## ■片頭痛の発症メカニズム

　片頭痛発症のメカニズムとしては、血管説と三叉神経説を一元的にとらえた三叉神経血管説（図2-11）が提唱されている。セロトニン受容体のサブタイプである5-HT$_{1B}$受容体は頭蓋血管平滑筋に、5-HT$_{1D}$受容体は頭蓋血管周囲の三叉神経末端に分布することが知られており、それらが片頭痛発症に深く関与するため、両受容体を活性化することで片頭痛の発症を抑制できると考えられている。

### 図2-11 三叉神経血管説

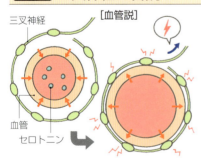

血液中にセロトニンが増加する。セロトニンの作用で血管はいったん収縮するが、セロトニンが代謝されると拡張し、三叉神経を刺激する。その刺激が痛みの情報として伝わる。

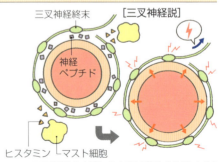

三叉神経の末端から血管拡張性の神経ペプチドが放出される。それにより血管が拡張し、神経原性炎症（無菌性の炎症）が起きて疼痛が引き起こされる。

# ■片頭痛の治療薬

片頭痛は急性期の発作時には、早期（発作開始30分以内）に特異的治療薬であるトリプタン系薬を服用することが効果的である。それ以外では、エルゴタミン製剤や非ステロイド性抗炎症薬（NSAIDs）、制吐薬なども病状に応じて用いられる。頻回発作や重症例に対しては、発作の発生を防ぐために予防薬の服用による治療が行われる。予防薬には、カルシウム拮抗薬、抗うつ薬、β遮断薬、抗てんかん薬などが使われる。

## ●トリプタン系薬

セロトニン受容体（$5\text{-HT}_{1B/1D}$）に選択的に作用し、拡張した脳血管を収縮するとともに、三叉神経からの神経ペプチド（カルシトニン遺伝子関連ペプチド：CGRP）の放出を抑制して炎症を鎮静する。

## ●エルゴタミン製剤

セロトニン受容体に結合することで強い血管収縮作用を現す。悪心・嘔吐の副作用が強い。

## ●片頭痛の治療薬（発作時）

| 分類 | | 薬物名 | 適用 | 特徴、注意点 |
|---|---|---|---|---|
| トリプタン系薬 | 短時間型（4〜6時間） | スマトリプタン<br>ゾルミトリプタン<br>リザトリプタン | 片頭痛発作 | 早期服用が効果的。スマトリプタンには、皮下注・錠剤・点鼻薬がある。 |
| | 長時間型（12〜24時間） | エレトリプタン<br>ナラトリプタン | 片頭痛発作<br>片頭痛の予防 | 作用時間が長く、持続性。 |
| エルゴタミン製剤 | | エルゴタミン<br>ジヒドロエルゴタミン | 片頭痛の初期<br>片頭痛の予防 | 鎮痛薬との合剤。<br>妊婦には禁忌。 |
| 消炎鎮痛薬 | | アセトアミノフェン<br>アスピリン<br>ジクロフェナク<br>イブプロフェン | 軽症の片頭痛 | 使用過多により頭痛が起こることがあるため、長期連用を避ける。 |

神経系

# 局所麻酔薬の種類と作用メカニズム

## ■感覚神経の伝導を遮断する

　局所麻酔薬は、意識があるままの状態で感覚神経の伝導を遮断することにより、局所的・可逆的に痛みを感じないようにさせることができる薬物である。その構造からエステル型とアミド型に分けられている。

　局所麻酔薬は麻酔の目的に応じて、皮膚・粘膜の表面に塗布する「表面麻酔」、皮下・粘膜下に注入する「浸潤麻酔」、太い末梢神経の近くに注入する「伝達麻酔」、脊椎硬膜外腔に注入する「硬膜外麻酔」、腰椎くも膜下腔に注入する「脊椎麻酔」に分類される。

### 図2-12 局所麻酔薬の分類

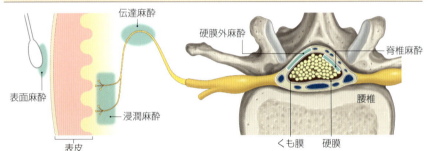

| 薬剤名 | | 表面麻酔 | 浸潤麻酔 | 伝達麻酔 | 硬膜外麻酔 | 脊椎麻酔 |
|---|---|---|---|---|---|---|
| | | 傷口、口腔粘膜、目、鼻など | 範囲の狭い小手術 | 神経ブロック | 胸部、腹部、下肢の手術 | 下腹部、下肢の手術 |
| エステル型 | プロカイン | × | ○ | ○ | ○ | ○ |
| | テトラカイン | ○ | ○ | ○ | ○ | ○ |
| | テーカイン | ○ | ○ | | × | × |
| | アミノ安息香酸エチル | ○ | × | × | × | × |
| | コカイン | ○ | × | × | × | × |
| アミド型 | リドカイン | ○ | ○ | ○ | ○ | × |
| | メピバカイン | × | ○ | ○ | ○ | ○ |
| | ブピバカイン | × | × | ○ | ○ | ○ |
| | レボブピバカイン | × | × | ○ | ○ | × |
| | ロピバカイン | × | × | ○ | ○ | × |
| | プロピトカイン | × | ○(歯科) | ○(歯科) | × | × |

## ■ナトリウムイオンチャネルを内側から遮断

　局所麻酔薬は、ニューロン内で**ナトリウムイオン**($Na^+$)チャネル内の特異的結合部位に結合する。これにより$Na^+$が細胞内に流入しなくなり、活動電位の発生が抑制され、神経伝導が遮断される(図2-14)。

　局所麻酔薬は感覚神経、自律神経、運動神経いずれの**末梢神経**の神経伝導も遮断するが、とくに細い感覚神経線維(痛覚を伝える)は局所麻酔薬への感受性が高い。

## ■局所麻酔薬の副作用

　局所麻酔薬の使用においては、血中濃度上昇によって**中枢神経系**および**心血管系**症状が現れることがあるため、注意を要する。**アミド**型は、局所麻酔中毒を起こしやすいといわれる。

**中枢神経系症状**：舌・口周囲のしびれ・耳鳴り・ふらつき➡不安、興奮、多弁、全身痙攣、意識消失

**心血管系症状**：血圧上昇、頻脈➡血圧低下、徐脈、不整脈➡心室細動、ショック、心停止

　アレルギー反応、アナフィラキシーショックは、**エステル**型の局所麻酔薬に多いといわれる。

　コカインは毒性と麻薬性があるため、適用は**表面麻酔**に限られる。コカインはモノアミントランスポーターに結合して神経終末部へのカテコールアミンの再取り込みを阻害し、シナプス間隙のカテコールアミン濃度を上昇させる効果により、強い精神興奮作用をもつ。

### 図2-13 局所麻酔薬の作用メカニズム

局所麻酔薬は、生体内では陽イオン型と非イオン型(遊離型)の両方が存在する。非イオン型のほうは脂溶性で、細胞膜を通過することができる。

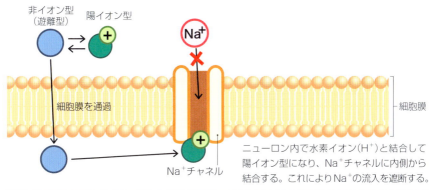

ニューロン内で水素イオン($H^+$)と結合して陽イオン型になり、$Na^+$チャネルに内側から結合する。これにより$Na^+$の流入を遮断する。

# 全身麻酔薬の種類

## ■全身麻酔の役割

全身麻酔は侵襲の大きい外科手術を安全に行うために必須なものであり、**鎮痛**、**鎮静**、**筋弛緩**、**有害反射除去**の4つの役割をもっている。

全身麻酔には、覚醒状態から麻酔状態に入る「**導入**」、手術を行うのに適正な麻酔レベルを保つ「**維持**」、麻酔状態から元の意識レベルに戻る「**覚醒**」の3段階がある。

通常、一種類の薬物ではなく複数の薬物をバランスよく組み合わせて、必要な深度、時間の全身麻酔を行う。

---

### 麻酔の深度

麻酔の進行は、エーテル麻酔時に観察された徴候により、通常4期に分類される。
1期（無痛覚期）：意識は不完全で痛覚が低下。
2期（興奮期）：意識は消失。見かけ上の興奮状態が見られる。
3期（手術期）：意識は消失。骨格筋が弛緩し反射も消失。呼吸は安定。
4期（延髄抑制期）：血圧が低下し、呼吸は停止。

---

## ■全身麻酔薬の投与経路と作用メカニズム

全身麻酔薬には、ガスまたは揮発性麻酔薬を吸入する**吸入麻酔薬**と、静脈内に単回投与あるいは持続点滴を行う**静脈麻酔薬**がある。

**吸入麻酔薬**は肺から体内に吸収され、長時間一定の麻酔深度を保つことが容易である。麻酔の**維持**に用いられる。

**静脈麻酔薬**は麻酔**導入**に必要な時間が短く、速やかに手術期に達する。短時間の手術では単独での使用が可能で、長時間の手術では麻酔の維持の補助に用いられる。

吸入麻酔薬は、細胞膜の物理化学的性質、各種たんぱくの高次構造、各種受容体・イオンチャネル、シナプス伝達などに対して可逆的な影響を与えるが、吸入麻酔薬による全身麻酔の作用メカニズムはいまだ解明されていない。

静脈麻酔薬のチオペンタール、ミダゾラム、プロポフォールは、中枢神経の**GABA_A受容体**に結合し、抑制系の神経伝達を促進する。ケタミンは**NMDA受容体**（→p.61）を阻害することで、興奮性の神経伝達を抑制する。

## ●おもな全身麻酔に用いられる薬物の種類と特徴

| | 薬物名 | 鎮静 | 鎮痛 | 筋弛緩 | 有害反射除去 | 特徴 |
|---|---|---|---|---|---|---|
| 吸入麻酔薬 | 亜酸化窒素 | ±〜＋ | ＋ | － | － | ガス性麻酔薬。鎮痛作用が強い。 |
| | イソフルラン | ＋ | ± | ± | ＋（深麻酔時） | 揮発性麻酔薬。麻酔の導入・覚醒が速い。 |
| | セボフルラン | ＋ | ± | ± | ＋（深麻酔時） | 揮発性麻酔薬。麻酔の導入・覚醒がきわめて速い。 |
| | デスフルラン | ＋ | ± | ± | ＋（深麻酔時） | 揮発性麻酔薬。覚醒がきわめて速い。気道刺激性が強い。 |
| 静脈麻酔薬 | チオペンタール | ＋ | － | － | ＋（部分的） | 作用時間が短い。鎮静作用はあるが鎮痛作用はない。 |
| | ミダゾラム | ＋ | － | － | ＋（部分的） | 作用発現時間が短い。鎮静作用はあるが鎮痛作用はない。 |
| | プロポフォール | ＋ | － | － | ＋（部分的） | 作用時間が短く、麻酔の導入・覚醒が速い。呼吸抑制作用が強い。 |
| | ケタミン | ＋ | ±〜＋ | － | ±〜＋（部分的） | 速効性で作用時間が短い。覚醒時に悪夢や幻覚が現れることがある。 |
| 鎮痛薬 | フェンタニル | －〜＋（大量） | ＋ | － | － | 強力な鎮痛作用。作用発現時間と作用時間が短い。 |
| | レミフェンタニル | －〜± | ＋ | － | － | 強力な鎮痛作用。作用発現時間と作用時間がきわめて短い。蓄積性がない。 |
| | モルヒネ | －〜± | ＋ | － | － | 鎮痛作用。麻酔前や術後の疼痛に対しても投与される。 |
| 筋弛緩薬 | ベクロニウム ロクロニウム | － | － | ＋ | ＋（部分的） | 麻酔時・気管挿管時の筋弛緩。作用発現時間が短い。 |
| | スキサメトニウム | － | － | ＋ | ＋（部分的） | 麻酔時・気管挿管時の筋弛緩。作用時間が短い。 |
| 鎮静薬 | デクスメデトミジン | ± | ± | － | ± | 刺激を与えると容易に覚醒し、すみやかに反応。 |

神経系

## 2 章のまとめ

### うつ病の成因

● 発病の原因は、遺伝的要因や性格、仕事のストレスや人間関係などの環境的要因などが重なり合っていることが多い。

● うつ病の症状は、心のみならず、体にもさまざまな不調として現れる。

### 抗うつ薬の種類と作用メカニズム

● うつ病の治療薬には、古くから用いられてきた第一世代の三環系抗うつ薬をはじめ、第二世代の四環系抗うつ薬やトリアゾロピリジン系薬、第三世代の選択的セロトニン再取り込み阻害薬（SSRI）、第四世代のセロトニン・ノルアドレナリン再取り込み阻害薬（SNRI）、第五世代のノルアドレナリン作動性・特異的セロトニン作動性抗うつ薬（NaSSA）などがある。

● 初期の薬は抗うつ効果は強力だが、抗コリン作用による口渇、便秘、尿閉などの副作用が現れやすい。

### 抗精神病薬の種類と作用メカニズム

● 抗精神病薬は第一世代とよばれる定型抗精神病薬（従来型）と、第二世代の非定型抗精神病薬の2つに分類される。

● 抗精神病薬は、ドパミン神経路のうち、幻覚・妄想に関与するといわれる中脳–辺縁系のドパミン$D_2$受容体を遮断する作用をもつ。

● 非定型抗精神病薬は、陽性症状に効果を示す$D_2$受容体遮断作用と、陰性症状を改善するセロトニン受容体阻害作用をあわせもつ。

### 抗不安薬、睡眠薬の種類と作用メカニズム

● γ-アミノ酪酸（GABA）は、脳の活動を抑制する作用をもつ神経伝達物質のひとつ。

● GABAの受容体は多くの中枢神経抑制薬の作用点として重要な役割をもつ。中枢神経抑制薬は、抗不安作用、鎮静・催眠作用、筋弛緩作用、抗痙攣作用などをもつ。

● ベンゾジアゼピン系薬やバルビツール酸系薬、アルコール、揮発性麻薬などが、GABAの作用を増強する調整因子としてはたらく。

● 現在用いられている抗不安薬、睡眠薬の多くは、ベンゾジアゼピン受容体作動薬に分類される薬物である。

● 睡眠薬には、バルビツール酸系薬、非バルビツール酸系薬、ベンゾジアゼピン系薬、非ベンゾジアゼピン系薬、メラトニン受容体作動薬、オレ

キシン受容体拮抗薬の６種類がある。

## パーキンソン病のしくみ

●パーキンソン病は、中脳の黒質にあるドパミン細胞が変性・脱落することにより、筋肉の運動や緊張をコントロールする黒質ー線条体系のドパミンが減少し、アセチルコリンが相対的に増加して、安静時の振戦、筋固縮、動作緩慢、姿勢反射障害の４つの症状が特徴的に現れる病気である。

## 抗パーキンソン薬の種類

●抗パーキンソン薬には、ドパミンを補充するもの（ドパミン前駆物質）、ドパミン受容体を刺激するもの（ドパミン受容体作動薬）、レボドパに併用して脳内でのドパミンの利用率をあげるもの（MAO-B阻害薬、COMT阻害薬）、アセチルコリンを抑制するもの（抗コリン薬）、その他の作用によるもの（ドパミン遊離促進薬、レボドパ賦活薬、ノルアドレナリン前駆物質、アデノシン$A_{2A}$受容体拮抗薬）などがある。

## てんかんの病態と抗てんかん薬

●てんかんは、脳のニューロンから過剰な電気的刺激が発せられ、痙攣、感覚異常、意識障害などの発作が慢性的に起こる病気である。

●てんかん発作にはいろいろなタイプがあるが、異常な電気刺激が脳全体から起こる「全般発作」と、一部分から起こる「部分発作」の２つに大別される。

●てんかんの薬物治療は、各発作型に適した薬物を、できるだけ単剤で適量用いる。発作を止める治療、および非発作時に発作を予防し緩解状態を維持するための治療を、継続的に行う。

●てんかん治療薬には、興奮性のグルタミン酸神経系を抑制する薬や、興奮性神経を抑制するGABA神経系を増強する薬が用いられる。

## 認知症のしくみ

●認知症とは、一度正常に達した認知機能が、後天的な脳の障害によって持続的に低下し、日常生活や社会生活に支障をきたすようになった状態をいう。中核となる記憶・認知機能障害の症状に加えて、さまざまな行動・心理症状（BPSD）が二次的に出現する。

●認知症の大半は、脳内に異常たんぱく質の病的な蓄積や神経の変性、あるいは脳血管性病変などの器質的な障害が見られる。認知症の過半数を占めるのは、アルツハイマー型認知症である。

神経系

## 認知症の治療アプローチ

● 抗認知症薬は、認知症の中核症状を改善し、進行を遅らせる効果がある。アセチルコリンエステラーゼ阻害薬とNMDA（N-メチル-D-アスパラギン酸）受容体拮抗薬の2剤が用いられている。

● 行動・心理症状に対しては、必要に応じて抗精神病薬、抗うつ薬、抗不安薬などが使用される。

## 片頭痛のしくみと治療薬

● 片頭痛は機能性頭痛のひとつ。片側性（ときに両側性）の脈打つような激しい頭痛発作が起こるのが特徴。

● 片頭痛発症のメカニズムとしては、三叉神経血管説が提唱されている。

● セロトニン受容体のうち、5-HT$_{1B}$受容体は頭蓋血管平滑筋に、5-HT$_{1D}$受容体は、頭蓋血管周囲の三叉神経末端に分布し、片頭痛発症に深く関与することが知られる。両受容体を活性化することで、片頭痛の発症を抑制できる。

● 発作時には、特異的治療薬であるトリプタン系薬が使われる。

● エルゴタミン製剤や非ステロイド性抗炎症薬（NSAIDs）、制吐薬なども病状に応じて用いられる。

## 局所麻酔薬の種類と作用メカニズム

● 局所麻酔薬は、意識があるままの状態で感覚神経の伝導を遮断することにより、局所的・可逆的に痛みを感じないようにさせる薬物。

● 麻酔の目的に応じて、「表面麻酔」「浸潤麻酔」、「伝達麻酔」、「硬膜外麻酔」「脊椎麻酔」に分類される。

## 全身麻酔薬の種類

● 全身麻酔は外科手術を安全に行うため、鎮痛、鎮静、筋弛緩、有害反射除去の4つの役割をもつ。

● 全身麻酔には、「導入」「維持」「覚醒」の3段階がある。

● 全身麻酔薬には、ガスまたは揮発性麻酔薬を吸入する吸入麻酔薬（維持に用いられる）と、静脈内に単回投与あるいは持続点滴を行う静脈麻酔薬（導入および維持の補助に用いられる）がある。

● 静脈麻酔薬は、中枢神経のGABA$_A$受容体に結合し、抑制系の神経伝達を促進したり、NMDA受容体を阻害したりして、興奮性の神経伝達を抑制する。

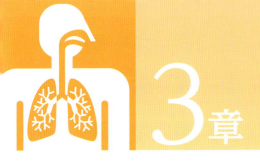

# 3章

## 呼吸器系に作用する薬

| | |
|---|---|
| 咳や痰が出るしくみ | 72 |
| 咳・痰に対するアプローチ | 73 |
| 免疫反応のしくみ | 74 |
| I型アレルギー反応のしくみ | 76 |
| くしゃみ・鼻水に対するアプローチ | 77 |
| 気管支喘息に対するアプローチ | 78 |
| COPDの病態とアプローチ | 80 |
| 3章のまとめ | 82 |

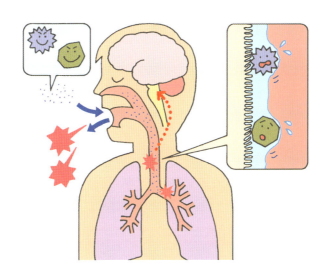

# 咳や痰が出るしくみ

呼吸器系

## ■ 気道に侵入した異物を排出する防御反応

咳は、異物や痰を排出するために反射的に起こる、生体の防御反応のひとつである。のど・鼻・気管支・肺などにある咳受容体が化学的あるいは機械的な刺激を感知すると、その情報は即座に延髄にある咳中枢に伝わり、そこから横隔膜などの呼吸筋に咳の指令が出される。

また、痰は気道に侵入した異物が分泌物と一緒に排泄されるものである。咳に痰をともなうものは「湿性咳嗽」、痰の喀出が見られないものは「乾性咳嗽」とよばれる。

体にとって有害な異物を除去するために起こる咳は、むやみに抑制してはならないが、もし咳が長期にわたって持続することで体力の消耗や、胸痛、不眠などをきたす場合には、鎮咳薬を使用して咳を止める必要がある。その際、咳の原因疾患や性質の違いを見極めて、病状に合った薬を選択することが大切になる。

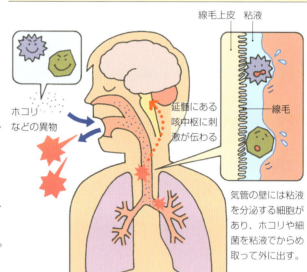

図3-1 咳が出るメカニズム

## ●咳の持続期間と咳の分類

| 持続期間 | 3週間未満 | 3週間～8週間未満 | 8週間以上 |
|---|---|---|---|
| 分類 | 急性咳嗽 | 遷延性咳嗽 | 慢性咳嗽 |
| よく見られる原因 | ・呼吸器感染症<br>・アレルギー性疾患 など<br>（X線検査で異常なしの場合） | ・副鼻腔気管支症候群　・喘息　・後鼻漏<br>・慢性気道炎症　・胃食道逆流症<br>・心因性咳嗽　・アレルギー性疾患　など | |

72　3章 呼吸器系に作用する薬

# 咳・痰に対するアプローチ

呼吸器系

## ■鎮咳薬の作用

咳を止める作用をもつ鎮咳薬は、作用の違いから大きく2種類に分けられる。ひとつは、咳反射反応の中枢を抑制する「**中枢性鎮咳薬**」である。さらに中枢性鎮咳薬には、麻薬性のものと非麻薬性のものがある。

もうひとつは、気道粘膜の感受性を引き下げる「**末梢性鎮咳薬**」である。末梢性鎮咳薬は気管支拡張、去痰、抗炎症などの主作用があり、二次的に咳受容体を抑制する。

### ●鎮咳薬の種類

| 中枢性鎮咳薬 | 麻薬性 | リン酸コデイン |
| --- | --- | --- |
| | 非麻薬性 | デキストロメトルファン |
| | | チペピジン |
| | | ジメモルファン |
| 末梢性鎮咳薬 | 気管支拡張薬、去痰薬など ||

＊麻薬性鎮咳薬は作用が強力だが、依存性など重大な副作用があるため、非麻薬性鎮咳薬が効かない場合に短期使用する。

### 図3-2 咳の治療薬の選択

- 一般的な咳（ひどいとき）➡中枢性鎮咳薬
- 感染症、副鼻腔気管支症候群➡抗菌薬
- アトピー咳嗽➡抗アレルギー薬、ステロイド
- 咳喘息➡気管支拡張薬、抗アレルギー薬、ステロイド
- 湿性咳嗽➡去痰薬

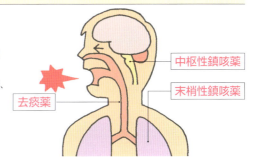

## ■去痰薬の作用

去痰薬は粘り気が強くて喀出が困難な痰を、やわらかくして出しやすくする作用をもつ。作用メカニズムの違いによって、気道分泌を促進するもの、痰の粘度を低下させるもの、粘膜上皮の線毛細胞の修復を促進するもの、肺表面活性物質を分泌するものなど、数種類に分けられる。

### ●去痰薬の種類

| 作用 | 代表薬 |
| --- | --- |
| 気道分泌を促進 | ブロムヘキシン |
| 気道粘液を溶解 | アセチルシステイン |
| たんぱく分解酵素 | プロナーゼ |
| 多糖類分解酵素 | リゾチーム |
| 気道粘液を修復 | カルボシステイン |
| 気道を潤滑にする | アンブロキソール |

# 免疫反応のしくみ

気管支喘息やアレルギー性鼻炎、アトピー性皮膚炎などの一連のアレルギー症状は、元来私たちの体がもつ免疫反応が過剰になったときに起こる。まずここで、複雑な免疫反応のしくみを見てみよう。

## ■体を守る2つの免疫システム

私たちの体には、自然免疫と獲得免疫の2つの免疫システムが備わっており、それらが連携して細菌やウイルスなどの外敵から身を守っている。

まず最前線で自然免疫がはたらき、好中球、マクロファージ、NK細胞などの免疫細胞が、侵入した細菌やウイルス、死滅した細胞や組織片を貪食する。自然免疫が病原体を排除しきれない場合、次の防衛網である獲得免疫がはたらく。侵入した病原体の情報がマクロファージからリンパ球のヘルパーT細胞に伝えられると、キラーT細胞が病原体を攻撃する。また、同じリンパ球であるB細胞に指令が出され、病原体に特異的に反応する抗体が大量に産生される。その抗体と結合した病原体は、マクロファージなどに食べられて死滅する。病原体の情報はB細胞に記憶され、次に同じ病原体が侵入した際には即時に免疫反応が起こる。

|  | 担当細胞 | 作用発現 | 特徴 | 免疫記憶 |
|---|---|---|---|---|
| 自然免疫 | 好中球<br>マクロファージ<br>NK細胞 | 速い | 非特異的 | 記憶しない |
| 獲得免疫 | T細胞<br>B細胞 | 遅い | 特異的 | 記憶する |

アレルギーに関与

### ●免疫細胞(白血球)の種類とはたらき

| 白血球 | 顆粒球 | 好中球：侵入してきた細菌を殺菌・貪食 |
|---|---|---|
| | | 好酸球：寄生虫を殺菌・貪食 |
| | | 好塩基球：炎症反応を強める |
| | 単球 | マクロファージ：単球由来の細胞。異物を消化してその情報をヘルパーT細胞に伝える |
| | リンパ球 | B細胞：侵入した細菌などに対する抗体をつくり、抗原に結合 |
| | | ヘルパーT細胞：B細胞に抗原の情報を送り、抗体をつくらせる。1型と2型がある |
| | | キラーT細胞：侵入した細菌やウイルスなどを攻撃する |
| | | NK(ナチュラルキラー)細胞：とくに腫瘍細胞やウイルスに感染した細胞を攻撃 |

## ■獲得免疫のしくみ（細胞性免疫と液性免疫）

高度な免疫システムである獲得免疫には、キラーT細胞を活性化する1型ヘルパーT細胞(Th1)と、B細胞に免疫グロブリンE（IgE）抗体の産生を指示する2型ヘルパーT細胞(Th2)が関与する2つの経路が存在する。前者は細胞性免疫、後者は液性免疫とよばれている（図3-3）。

## ■免疫バランスの乱れがアレルギーの原因

アレルギーの発症には、獲得免疫におけるTh1とTh2の産生バランスの乱れが関与しているといわれる。Th1とTh2のバランスがTh2に傾き、Th2が産出するインターロイキン4（IL-4）、5（IL-5）、13（IL-13）などのサイトカインが増加してIgE抗体が過剰に産生されると、アレルギーが起こると考えられる。反対に、Th1に傾く場合は、リウマチ疾患などの自己免疫疾患が増悪しやすい。

### 図3-3 自然免疫と獲得免疫のしくみ

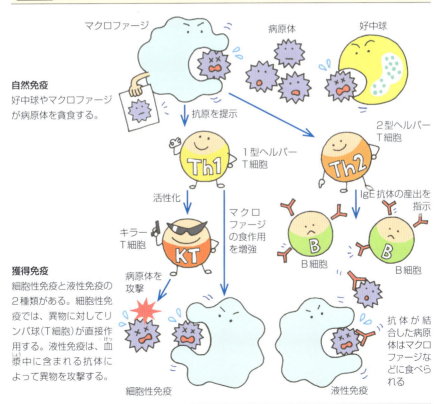

自然免疫
好中球やマクロファージが病原体を貪食する。

獲得免疫
細胞性免疫と液性免疫の2種類がある。細胞性免疫では、異物に対してリンパ球（T細胞）が直接作用する。液性免疫は、血漿中に含まれる抗体によって異物を攻撃する。

# I型アレルギー反応のしくみ

## ■ IgE抗体が引き起こすI型アレルギー

アレルギーは発生の仕方の違いにより、I～IV型までの4種類に分けられる。そのなかのI型アレルギーは即時型アレルギーであり、アレルゲン（アレルギー症状を引き起こす原因となる物質）が体内に入るとすぐに（数分～十数分以内）症状が現れる。アレルギー性鼻炎や気管支喘息などが、I型アレルギーに該当する。

I型アレルギーの背景としては、液性免疫の2型ヘルパーT細胞（Th2）が優勢になってB細胞から過剰に免疫グロブリンE（IgE）抗体が産生される。IgE抗体は、マスト細胞や好塩基球に結合し、そこに対応する抗原が侵入してきて反応すると、その刺激によってマスト細胞や好塩基球はヒスタミンやロイコトリエンなどの化学伝達物質を放出する。

それらの化学伝達物質には平滑筋を収縮させる、毛細血管を拡張し透過性を高める、粘液の分泌を誘導する、神経を刺激するなど、さまざまな作用があるため、くしゃみ、鼻水、かゆみ、浮腫、気管支狭窄などの症状が現れる。このようにIgE抗体を介して過剰な免疫反応が起こるものが、I型アレルギーである。

### 図3-4 I型アレルギーが起こるメカニズム

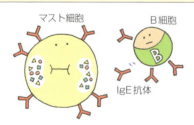

❶マスト細胞にIgE抗体が結合する。

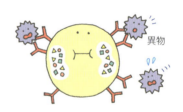

❷外部から侵入した抗原がIgE抗体に結合する。

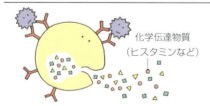

❸マスト細胞から化学伝達物質が放出される。

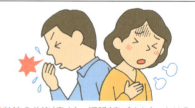

❹粘液の分泌（鼻水）、浮腫（鼻づまり）、かゆみ、気道狭窄などの症状が発生。

# くしゃみ・鼻水に対するアプローチ

呼吸器系

## ■アレルギー症状を抑制

　くしゃみ、鼻水などのⅠ型アレルギー症状は、それに関与する化学伝達物質（ケミカルメディエーター）の遊離を抑制したり、Th2のサイトカイン産出を阻害したりする作用をもつ抗アレルギー薬を用いて治療することで、症状が緩和する。

### ●抗アレルギー薬の種類と特徴

| 分類 | | 特徴 | 薬物名 |
|---|---|---|---|
| 抗ヒスタミン薬（$H_1$受容体拮抗薬） | 第一世代 | ヒスタミン受容体拮抗作用をもつ。効果発現は早いが、中枢神経抑制作用による眠気、抗コリン作用による口渇などの副作用がある。 | ジフェンヒドラミン クロルフェニラミン　など |
| | 第二世代 | 化学伝達物質の遊離抑制作用と、ヒスタミン受容体拮抗作用をあわせもつ。持続性に優れる。副作用が少ない。 | ケトチフェン ロラタジン フェキソフェナジン レボセチリジン　など |
| メディエーター遊離抑制薬 | | マスト細胞から各種の化学伝達物質が遊離されるのを抑制する。 | クロモグリク酸 トラニラスト　など |
| トロンボキサン$A_2$受容体拮抗薬 | | マスト細胞から遊離されるトロンボキサン$A_2$の受容体に拮抗する。 | ラマトロバン |
| ロイコトリエン受容体拮抗薬 | | マスト細胞や好酸球から遊離されるロイコトリエンの受容体に拮抗する。 | プランルカスト モンテルカスト |
| Th2サイトカイン阻害薬 | | インターロイキン4、インターロイキン5の産生を抑制する。 | スプラタスト |

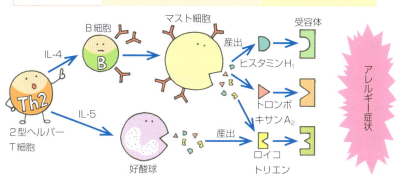

呼吸器系

# 気管支喘息に対するアプローチ

## ■気道の炎症を抑え、気管支を拡張させる

　気管支喘息は、慢性的な気道の炎症を基本として、気管支粘膜が過敏になり、気道の狭窄や気管支平滑筋の収縮が起きて、発作的に咳や喘鳴が起こり呼吸が苦しくなる病気である。アレルギー反応によるアトピー型（アレルゲンの除去が重要）と、それ以外のしくみにより起こる非アトピー型がある。

　気管支喘息の治療は、抗炎症薬により気道炎症を抑制するとともに、気管支拡張薬により気道閉塞を改善させて、症状をコントロールすることを目標とする。

　気管支喘息の治療には、発作予防のための長期管理薬と、発作治療薬が用いられる。

### ●気管支喘息の治療薬

| | 薬物名 | 特　徴 |
|---|---|---|
| 長期管理薬 | ステロイド（吸入・経口薬） | もっとも抗炎症効果が強い。経口より副作用がはるかに少ない吸入ステロイドが広く普及している。 |
| | 長時間作用性$\beta_2$刺激薬 | $\beta_2$受容体（→p.29）を刺激して気管支を拡張。12時間以上効果が持続する。 |
| | 吸入ステロイド／長時間作用性$\beta_2$刺激薬　配合剤 | 2薬剤の併用で相乗効果が得られる。 |
| | ロイコトリエン受容体拮抗薬 | 気管支平滑筋収縮、気道炎症、気道分泌促進などに深くかかわるロイコトリエン受容体に拮抗。抗喘息効果に優れる。 |
| | テオフィリン（徐放製剤） | ホスホジエステラーゼの阻害作用により、サイクリックAMPを上昇させて気管支を拡張する。気道炎症に対する抗炎症作用もあわせもつ。 |
| | 抗コリン薬 | アセチルコリンが気道平滑筋のムスカリン受容体に作用するのを阻害して、気管支を拡張する。 |
| | 抗IgE抗体 | 重症のアトピー型喘息に適応。IgEのマスト細胞への結合を阻害。 |
| 発作治療薬 | ステロイド（経口・注射薬） | 中等度以上の発作時、ステロイドを全身投与。 |
| | 短時間作用性気管支拡張薬（$\beta_2$刺激薬・テオフィリン・抗コリン薬） | おもに吸入短時間作用型$\beta_2$刺激薬を用い、他剤と併用する。 |

## 図3-5 気管支喘息治療薬の作用点

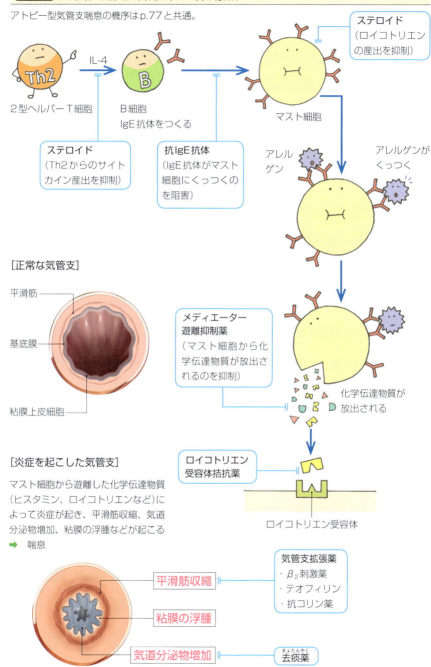

# COPDの病態とアプローチ

## ■タバコの煙などの有害物質が原因

　慢性閉塞性肺疾患(COPD)は、慢性気管支炎あるいは肺気腫、または両者を併発する疾患である。タバコの煙などの有害物質が原因となって、肺に炎症が起こり、呼吸がしにくくなる。呼吸の際にガス交換を行う場所である肺胞壁が破壊され、気道が狭窄するため、頻繁に咳が出る、少し動くだけで息切れがして苦しいなどの症状が現れる。

　一度破壊された肺胞は、元には戻らない。まずは禁煙をしたうえで、症状に応じて、薬物療法や運動療法などの総合的な治療(呼吸リハビリテーション)を継続的に行うことが必要になる。COPDの安定期の薬物療法には、気管支拡張薬、ステロイド薬、去痰薬などが用いられる。

### 図3-6　COPDの病態

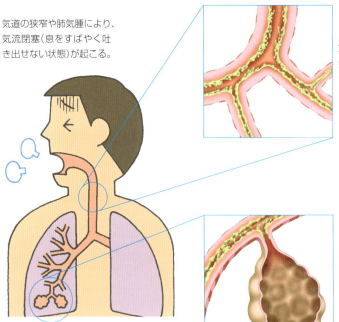

気道の狭窄や肺気腫により、気流閉塞(息をすばやく吐き出せない状態)が起こる。

**末梢気道病変**
気管支の内腔が浮腫や線維化により狭くなる。

**肺気腫病変**
肺胞壁が破壊され、気腔の拡大が認められる。

## 図3-7 安定期COPDの管理

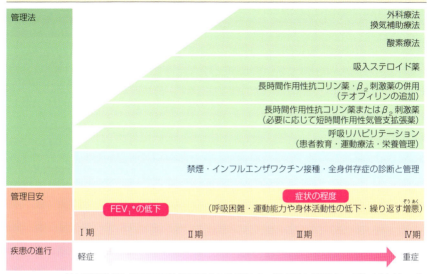

日本呼吸器学会編『COPD診断と治療のためのガイドライン（第4版）』2013年、メディカルレビュー社
* $FEV_1$（1秒量）：最大限に息を吸い、できるだけ速く息を吐き出させたときの、最初の1秒間の呼気量

## ● COPDの症状と使用する薬

| 軽度（坂道で息切れ） | 中等度（平地で息切れ） | 重度（日常動作で息切れ） |
|---|---|---|
| ・短時間作用性$\beta_2$刺激薬<br>　または<br>・短時間作用性抗コリン薬<br>　を必要なときに吸入 | ・長時間作用性抗コリン薬<br>　または<br>・長時間作用性$\beta_2$刺激薬 | ・長時間作用性抗コリン薬<br>　または<br>・長時間作用性$\beta_2$刺激薬 |

| 症状が改善しなければ |||
|---|---|---|
| ・長時間作用性抗コリン薬<br>　または<br>・長時間作用性$\beta_2$刺激薬 | ・上記2種の薬を併用する。 | ・上記2種の薬を併用する。あるいは最初から併用し、症状が改善しなければテオフィリンの追加を検討する。 |

軽症～重症のいずれでも
・喘息合併も疑われるなら吸入ステロイド薬を併用
・増悪が年2回以上なら吸入ステロイド薬の併用を検討
・動く前など必要なときに短時間作用性$\beta_2$刺激薬または短時間作用性抗コリン薬を追加

日本COPD対策推進会議「COPD診療のエッセンス　2014年版」

## 3 章のまとめ

### 咳や痰が出るしくみ

●咳は、異物や痰を排出するために反射的に起こる、生体の防御反応のひとつ。のど・鼻・気管支・肺などにある咳受容体が化学的あるいは機械的な刺激を感知すると、その情報が延髄にある咳中枢に伝わり、そこから横隔膜などの呼吸筋に咳の指令が出され、咳が出る。

●痰は気道に侵入した異物が分泌物と一緒に排泄されるもの。

●咳に痰をともなうものは「湿性咳嗽」、痰の喀出が見られないものは「乾性咳嗽」とよばれる。

●急性咳嗽(持続期間3週間未満)は、呼吸器感染症、アレルギー疾患などが原因で起こることが多い。咳が長期間持続する遷延性咳嗽(3週間～8週間未満)、慢性咳嗽(8週間～)の原因疾患としては、副鼻腔気管支症候群、喘息、後鼻漏、慢性気道炎症、胃食道逆流症などがある。

●咳の原因疾患や性質の違いを見極めて、病状に合った薬を選択することが大切になる。

### 咳・痰に対するアプローチ

●咳を止める作用をもつ鎮咳薬は、作用の違いから中枢性鎮咳薬と末梢性鎮咳薬の2種類に分けられる。

●中枢性鎮咳薬は、咳反射反応の中枢を抑制する作用をもつ。麻薬性のものと非麻薬性のものがある(麻薬性鎮咳薬は作用が強力だが、依存性があるため注意が必要。重症例に用いる)。

●末梢性鎮咳薬は、気道粘膜の感受性を引き下げる作用をもつ。気管支拡張、去痰、抗炎症などの主作用があり、二次的に咳受容体を抑制する。

●去痰薬は粘り気が強くて喀出が困難な痰を、やわらかくして出しやすくする作用をもつ。湿性咳嗽に用いる。

●去痰薬はその作用メカニズムにより、気道分泌を促進するもの、痰の粘度を低下させるもの、粘膜上皮の線毛細胞の修復を促進するもの、肺表面活性物質を分泌するものなど、数種類がある。

### 免疫反応のしくみ

●私たちの体には、自然免疫と獲得免疫の2つの免疫システムが備わる。それらが連携して細菌やウイルスなどの外敵から身を守っている。

●免疫の最前線ではたらいているのが、自然免疫である。好中球、マクロファージ、NK細胞などの免疫細胞が、侵入した細菌やウイルス、死滅した細胞や組織片を貪食する。

●自然免疫が病原体を排除しきれない場合、次の防衛網である獲得免疫がはたらく。

●侵入した病原体の情報がマクロファージからリンパ球のヘルパーT細胞に伝えられると、そこから同じリンパ球であるB細胞に指令が出され、病原体に特異的に反応する抗体が大量に産生される。

●病原体が抗体と結合すると、マクロファージなどに食べられて死滅する。病原体の情報はB細胞に記憶され、次に同じ病原体が侵入した際には即時に免疫反応が起こる。

●獲得免疫には、キラーT細胞を活性化する1型ヘルパーT細胞(Th1)が関与する経路(細胞性免疫)と、B細胞に免疫グロブリンE（IgE)抗体の産生を指示する2型ヘルパーT細胞(Th2)が関与する経路(液性免疫)の2つがある。

●アレルギーの発症には、獲得免疫におけるTh1とTh2の産生バランスの乱れが関与しているといわれる。

## Ⅰ型アレルギー反応のしくみ

●アレルギーは発生の仕方の違いにより、Ⅰ～Ⅳ型までの4種類に分けられる。

●Ⅰ型アレルギーはアレルゲン(アレルギー症状を引き起こす原因物質)が体内に入るとすぐに症状が現れる即時型アレルギー。

●アレルギー性鼻炎、気管支喘息などは、Ⅰ型アレルギーに該当する。

●Ⅰ型アレルギーの背景として、液性免疫の2型ヘルパーT細胞(Th2)が優勢になり、B細胞からの過剰な免疫グロブリンE（IgE)抗体の産生が見られる。

●抗原が侵入してIgEと反応すると、マスト細胞や好塩基球からヒスタミンやロイコトリエンなどの化学伝達物質が過剰に放出され、くしゃみ、鼻水、かゆみ、浮腫、気管支狭窄などの症状が現れる。

## くしゃみ・鼻水に対するアプローチ

●くしゃみ・鼻水などのⅠ型アレルギー症状に対しては、それに関与する化学伝達物質の遊離を抑制したり、Th2のサイトカイン産生を阻害したりする作用をもつ抗アレルギー薬を用いる。

## 気管支喘息に対するアプローチ

● 気管支喘息は、慢性的な気道の炎症を基本として、気管支粘膜が過敏になり、気道の狭窄や気管支平滑筋の収縮が起きて、発作的に咳や喘鳴が起こって呼吸が苦しくなる病気である。

● 気管支喘息には、アレルギー反応によるアトピー型と、非アトピー型がある。

● 気管支喘息の治療では、抗炎症薬により気道の炎症を抑制するとともに、気管支拡張薬により気道閉塞を改善させ、症状をコントロールする。

● 気管支喘息の治療には、発作予防のための長期管理薬と、発作治療薬が用いられる。

## COPDの病態とアプローチ

● 慢性閉塞性肺疾患（COPD）は、慢性気管支炎あるいは肺気腫、または両者を併発する疾患である。

● タバコの煙などの有害物質が原因で、肺に炎症が起こる。

● 肺胞壁が破壊され、気道が狭窄するため、呼吸困難、咳が出る、少し動くだけで息切れして苦しいなどの症状が現れる。

● 一度破壊された肺胞は、元には戻らない。禁煙したうえで、薬物療法や運動療法などの総合的な治療（呼吸リハビリテーション）を継続的に行う。

● COPDの安定期の薬物療法には、気管支拡張薬（$\beta_2$刺激薬、抗コリン薬）、ステロイド薬、去痰薬などが用いられる。

---

### ◆薬剤使用のワンポイント◆

[ステロイド吸入薬]

喘息発作の予防のため、継続使用する。口の中やのどに薬が残ると、口腔内カンジダ症（口の中にカビが生える）や、声がかれるなどの副作用が生じることがあるため、吸入後はかならずうがいをする。

[$\beta_2$刺激薬]

気管支を拡張する薬。ツロブテロールは作用時間が比較的長く、長期管理において内服薬のほか、貼り薬（テープ）も用いられる。発作時には短時間作用型吸入$\beta_2$刺激薬を使用する。

[テオフィリン]

代表的な気管支拡張薬。徐放性製剤はかまずに服用する。かんで服用すると血中濃度が上昇し、副作用が起こることがある。

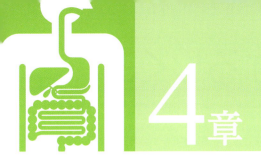

# 4章

# 消化器系に作用する薬

胃潰瘍になるしくみ……………………………………… 86
胃酸分泌過剰に対するアプローチ……………………… 87
胸焼け、悪心に対するアプローチ……………………… 90
嘔気、嘔吐のしくみ……………………………………… 91
嘔気、嘔吐に対するアプローチ………………………… 92
下痢になるしくみ………………………………………… 93
下痢に対するアプローチ………………………………… 94
便秘になるしくみ………………………………………… 95
便秘に対するアプローチ………………………………… 96
炎症性腸疾患（IBD）の病態とアプローチ……………… 97
機能性ディスペプシアの病態とアプローチ…………… 99
4章のまとめ……………………………………………… 100

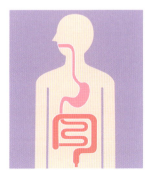

# 胃潰瘍になるしくみ

## ■ 潰瘍の原因

　胃は胃酸や消化酵素を出して、食物の消化の初期段階にかかわる臓器である。通常、胃の粘膜は、胃酸やペプシンなどの<u>攻撃因子</u>によって損傷を受けないように、さまざまな<u>防御因子</u>によって守られている。しかしストレスなどの原因により、胃酸が過剰に分泌されたり、胃粘膜表面の粘液や血流の減少が起こったりすると、胃粘膜が障害を受けて胃潰瘍を発症する（図4-1）。

　近年、ピロリ菌（*Helicobacter pylori*）の感染や非ステロイド性抗炎症薬（NSAIDs）の服用が、胃潰瘍発症の主要因として位置づけられている。

### 図4-1 胃潰瘍のしくみ

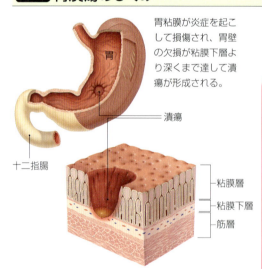

胃粘膜が炎症を起こして損傷され、胃壁の欠損が粘膜下層より深くまで達して潰瘍が形成される。

胃／十二指腸／潰瘍／粘膜層／粘膜下層／筋層

**攻撃因子**
- 胃酸：潰瘍形成の増強因子として病態に密接にかかわっている。
- ペプシン：胃液に含まれる消化酵素（たんぱく質分解酵素）。胃腺中では不活性型のペプシノーゲンとして蓄えられており、分泌されて胃液中の塩酸と混ざり合うと、活性化してペプシンになる。
- ピロリ菌：ウレアーゼという酵素によりアンモニアを産生して周囲の胃酸を中和するため、強酸性の胃の中でも生息が可能。産生するアンモニアや毒素が、細胞障害を引き起こして、胃炎や胃潰瘍を発生させる。
- NSAIDs：プロスタグランジン（PGE₂、PGI₂）の生合成を阻害し、炎症を抑える一方で、胃粘膜の防護作用も阻害する。

**防御因子**
- 粘液
- 血流
- 重炭酸バリア
- プロスタグランジン（PGE₂、PGI₂）：胃酸分泌抑制・胃粘膜の防護作用など、さまざまな生理作用をもつ物質。

▼ 攻撃因子が防御因子より優勢になると潰瘍形成

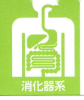

# 胃酸分泌過剰に対するアプローチ

消化器系

## ■胃酸分泌のメカニズム

潰瘍形成の増強因子となる胃酸は、壁細胞にあるプロトンポンプ($H^+/K^+$-ATPase)が活性化されることによって胃内に分泌される。壁細胞には、ヒスタミン$H_2$受容体、ムスカリン$M_3$受容体、ガストリン受容体の3種類の受容体が存在し、それらを介した信号がプロトンポンプに送られることで、胃酸が分泌される。

### 図4-2 胃酸分泌にかかわる受容体

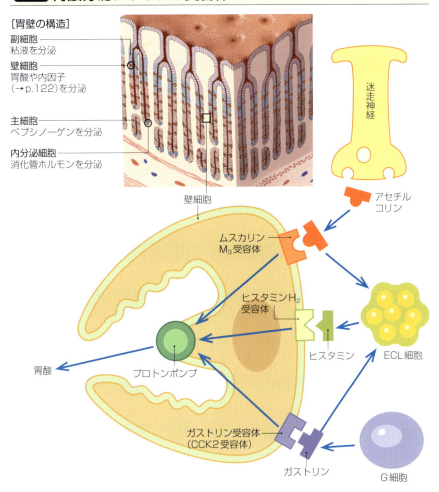

# ■胃潰瘍の治療戦略

　胃潰瘍の治療の基本は、攻撃因子を減らして防御因子を増やすことにある。そのなかで、とくに最大の攻撃因子である胃酸の分泌を抑制することが、非常に重要となる。最近では、強力な酸分泌抑制薬の登場により、ほとんどの胃潰瘍が薬で治療できるようになった。

## ●酸分泌抑制薬の種類

| 酸分泌抑制効果 | 分類 | 代表薬 | 特徴 |
|---|---|---|---|
| 強い ↑ | カリウムイオン競合型アシッドブロッカー（P-CAB） | ボノプラザン | プロトンポンプ（$H^+/K^+$-ATPase）のカリウムイオン結合部位に競合して酸分泌を抑制する新薬。他のPPIよりも強力で、作用時間が長い。 |
| | プロトンポンプ阻害薬（PPI） | オメプラゾール<br>ランソプラゾール<br>ラベプラゾール<br>エソメプラゾール | プロトンポンプ（$H^+/K^+$-ATPase）を特異的に阻害する。強力な酸分泌抑制効果をもつ。 |
| | $H_2$受容体拮抗薬（$H_2$ブロッカー） | シメチジン<br>ラニチジン<br>ファモチジン<br>ロキサチジン<br>ニザチジン<br>ラフチジン | 壁細胞のヒスタミン$H_2$受容体に拮抗して、酸分泌を抑制する。 |
| | 抗ガストリン薬 | プログルミド | 壁細胞のガストリン受容体に拮抗して、胃酸分泌を抑制する。胃粘液合成促進作用もある。 |
| 弱い ↓ | 選択的ムスカリン受容体拮抗薬 | ピレンゼピン | ムスカリン$M_1$受容体に選択的に拮抗して、酸分泌を抑制する。抗ガストリン作用もある。口渇、排尿困難などの副作用に要注意。 |

88　4章　消化器系に作用する薬

## ■その他の胃潰瘍治療薬

### ❶制酸薬

胃酸を中和するアルカリ性薬物。即効性に胃潰瘍にともなう症状を緩和するが、作用時間が短い。

- ●炭酸水素ナトリウム
- ●酸化マグネシウム
- ●沈降炭酸カルシウム
- ●合成ケイ酸アルミニウム
- ●乾燥水酸化アルミニウムゲル　など

### ❷胃粘膜保護薬

胃粘膜の防御因子を増強して胃粘膜を保護する薬は、作用の違いから以下の5つに分類できる。

#### ●胃粘膜保護薬の種類

| 作　用 | 代表薬 |
| --- | --- |
| 粘液の産生・分泌を促進 | テプレノン、レバミピド |
| 損傷した粘膜を覆って保護 | スクラルファート |
| 組織の修復を促進 | アルジオキサ |
| 胃粘膜の血流を改善 | スルピリド |
| プロスタグランジンを補う | ミソプロストール |

## ■ピロリ菌除菌療法

胃潰瘍の患者のうち、ピロリ菌の感染がある人には、まずピロリ菌の除去を行う。

ピロリ菌の除菌は、酸分泌抑制薬にさらに抗菌薬2剤を組み合わせて行う。もし、一次治療で除菌が成功せず、まだ菌が残存していた場合には、別の薬に切り替えて再度除菌を行う(二次除菌)。

### ●除菌療法の例

| 一次除菌 | 二次除菌 |
| --- | --- |
| PPI+ アモキシシリン(ペニシリン系)+ クラリスロマイシン(マクロライド系) | PPI+ アモキシシリン(ペニシリン系)+ メトロニダゾール(抗トリコモナス系) |

# 胸焼け、悪心に対するアプローチ

## ■健胃消化薬・胃腸機能改善薬

　胸焼け、悪心、食欲不振など、日常よく見られる上腹部の症状には、消化酵素、胃酸中和薬などが配合された健胃消化薬が用いられる。

　一方、胃腸にがんや潰瘍などの器質的な疾患がないのに、むかつきや腹部膨満感などの上腹部症状を訴える機能性ディスペプシアの治療には、胃腸機能改善薬が用いられる。

　消化管運動は交感神経と副交感神経による二重支配を受けており、副交感神経が促進的に作用する（図4-3）。胃腸機能改善薬はその受容体であるムスカリン、ドパミン、セロトニン、オピオイドなどの各受容体に作用して効果を現す。治療薬には次のような種類があり、それぞれの患者の病態に合わせて選択する必要がある。

### ●胃腸機能改善薬の種類

| 胃腸運動を促進 | | | 胃腸運動を抑制 | |
|---|---|---|---|---|
| ベタネコール | ムスカリン受容体を刺激 | アセチルコリン系 | ブチルスコポラミン | ムスカリン受容体に拮抗 |
| アコチアミド | ACh分解を阻害 | | | |
| メトクロプラミド<br>ドンペリドン<br>スルピリド | ドパミン受容体に拮抗、ACh遊離を促進 | ドパミン系 | | |
| モサプリド | セロトニン5-HT₄受容体を刺激 | セロトニン系 | ラモセトロン | セロトニン5-HT₃受容体に拮抗 |
| | | オピオイド系 | トリメブチン | オピオイド受容体に拮抗 |

### 図4-3 消化管運動をつかさどる神経と受容体

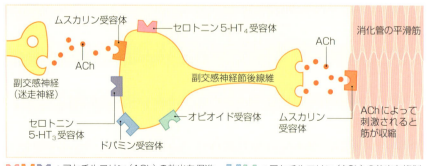

# 嘔気、嘔吐のしくみ

消化器系

## ■嘔吐の発症メカニズム

体に入った異物や毒物に対する防御反応のひとつが、嘔吐反射である。そのほかにも、においや乗り物酔い、消化器障害、内耳障害、脳出血、抗がん剤の副作用など、さまざまな原因によって嘔吐が引き起こされる。

嘔吐の反応をつかさどっているのは、延髄にある嘔吐中枢であり、その近くの脳幹にある化学受容器引き金帯（CTZ）が嘔吐中枢の興奮に大きく関与している。CTZにはセロトニン、ニューロキニン、ムスカリン、ヒスタミン、ドパミンといった複数の化学伝達物質の受容体が存在し、そこで脳や消化管からの情報を受け取っている（図4-4）。

### 図4-4 嘔吐に関連する受容体と刺激伝達経路

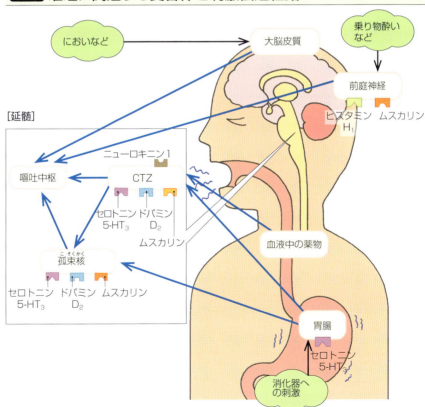

# 嘔気、嘔吐に対するアプローチ

## ■制吐薬の種類

制吐薬はその作用する場所の違いによって、**中枢性**制吐薬、**末梢性**制吐薬、**中枢性・末梢性**制吐薬の3つに分かれる。

### ●作用する場所による制吐薬の分類

| 作用分類 | 種 類 | 代表薬 | 特 徴 |
|---|---|---|---|
| **中枢性**制吐薬<br>→嘔吐中枢や<br>CTZを抑制 | ニューロキニン1<br>（NK₁）受容体拮抗薬 | アプレピタント | 抗がん剤により誘発される遅発性嘔吐に有効。 |
| | フェノチアジン系薬 | クロルプロマジン | ドパミンD₂受容体を遮断してCTZを抑制する。 |
| | 抗ヒスタミン薬 | ジフェンヒドラミン | ヒスタミンH₁受容体を遮断して内耳迷路と嘔吐中枢を抑制する。 |
| **末梢性**制吐薬<br>→消化管刺激<br>などの反射性<br>嘔吐を遮断 | ドパミンD₂受容体拮抗薬 | イトプリド | 胃腸機能調整薬 |
| | セロトニン5-HT₄受容体作用薬 | モサプリド | 胃腸機能調整薬 |
| | 抗コリン薬 | ブチルスコポラミン | 内耳迷路と嘔吐中枢に選択的に作用する。 |
| | 胃粘膜局所麻酔薬 | オキセサゼイン | 胃粘膜の感覚神経を麻痺させ、中枢への刺激伝導を遮断する。 |
| **中枢性・末梢性**制吐薬 | ドパミンD₂受容体拮抗薬 | ドンペリドン | 消化管運動を促進するとともに、CTZを抑制する。 |
| | セロトニン5-HT₃受容体拮抗薬 | アザセトロン | 抗がん剤により誘発される急性嘔吐に有効。 |

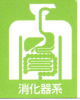

# 下痢になるしくみ

消化器系

## ■下痢の発症原因

　下痢は、大腸で便の水分が十分に吸収されず、便中の水分量が増加して無形軟便〜泥状便〜水様便が排出されるもの。急性下痢と慢性下痢の2つに分けられる。

　食中毒やノロウイルスなど感染性の急性下痢は、病原菌や毒素などの異物を体外に排出するための生体防御反応のひとつとして起こるため、むやみに止めてはならない。そのほか、ストレスや食事が原因で起こる急性下痢もある。

　一方、慢性下痢は、クローン病、過敏性腸症候群、大腸がんなどの疾患にともなって生じる。

### 図4-5 下痢の発症メカニズム

下痢は、腸管内の水分の増加、あるいは腸の蠕動運動の亢進の2つを原因として発症する。

**原因1**
**腸管内の水分が増加**
腸壁から過剰に水分（粘液）が分泌される。あるいは腸管における水分の吸収が低下する。

**原因2**
**腸の蠕動運動が亢進**
水分の吸収が十分に行われないうちに、便が排出されてしまう。腹痛をともなう。

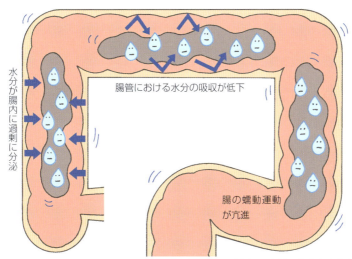

＊頻回の下痢は、急速に体内の水分を奪い、脱水や栄養障害を引き起こすので注意が必要。

# 下痢に対するアプローチ

## ■止瀉薬の種類

止瀉薬(いわゆる下痢止め)には、腸管の蠕動運動を抑制する腸管運動抑制薬のほか、腸への刺激を緩和する収斂薬、吸着薬などがある。

### ●作用による止瀉薬の分類

| 作用分類 | 代表薬 | 特　徴 |
|---|---|---|
| 腸管運動抑制薬 | 塩酸ロペラミド | 腸管のオピオイド受容体を活性化して、強力に腸管運動を抑制する。 |
| 収斂薬 | タンニン酸アルブミン | 腸粘膜表面のたんぱく質と結合して膜をつくり、腸粘膜を覆って保護する。 |
| 消化管用吸着剤 | 天然ケイ酸アルミニウム | 細菌性毒素、異常発酵による刺激物などを吸着して、腸管を保護する。 |
| 整腸薬 | 乳酸菌製剤 | 糖を分解して乳酸をつくり出し、悪玉菌の増殖を抑えて、腸内環境を整える。 |

### 図4-6 止瀉薬の収斂作用と吸着作用

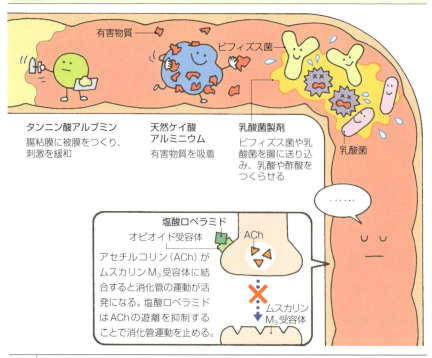

# 便秘になるしくみ

消化器系

## ■排便のメカニズム

液状の食物残渣は大腸に運ばれ、水分を吸収されて固形の便が形成される。直腸に便が到達して直腸壁が伸ばされると、その刺激が骨盤内臓神経を介して中枢に伝えられて排便反射が起こる（便意を催す）が、同時に外肛門括約筋が収縮するため排便は行われない（随意性排便）。そこに中枢から「排便せよ」との指令が送られると、外肛門括約筋が弛緩して排便が起こる（図4-7）。

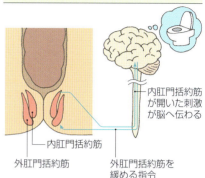

図4-7 排便をコントロールする神経と括約筋

- 内肛門括約筋が開いた刺激が脳へ伝わる
- 内肛門括約筋
- 外肛門括約筋
- 外肛門括約筋を緩める指令

## ■便秘の原因別タイプ

便が大腸にたまり、長期間にわたって排泄されなくなった状態が便秘である。便秘はその原因によって、大きく器質性便秘と機能性便秘の2つに分けられる。

**器質性便秘**
腸管自体に問題があるもの。腫瘍や炎症、癒着による腸管の狭窄、先天的な腸管の拡大など。
➡安易に下剤を使用すれば腸管穿孔を起こす危険性がある。

**機能性便秘**
腸管の機能異常によるもの。弛緩性便秘、痙攣性便秘、直腸性便秘の3つに分けられる。

| 弛緩性便秘 | 痙攣性便秘 | 直腸性便秘 |
|---|---|---|
| 腸管の緊張低下・運動低下により便の移送に時間がかかる。便秘のうちもっとも頻度が高い。女性や高齢者に多い。➡膨張性下剤、刺激性下剤を用いる。 | ストレスなどで副交感神経が過度に興奮し、大腸の緊張が亢進して、便が排出できなくなる。➡非刺激性の塩類下剤、膨張性下剤、浸潤性下剤を用いる。 | 便が直腸に達しても排便反射が起こらず、便がたまったままで排便できない。習慣的に便意を我慢する人に多い。➡排便習慣をつけることが大事。坐剤や浣腸が併用される。 |

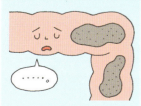 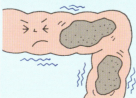 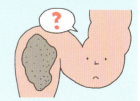

95

# 便秘に対するアプローチ

## ■機能性便秘には下剤より生活習慣の改善

　日常よく見られる便秘は、そのほとんどが機能性便秘である。まず基本としては、食物繊維の多い食事を摂る、運動する、ストレスを避けるなど、生活習慣の改善を心がける。そのうえで、弛緩性便秘・痙攣性便秘・直腸性便秘などの個々の患者の便秘のタイプに応じて、適切な薬を選択して治療を行う。器質性便秘の場合は、下剤は禁忌となる。

　過敏性腸症候群（IBS）の便秘型には、生活習慣の改善と合わせて、消化管機能調節薬、酸化マグネシウムなどを用いる。最近、腸粘膜上皮細胞にあるグアニルシクラーゼ受容体を活性化して、腸管分泌および腸管輸送能を促進、内臓痛覚過敏を改善する新薬リナクロチドも使えるようになった。IBSには下痢型と便秘型、および混合型があるが、下痢型にはメペンゾラートやラモセトロン、混合型にはポリカルボフィルカルシウムが用いられる。

### ●下剤の種類

| 作用分類 | 種類 | 代表薬 | 特徴 |
|---|---|---|---|
| 機械的下剤<br>➡腸管内容の容量を増加させる | 塩類下剤 | 酸化マグネシウム | 難吸収性の無機塩。浸透圧により大量の水分を保持する |
| | 膨張性下剤 | セルロース | 多糖類やセルロース誘導体。水分を吸着して膨張する。 |
| | 糖類下剤 | ラクツロース | 難吸収性の糖質。浸透圧により大量の水分を保持する |
| 刺激性下剤<br>➡腸の蠕動を亢進させる | 大腸刺激性下剤 | アントラキノン系・ジフェノール誘導体 | 大腸粘膜や腸壁の神経を刺激。 |
| | 小腸刺激性下剤 | ヒマシ油 | 腸管を刺激。即効性。現在あまり使われない。 |
| その他 | 腸液分泌増加剤 | ルビプロストン | 新しい機序の薬物。小腸細胞のクロライドチャネルを活性化して、管腔内に分泌液を排出。 |

・習慣性を生じて常用量が増加することがあるため、同一薬の長期連用は避ける。

消化器系

# 炎症性腸疾患(IBD)の病態とアプローチ

## ■ 潰瘍性大腸炎・クローン病

　炎症性腸疾患(IBD)とは腸管に慢性の炎症が生じ、下痢などの症状が続く原因不明の病気で、潰瘍性大腸炎(UC)とクローン病(CD)の2つが代表的。寛解と再燃を繰り返し、生涯にわたり治療が必要な難病である。

　潰瘍性大腸炎(UC)は大腸の粘膜上皮のみにびらんや潰瘍が生じるのに対し、クローン病(CD)では口腔から肛門までの消化管全体にわたり炎症や潰瘍が生じる。クローン病では、栄養障害をともなうことから、薬物治療と合わせて栄養療法が導入される。

　治療は、消化管の炎症を抑えることが重要であり、次ページの表にあげる炎症性腸疾患治療薬が用いられる。そのほか、さらに症状に応じて、腸の蠕動を抑える腸運動抑制薬、腸粘膜を覆い炎症や腸運動を抑制する収斂薬、細菌性毒素などを吸着する吸着薬、抗菌薬、乳酸菌製剤、消化管内ガス駆除薬なども併用される。

　それぞれの病変部位、病態、重症度に応じて、適切な薬物を選択する必要がある。

### 図4-8 潰瘍性大腸炎とクローン病の比較

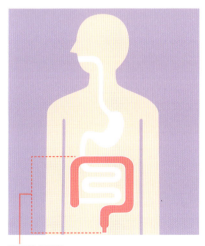

**潰瘍性大腸炎**
病変は直腸を含む大腸に生じる。

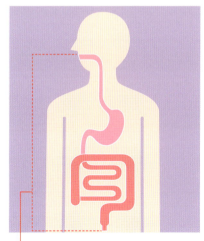

**クローン病**
消化管のどの部分でも生じうる。とくに小腸末端から大腸にかけて生じる頻度が高い。

# ■炎症性腸疾患 (IBD) の治療

　炎症性腸疾患の治療に用いられる薬物としては、抗炎症作用をもつ**メサ
ラジン**(5-アミノサリチル酸ともよばれる)などがある。サラゾスルファ
ピリジンはプロドラッグで、腸内の代謝により有効成分のメサラジンとス
ルファピリジンに分解される。スルファピリジンは抗菌作用があり、副作
用の原因となる。

　**メサラジン**は小腸で大部分が吸収されてしまうため、小腸から大腸の部
位で、あるいは大腸のみにおいて成分が放出されるように設計した製剤が
つくられ、広範な炎症性腸疾患の治療に使用されている。

## ●炎症性腸疾患治療薬の種類

| 種類 | 代表薬 | 特徴 |
|---|---|---|
| 5-アミノサリチル酸製剤 | サラゾスルファピリジン<br>メサラジン (徐放性製剤) | メサラジン (5-アミノサリチル酸) は、細胞障害を起こす活性酸素を除去して腸内の炎症を抑える。<br>軽症～中等症に用いられる。 |
| ステロイド | プレドニゾロン | 強力な炎症抑制作用がある。<br>中等症～重症に用いられる。 |
| 免疫抑制薬 | アザチオプリン<br>メルカプトプリン<br>シクロスポリン<br>タクロリムス | ステロイドが使えない場合に用いられる。<br>中等症～重症に用いられる。 |
| 抗 TNF-α抗体 | インフリキシマブ<br>アダリムマブ | 抗 TNF-α抗体は TNF-αに結合して、炎症にかかわるサイトカインである TNF-αの受容体への結合を阻害し、炎症反応を抑制する。中等症～重症に用いられる。 |

[サラゾスルファピリジンの構造]

[スルファピリジン]副作用の原因　　　　　　　　　　[5-アミノサリチル酸]有効成分

98　　4章　消化器系に作用する薬

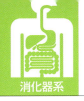

# 機能性ディスペプシアの病態とアプローチ

消化器系

## ■器質的な異常はないが慢性的な症状を訴える

検査をしても胃に潰瘍や腫瘍など、器質的な異常が見つからないにもかかわらず、胃もたれや胃痛などの不快な症状を訴える疾患を、**機能性ディスペプシア**(FD)とよぶ。症状が慢性的であり、ストレスや精神的な要因によって症状が悪化するという特徴がある。消化器症状以外にも、全身倦怠感、立ちくらみ、冷え、肩こりなど、さまざまな症状を訴えることも多い。発病の背景には、心理的要因や胃運動機能の低下があると考えられている。

### 図4-9 機能性ディスペプシアのおもな症状

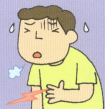

みぞおちの痛み

みぞおちの焼ける感じ

食事開始後、すぐに食べ物で胃がいっぱいになるような感じ

食後のもたれ感

など

### ●治療の基本

| 生活習慣の見直し<br>・食事の時間、内容<br>・適度な運動 | 1週間ほど続けても効果がなければ、薬物による治療を行う。 |
|---|---|

⬇

| 薬物治療1<br>・酸分泌抑制薬 →p.88<br>・胃腸機能改善薬 →p.90 | 胃の痛みがある場合は、刺激を軽減するために胃酸の分泌を抑える薬を使う。<br>早期に満腹感が出たり、胃もたれが強かったりするときは、胃の運動を改善するアコチアミドを用いる。 |
|---|---|

⬇

| 薬物治療2<br>・抗不安薬 →p.49<br>・抗うつ薬 →p.44<br>・漢方薬 | ストレスが強く、症状が軽減しない場合は、抗不安薬などを使用する。 |
|---|---|

## 4 章のまとめ

### 胃潰瘍になるしくみ

● ストレスなどの原因で、胃酸が過剰に分泌されたり、胃粘膜表面の粘液や血流の減少が起こったりすることにより胃粘膜が障害を受け、その損傷が粘膜下層より深くまで達すると、胃潰瘍を生じる。

● 胃粘膜に障害を及ぼす攻撃因子として胃酸、ペプシン、ピロリ菌、NSAIDsなどがあり、胃粘膜を保護する防御因子には粘液、血流、重炭酸バリア、プロスタグランジンなどがあげられる。

### 胃酸分泌過剰に対するアプローチ

● 胃潰瘍の治療において、酸分泌抑制薬を用いて胃酸の分泌を抑制することが非常に重要になる。

● 壁細胞にあるプロトンポンプ($H^+/K^+$-ATPase)の活性化を阻害することにより、胃酸の分泌を強力に抑制する(P-CAB、PPI)。

● そのほか、壁細胞にあり胃酸分泌促進にかかわる、ヒスタミン$H_2$受容体、ムスカリン$M_3$受容体、ガストリン受容体の3種類の受容体を阻害することにより、プロトンポンプからの胃酸分泌を抑制する。

### 胸焼け・悪心に対するアプローチ

● 胸焼け、悪心に対しては、消化を促進して症状を改善させる健胃消化薬や、消化管運動をつかさどる神経にはたらきかける胃腸機能改善薬が用いられる。

● 胃腸機能改善薬には、ムスカリン受容体に作用するもの(アセチルコリン系)や、ドパミン受容体、セロトニン受容体、オピオイド受容体などにそれぞれ作用するものがある。

### 嘔気、嘔吐のしくみ

● 嘔吐反射は、異物や毒物に対する防御反応のひとつとして起こる。

● それ以外に、においや乗り物酔い、消化器障害、内耳障害、脳出血、抗がん剤の副作用など、さまざまな原因によって嘔吐が引き起こされる。

● 延髄にある嘔吐中枢が、嘔吐反応をつかさどる。

● 脳幹にある化学受容器引き金帯(CTZ)が、嘔吐中枢の興奮に大きく関与している。

4章 消化器系に作用する薬

●CTZにはセロトニン、ニューロキニン、ムスカリン、ヒスタミン、ドパミンといった複数の化学伝達物質の受容体が存在し、脳や消化管からの情報を受け取っている。

## 嘔気、嘔吐に対するアプローチ

●制吐薬はその作用部位の違いによって、中枢性制吐薬、末梢性制吐薬、中枢性・末梢性制吐薬の３つに分けられる。

●嘔吐中枢や化学受容器引き金帯（CTZ）を抑制する中枢性制吐薬には、ニューロキニン１（$NK_1$）受容体拮抗薬、フェノチアジン系薬、抗ヒスタミン薬がある。

●反射性嘔吐を抑制する末梢性制吐薬には、ドパミン$D_2$受容体拮抗薬、セロトニン5-$HT_4$受容体拮抗薬、抗コリン薬、胃粘膜局所麻酔薬がある。

●中枢性・末梢性制吐薬には、ドパミン$D_2$受容体拮抗薬（ドンペリドン）や、セロトニン5-$HT_3$受容体拮抗薬（アザセトロン）がある。

## 下痢になるしくみ

●下痢になると、大腸で便の水分が十分に吸収されず、便中の水分量が増加して無形軟便〜泥状便〜水様便が排出される。

●下痢には、食中毒やノロウイルスなどによる感染症、ストレスや食事が原因で起こる急性下痢と、クローン病、過敏性腸症候群、大腸がんなどの疾患にともなって生じる慢性下痢がある。

## 下痢に対するアプローチ

●下痢を止めるために、腸管の蠕動運動を抑制する腸管運動抑制薬や、腸への刺激を緩和する収斂薬、吸着薬などの止瀉薬が用いられる。

## 便秘になるしくみ

●便秘とは、便が大腸にたまり、長期間にわたって排泄されなくなった状態。

●腫瘍、癒着、先天的な腸管の拡大など、腸管自体に問題があるものを、器質性便秘とよぶ。

●腸管の機能に異常があるものは機能性便秘とよばれ、おもに弛緩性便秘、痙攣性便秘、直腸性便秘の３種類が含まれる。

消化器系

## 便秘に対するアプローチ

- 器質性便秘に対しては、下剤は禁忌となる。
- 機能性便秘に対しては生活習慣の改善を指導したうえで、適切な便秘薬を使用して治療を行う。
- 腸管の運動低下が見られる弛緩性便秘には、膨張性下剤や刺激性下剤を用いる。
- 腸管の緊張亢進が見られる痙攣性便秘には、塩類下剤、膨張性下剤、浸潤性下剤を用いる。
- 直腸の排便反射が起こらない直腸性便秘には、定期的な排便習慣の指導と合わせて坐剤や浣腸を併用する。

## 炎症性腸疾患（IBD）の病態とアプローチ

- 炎症性腸疾患（IBD）とは、腸管に慢性の炎症が生じ、下痢などの症状が続く原因不明の病気。潰瘍性大腸炎（UC）とクローン病（CD）の2つが代表的。
- 治療においては、5-アミノサリチル酸製剤などの炎症性腸疾患治療薬を用いて消化管の炎症を抑えることが重要。
- さらに症状により、腸運動抑制薬、収斂薬、吸着薬、抗菌薬、乳酸菌製剤、消化管内ガス駆除薬などを併用する。

## 機能性ディスペプシアの病態とアプローチ

- 機能性ディスペプシア（FD）とは、潰瘍や腫瘍などの器質的異常がないのにもかかわらず、慢性的に胃もたれや胃痛などの症状を訴えるもの。
- 消化器症状以外に、全身倦怠感、立ちくらみなどの全身症状の訴えをともなうこともあり、発病の背景には心理的要因や胃運動機能の低下があると考えられている。
- 治療としては、生活習慣の見直しを行ったうえで、酸分泌抑制薬や消化管運動機能改善薬（アコチアミド）、抗不安薬などの薬物を用いる。

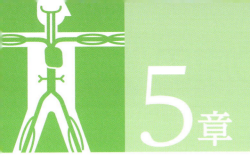

# 5章

# 循環器系・血液に作用する薬

高血圧症の原因……………………………104
高血圧症の治療薬…………………………106
狭心症のしくみとアプローチ……………109
不整脈が起こるしくみ……………………112
不整脈に対するアプローチ………………115
血栓塞栓症(心筋梗塞など)のしくみ……116
血栓塞栓症へのアプローチ………………117
貧血になるしくみ…………………………119
　　コラム●ビタミンB$_{12}$と悪性貧血………122
5章のまとめ………………………………123

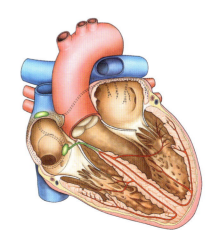

# 高血圧症の原因

## ■本態性（一次性）高血圧と二次性高血圧

　高血圧症には大きく分けて、原因不明の**本態性**(**一次性**)高血圧と、腎疾患や内分泌疾患などの原因疾患がある**二次性**高血圧の2つがある。高血圧症のほとんどを占めるのは**本態性**高血圧であり、遺伝的な素因や生活習慣などが複雑に絡み合って引き起こされるものと考えられている。

　**二次性**高血圧の場合には、原因疾患の治療を行うことが重要となる。

### ●高血圧を悪化させる生活習慣

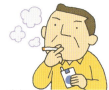

・喫煙

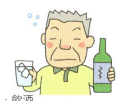

・飲酒

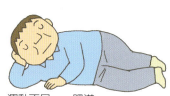

・運動不足　・肥満

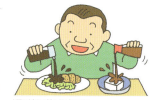

・過剰な塩分摂取

---

**二次性高血圧の原因**
- 腎性（慢性糸球体腎炎、腎硬化症など）
- 腎血管性（動脈硬化、大動脈炎など）
- 内分泌性（原発性アルドステロン症、クッシング症候群、褐色細胞腫）
- 大動脈縮窄症　・妊娠　・肥満　など

---

## ■高血圧に危険因子が加わるとリスクが上昇

　高血圧症になると、**脳血管障害**・**心不全**・**虚血性心疾患**などの重篤な血管病を発症しやすくなり、死亡リスクが上昇する。日本高血圧学会のガイドラインでは、血圧と危険因子にもとづいて心血管病のリスクの高さを分類し（次ページの表）、これが治療計画の決定にも用いられている。

## ●診察室血圧にもとづく心血管病のリスク

| リスク層<br>（血圧以外の予後影響因子） | Ⅰ度高血圧<br>140-159/<br>90-99mmHg | Ⅱ度高血圧<br>160-179/<br>100-109mmHg | Ⅲ度高血圧<br>≧180/≧<br>110mmHg |
|---|---|---|---|
| リスク第一層<br>予後影響因子がない | 低リスク | 中等リスク | 高リスク |
| リスク第二層<br>糖尿病以外の1～2個の危険因子[*1]、<br>3項目を満たすMetS[*2]のいずれかがある | 中等リスク | 高リスク | 高リスク |
| リスク第三層<br>糖尿病、CKD（慢性腎臓病）、臓器障害／心血管病[*3]、4項目を満たすMetS[*4]、3個以上の危険因子がある | 高リスク | 高リスク | 高リスク |

日本高血圧学会「高血圧治療ガイドライン2014」より改変

[*1] 危険因子：高齢（65歳以上）、喫煙、糖尿病、脂質異常症、肥満（BMI≧25）、メタボリックシンドローム（以下MetSと略す）、若年（50歳未満）発症の心血管病の家族歴
[*2] 3項目を満たすMetS：内臓脂肪型肥満と血圧高値に加え、糖代謝異常または脂質代謝異常のいずれか1つ
[*3] 臓器障害／心血管病：脳出血、脳梗塞、狭心症、心筋梗塞、CKD（慢性腎臓病）、動脈硬化性プラーク、高血圧性網膜症など
[*4] 4項目を満たすMetS：内臓脂肪型肥満、血圧高値、糖代謝異常、脂質代謝異常

## ●高血圧患者の初診時管理計画

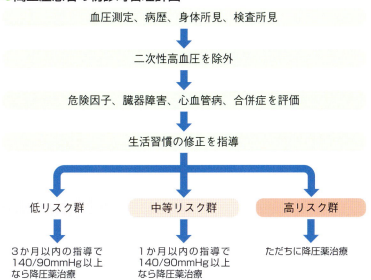

# 高血圧症の治療薬

## ■血圧の定義

血液が血管壁に及ぼす圧力を血圧という。一般に、血圧とは動脈の血圧を指す。血圧を決める要素は、心拍出量(心臓から送り出される血液の量)と末梢血管の抵抗(血管の収縮・拡張、血液の粘性など)である。

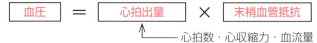

したがって、血圧を下げるには 末梢血管抵抗 を下げる

心拍数 を減らす

血液量(体液量) を減らす

## ■降圧薬の種類と特徴

本態性高血圧の治療には、カルシウム拮抗薬、アンジオテンシンⅡ受容体拮抗薬(ARB)、アンジオテンシン変換酵素(ACE)阻害薬、利尿薬、β遮断薬などの薬物が使われている。これらの薬物は血管を拡張させたり、体内の血液量(体液量)を減らしたり、心臓の拍出力を弱めたりして、降圧効果を発揮する。

### ●カルシウム拮抗薬

カルシウム拮抗薬は、血管平滑筋のカルシウムイオンチャネルにおいて、カルシウムイオンが細胞内に流入するのを阻止し、カルシウムイオン濃度を減少させて血管平滑筋を弛緩させ、血圧を低下させる。

### ●アンジオテンシン変換酵素(ACE)阻害薬

血圧を上げるはたらきをもつ生理活性物質であるアンジオテンシンⅡがその受容体に結合すると、血管平滑筋細胞内へカルシウムイオンが流入して血管が収縮し、血圧が上昇する。

アンジオテンシンⅡの産生は、まずアンジオテンシノーゲンからレニンによりアンジオテンシンⅠがつくられた後、さらにACE(アンジオテンシン変換酵素)によってアンジオテンシンⅡへと変換される(レニン−アンジオテンシン系、図5-1参照)。

ACE阻害薬はACEのはたらきを抑える作用により、アンジオテンシンⅡの産生を減少させる。しかしそれと同時に、ACE阻害薬はブラジキニン（→p.128）の分解も抑制するため、副作用として空咳が起こりやすい（ブラジキニンが気道を刺激するため）。

## ●アンジオテンシンⅡ受容体拮抗薬（ARB）

ARBは、アンジオテンシンⅡがアンジオテンシンⅡ受容体に結合するのを阻害することにより、血管を弛緩させて血圧を下げる。アンジオテンシンⅡの受容体には$AT_1$と$AT_2$の２種類があり、$AT_1$受容体は血管収縮・動脈硬化作用、$AT_2$受容体はその反対の血管拡張・抗動脈硬化作用が主体である。ARBは$AT_1$受容体を選択的にブロックすることで作用を示す。

## ●利尿薬

血中の過剰なナトリウムや水分が尿中へ排泄されることを促進して、体液量を減らし血圧を低下させる。

## ●β遮断薬

β遮断薬は、β受容体（→p.29）を遮断することにより、交感神経の刺激が心筋に伝わるのを抑制して心拍数を減少させるとともに、心筋の収縮力を弱めて降圧する。また、β受容体を介したレニン分泌も抑制するため、レニン活性が低下して血圧が下がる。

## ●降圧薬の種類

| 作用分類 | | 薬物名 | 特徴 |
|---|---|---|---|
| 血管拡張薬 | カルシウム拮抗薬 | ニフェジピン<br>ニカルジピン<br>ジルチアゼム | 降圧効果が高い。<br>副作用が少ない。 |
| | アンジオテンシンⅡ受容体拮抗薬（ARB） | ロサルタン<br>カンデサルタン | 長時間作用し、安定した降圧効果がある。副作用が少ない。 |
| | アンジオテンシン変換酵素（ACE）阻害薬 | カプトプリル<br>エナラプリル | 空咳の副作用に要注意。 |
| 利尿薬 | | ヒドロクロロチアジド<br>スピロノラクトン | 安価で昔から使われている。現在は併用薬としてよく用いられる。 |
| β遮断薬 | | プロプラノロール<br>アテノロール | 高齢者や糖尿病を合併する患者には不適。 |

循環器系・血液

## 図5-1 レニン-アンジオテンシン系と降圧薬の作用点

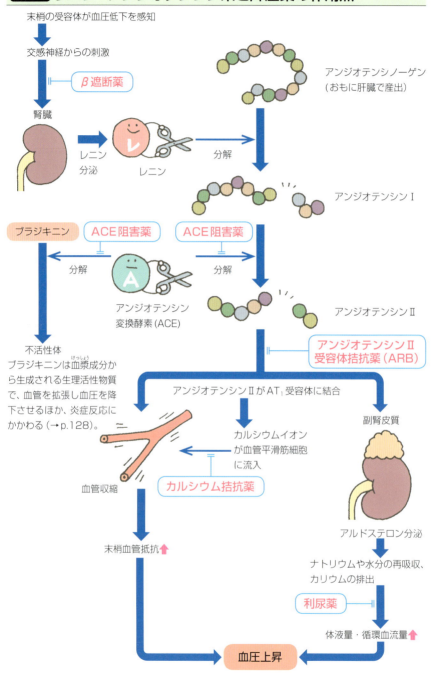

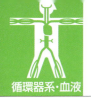

# 狭心症のしくみとアプローチ

## ■狭心症が発症するメカニズム

狭心症は、心臓の心筋に血液を供給する冠動脈が狭くなって血流が減り、心筋の収縮に必要な酸素の供給が足りなくなって発症する。発作時には胸痛や胸の違和感などが現れる。

| 心筋の酸素需要量 | ＞ | 心筋への酸素の供給 | ⇒ | 心筋虚血・狭心症発作 |

狭心症は一時的な心筋虚血状態であるが、積極的な治療を行わないとより重篤化して、冠動脈の閉塞、心筋の壊死をともなう心筋梗塞に発展する危険性がある。

狭心症には、動脈硬化によって冠動脈が狭くなり運動時に血流不足が起こる「労作時狭心症」と、安静時に一過性の冠動脈の攣縮が起こる「安静時狭心症」の2つがある（図5-2）。

### 図5-2 労作時狭心症と安静時狭心症

[冠動脈の走行]

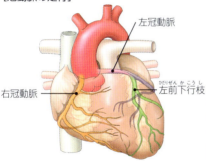

労作時狭心症の発作は、早足で歩いたり階段を上ったりするなどしたときに心筋の酸素消費量が増大し、一時的に心筋虚血状態になって起きる。発作は安静にすると3〜5分ほどで治まる。

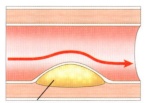

[労作時狭心症]
冠動脈の血管内膜にアテロームという粥状の沈着物があり、血管内が狭くなって血流が障害される。

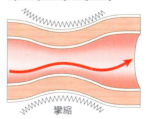

[安静時狭心症]
冠動脈の攣縮（痙攣）によって、一時的に血管が狭まる。

## ■狭心症の治療薬

　薬物治療としては、発作時には即効性の硝酸薬（舌下）を用いて狭くなった血管を拡張し、症状を緩和する。

　平常時には、発作予防薬として硝酸薬のほか、おもに労作時狭心症には心筋の酸素需要を減らすβ遮断薬、安静時狭心症には血管を拡張して痙攣を緩和するカルシウム拮抗薬を用いて治療を行う。その他、抗血栓薬を用いて、血栓形成による狭心症の悪化や心筋梗塞への進行を防止する。

　冠動脈の狭窄の程度がひどい患者には、ステント手術やバイパス手術などの外科治療が行われる。

### ●狭心症の病態と、適応となる薬

実際には、両方の病態が重なっていることが多い。

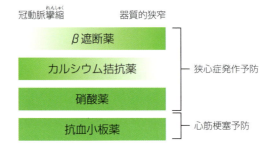

### ●狭心症の治療に用いる薬

| 用途 | 分類 | 薬物名 |
| --- | --- | --- |
| 発作時 | （即効性）硝酸薬 | ニトログリセリン、硝酸イソソルビド（舌下）など |
| 発作予防時 | （持続性）硝酸薬 | ニトログリセリン、硝酸イソソルビド（テープ）など |
|  | β遮断薬 | プロプラノロール、アテノロールなど |
|  | カルシウム拮抗薬 | アムロジピン、ニフェジピンなど |
| 血栓治療薬 | 血栓溶解薬 | ウロキナーゼなど |
|  | 抗血小板薬 | アスピリン、ワルファリン、シロスタゾールなど |

## ●硝酸薬（ニトログリセリンなど）

硝酸薬は体内に入ると一酸化窒素（NO）に変わり、cGMP（環状グアノシン一リン酸）の生成を増加させて平滑筋を弛緩させ、血管を拡張する。硝酸薬は即効性があり、舌下投与すると数分以内に効果が現れる（図5-3）。

## ●β遮断薬

心臓が活発に動きすぎると、酸素の消費量が増えて供給がそれに追いつけなくなり、狭心症発作が起こる。そこで、β遮断薬を用いて交感神経のはたらきを抑制し、心臓の活動を抑えて心臓の筋肉が消費する酸素量を減らすことで、狭心症発作を予防する。

## ●カルシウム拮抗薬

血管拡張作用に優れ、高血圧の治療に広く用いられている。冠動脈の血管においても、血管平滑筋の細胞へのカルシウムイオンの流入を抑えて、拡張作用を現すことから、狭心症の発作予防に有効性を発揮する。

### 図5-3 硝酸薬が平滑筋細胞に作用するしくみ

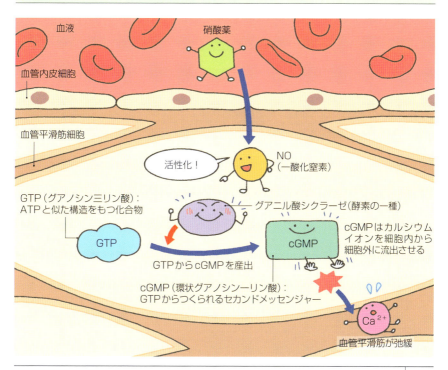

# 不整脈が起こるしくみ

## ■心臓の刺激伝導系と不整脈

心臓はつねに規則的なリズムで拍動を繰り返しているが、そのリズムが乱れると不整脈が現れる。不整脈には、無症状で放置しておいて構わないものから、薬物治療やペースメーカーの植え込み、カテーテルアブレーションなどの治療が必要なものまである。

心臓の規則的な拍動は、洞房結節から繰り返し発生する電気的信号（活動電位）が、刺激伝導系を通って心臓全体に伝わり、心筋が収縮することにより起こる（図5-4）。

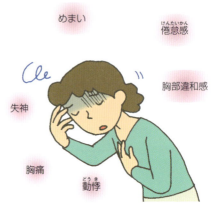

不整脈の症状は、倦怠感、めまい、失神、動悸、胸痛、胸部違和感など。
症状がない無症候性不整脈もある。

## ■不整脈の原因

不整脈の原因としては、以下の3つがある。
1. 心臓の拍動リズムをつくり出す洞房結節の異常。
2. 洞房結節以外から、電気的信号が発生する。
3. 電気的信号の伝導に異常が起こる。

●不整脈の分類

| 種類 | | | 原因 |
|---|---|---|---|
| 頻脈性不整脈 | 上室性 | 洞性頻脈<br>心房粗動<br>心房細動　など | 洞房結節の刺激生成異常 |
| | | | 洞房結節以外の刺激生成異常 |
| | 心室性 | 心室頻拍<br>心室細動　など | |
| 徐脈性不整脈 | 洞不全症候群<br>房室ブロック | | 刺激伝導異常 |
| その他 | QT延長症候群<br>ブルガダ症候群 | | 洞房結節以外の刺激生成異常 |

## 図 5-4 刺激伝導系と心電図の基本波形

洞房結節で発生した電気的信号は房室結節を経由して、ヒス束から左右に分かれる心室のプルキンエ線維に伝導する。この経路を刺激伝導系という。電気刺激の流れを記録したものが、心電図である。

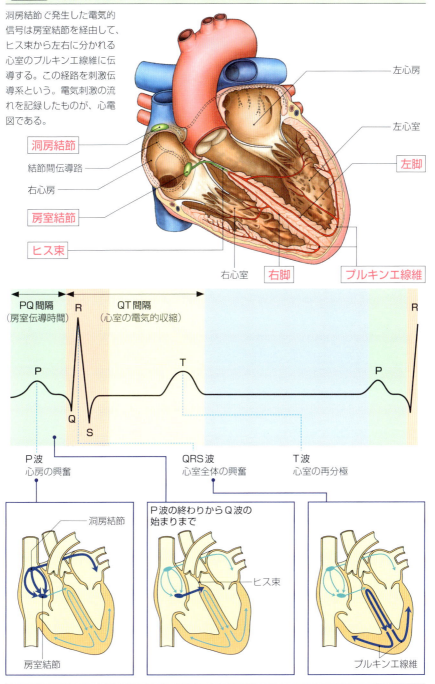

## ■イオンの移動により活動電位が生じる

心筋細胞の細胞膜には、**イオンチャネル**とよばれるイオンの通り道がある。チャネルの開閉にともなってナトリウムイオン($Na^+$)、カルシウムイオン($Ca^{2+}$)、カリウムイオン($K^+$)が出たり入ったりすることで、細胞の電位が変化する。これを**活動電位**という。

### 図5-5 活動電位とイオンの移動

心電図と活動電位の関係は右の図のようになる。なお、洞房結節の活動電位は心電図上には反映されず、P波は左右心房の興奮により記録される。

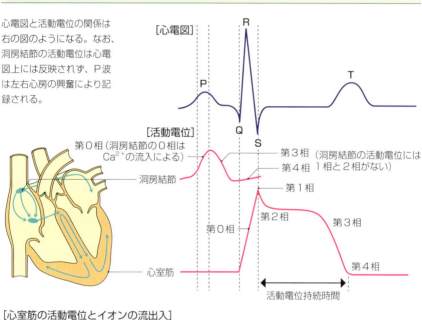

[心室筋の活動電位とイオンの流出入]

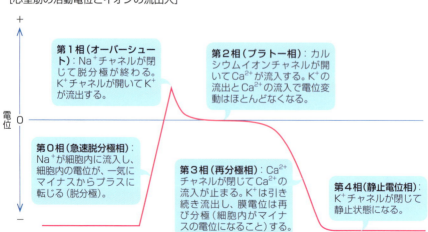

**第1相（オーバーシュート）**：$Na^+$チャネルが閉じて脱分極が終わる。$K^+$チャネルが開いて$K^+$が流出する。

**第2相（プラトー相）**：カルシウムイオンチャネルが開いて$Ca^{2+}$が流入する。$K^+$の流出と$Ca^{2+}$の流入で電位変動はほとんどなくなる。

**第0相（急速脱分極相）**：$Na^+$が細胞内に流入し、細胞内の電位が、一気にマイナスからプラスに転じる（脱分極）。

**第3相（再分極相）**：$Ca^{2+}$チャネルが閉じて$Ca^{2+}$の流入が止まる。$K^+$は引き続き流出し、膜電位は再び分極（細胞内がマイナスの電位になること）する。

**第4相（静止電位相）**：$K^+$チャネルが閉じて静止状態になる。

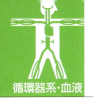

# 不整脈に対するアプローチ

循環器系・血液

## ■種類によって作用するチャネルが異なる

　一般の抗不整脈薬は、異常な電気的刺激の発生を抑えたり、心筋の収縮を抑制したりして、頻脈性不整脈を治療する薬物である。それぞれ種類により心筋の活動電位に与える作用が異なっており、不整脈のタイプに応じて薬を使い分ける必要がある。古くから知られているヴォーン・ウイリアムズ（Vaughan Williams）分類では、抗不整脈薬をⅠ～Ⅳ群に分けている。

　このほかにも、最近では、個々の抗不整脈薬のチャネルや受容体への作用を詳細に示したシシリアン・ガンビット（Sicilian Gambit）分類がつくられ、より治療に適用しやすい分類として利用されている。

### ●不整脈治療薬の種類

| 分類 | | | 薬物名 | おもな適応 |
|---|---|---|---|---|
| Ⅰa群 | ナトリウムチャネル遮断薬 活動電位の立ち上がり速度を減少させる。 | 活動電位延長 | プロカインアミド ジソピラミド シベンゾリン | 上室性・心室性不整脈 |
| Ⅰb群 | | 活動電位短縮 | リドカイン メキシレチン アプリンジン | 心室性不整脈 |
| Ⅰc群 | | 活動電位不変 | フレカイニド ピルシカイニド プロパフェノン | 上室性・心室性不整脈 |
| Ⅱ群 | β遮断薬 交感神経の興奮を抑制する。 | | プロプラノロール | 上室性・心室性不整脈 |
| Ⅲ群 | カリウムチャネル遮断薬 活動電位時間を延長する。 | 活動電位延長 | ソタロール アミオダロン ニフェカラント | 心室頻拍、心室細動 |
| Ⅳ群 | カルシウム拮抗薬 異常な活動電位の発生を抑制する。 | | ベラパミル ジルチアゼム ベプリジル | 上室性・心室性不整脈 |

　また、上記の不整脈薬以外には、カリウムチャネルの活性化作用があるアデノシン三リン酸（ATP）や、細胞膜のナトリウム－カリウムポンプを抑制する強心薬のジギタリスが用いられている。

　徐脈性不整脈（洞不全症候群や房室ブロックなど）の薬物治療には、副交感神経遮断薬のアトロピンや、交感神経刺激薬のイソプレナリンが使われる。

115

# 血栓塞栓症（心筋梗塞など）のしくみ

## ■止血反応が乱れると血管が詰まる

　出血したときに血を固めて止めるしくみは、生体にとって不可欠なものである。血液凝固には、血液中の血小板と凝固因子が深くかかわっている。止血反応は、まず血小板が損傷部位に集まって傷を覆い（一次止血）、続いて線維状のたんぱく質であるフィブリンがさらに血栓を強固にする（二次止血）。

　血栓が大きくなって血管を塞いだり、血栓の一部がはがれて血流に乗って移動し、細い血管を詰まらせたりすると（塞栓）、心筋梗塞や脳梗塞などの致死的な病態にいたる。そのような病的血栓を治療するため、抗血栓薬（抗血小板薬、抗凝固薬、血栓溶解薬）が用いられる。

> **抗血栓薬の作用**
> ①血小板の凝集を抑制する（抗血小板薬）→一次血栓ができるのを抑制
> ②フィブリンの形成を抑制する（抗凝固薬）→二次血栓ができるのを抑制
> ③血栓を溶解する（血栓溶解薬）

### 図5-6 血液凝固のしくみ

［一次止血］

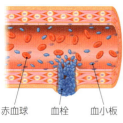

赤血球　血栓　血小板

損傷した血管の内皮細胞に血小板が凝集し、血栓をつくって出血を止める。

抗血小板薬

［二次止血］

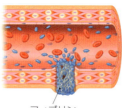

フィブリン

血小板の血液凝固因子によってフィブリンが生成される。フィブリンは網目状のがっちりとした膜をつくって、血小板血栓を固める。

抗凝固薬

［線溶］

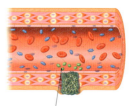

プラスミン

血管が修復されると、プラスミノーゲンというたんぱく質からプラスミンという酵素が生成され、プラスミンによってフィブリンが溶解される。

血栓溶解薬

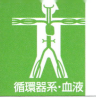

# 血栓塞栓症へのアプローチ

## ■抗血栓薬は3種類

　一般に、動脈血栓には抗血小板薬が、静脈血栓には抗凝固薬が用いられる。血栓溶解薬は、超急性期の血栓症に投与される。

### ●抗血小板薬

| 薬物名 | 特徴 |
| --- | --- |
| アスピリン | 血小板のシクロオキシゲナーゼ（COX-1）活性を阻害してトロンボキサン$A_2$の合成を阻害し、血小板凝集を抑制する。 |
| クロピドグレル | ADP（アデノシン三リン酸）の受容体を遮断し、cAMP（→P.30）を蓄積させることにより、血小板凝集を抑制する。 |
| シロスタゾール | ホスホジエステラーゼ活性を阻害することによりcAMPを蓄積させ、抗血小板作用を現す。 |
| EPA（イコサペント酸） | 血小板膜リン脂質中のEPA含有量を増加させ、アラキドン酸代謝を競合的に阻害して、トロンボキサン$A_2$の産生を抑制し、血小板凝集を抑制。 |

### 図5-7 抗血小板薬の作用

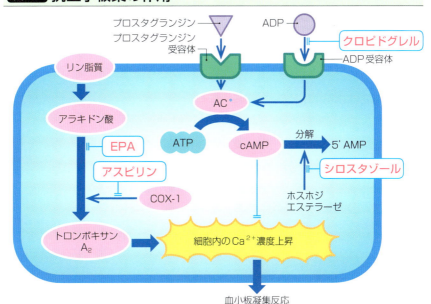

＊AC（アデニル酸シクラーゼ）：酵素の一種で、ATP（アデノシン三リン酸）からcAMP（サイクリックAMP）が合成される際にはたらく（→p.30）。

117

## ●抗凝固薬

| 薬物名 | 特徴 |
|---|---|
| ヘパリン | アンチトロンビンと複合体を形成してトロンビン（Ⅱa）や凝固因子（Ⅸa、Ⅹa、Ⅺa、Ⅻa）の活性を阻害することにより、抗凝固作用を現す。 |
| ワルファリン | 肝臓でビタミンKに拮抗してビタミンK依存性凝固因子（Ⅱ、Ⅶ、Ⅸ、Ⅹ）の産生を抑制し、血栓の形成を抑制する。 |
| ダビガトラン | 直接トロンビン（Ⅱa）を阻害して、フィブリンの産生を抑える。 |
| リバーロキサバン | 第Ⅹa因子を阻害して、トロンビンの生成を抑制する。 |

＊抗凝固薬は抗血小板薬よりも作用が強力なため、重篤な出血合併症に注意する。

### 図5-8 抗凝固薬の作用

※ Ⅰ～Ⅷ は血液凝固因子。aは活性化されたことを示す。

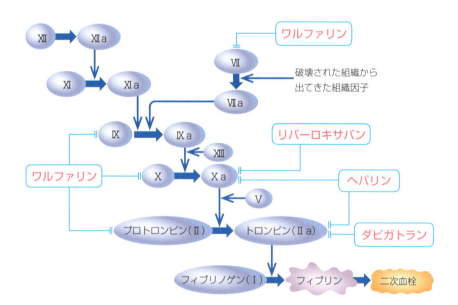

## ●血栓溶解薬

| 薬物名 | 特徴 |
|---|---|
| ウロキナーゼ | プラスミノーゲン活性化因子（PA）を製剤化したもの。血液中のプラスミノーゲン（プラスミンの前駆体）を活性化してプラスミンを生成し、フィブリンの分解を促進する。 |
| アルテプラーゼ | 組織プラスミノーゲン活性化因子（t-PA）を製剤化したもの。血栓中のプラスミノーゲンを活性化してプラスミンを生成し、フィブリンの分解を促進する。 |

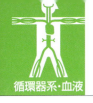

# 貧血になるしくみ

循環器系・血液

## ■貧血の原因と種類

貧血は血液中の赤血球総量が少なくなる病気である。赤血球が減少すると、体内の臓器や組織に酸素を運ぶことができなくなり、動悸、めまい、立ちくらみ、倦怠感などの症状が現れる。

貧血の原因は赤血球の産生量が減少したり、赤血球が消失したりすることにある。赤血球は図のように、骨髄にある造血幹細胞からつくられるが、どの過程に異常があるかによって貧血の原因や病態が異なるため、それぞれに対応した治療薬を選ぶ必要がある。

### 図5-9 赤血球の産出

赤血球は、骨髄の中にある造血幹細胞に、エリスロポエチンなどの造血因子が作用することでつくられる。

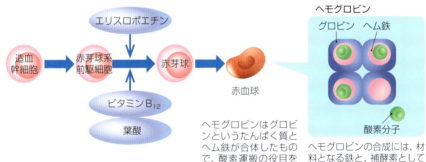

ヘモグロビンはグロビンというたんぱく質とヘム鉄が合体したもので、酸素運搬の役目を担う。

ヘモグロビンの合成には、材料となる鉄と、補酵素としてのビタミン$B_6$が欠かせない。

### ●貧血の種類と治療薬

| 貧血の原因 | | 貧血の種類 | 治療薬 |
|---|---|---|---|
| 赤血球産生の減少 | 鉄分の摂取不足 | 鉄欠乏性貧血 | 鉄剤 |
| | ビタミン$B_{12}$、葉酸の欠乏 | 巨赤芽球性貧血 | ビタミン$B_{12}$<br>葉酸 |
| | ヘモグロビン合成時の鉄の利用障害 | 鉄芽球性貧血 | ビタミン$B_6$ |
| | 造血幹細胞の減少 | 再生不良性貧血 | 免疫抑制薬<br>ステロイド<br>サイトカイン |
| | エリスロポエチンの産生減少 | 腎性貧血 | エリスロポエチン |
| 赤血球消失の増加 | 赤血球の破壊亢進 | 溶血性貧血 | ステロイド<br>免疫抑制薬 |

## ■それぞれの貧血の特徴

### ●鉄欠乏性貧血

鉄の欠乏により、**血清フェリチン**（**貯蔵鉄**）が減少、血清鉄が不足して骨髄への鉄供給が不足する。それによって赤芽球のヘモグロビン合成が低下して、貧血になる。

原因：鉄の吸収低下（鉄分の摂取不足、吸収不良症候群、胃切除）、需要増大（妊娠・授乳、成長期）、消失亢進（月経、婦人科疾患や消化器疾患などにともなう慢性出血など）。

### 図 5-10 鉄の体内動態

体内にある鉄分は男性で約4.0g、女性で約2.5gといわれ、その約3分の2は赤血球のヘモグロビン中に含まれる。その他はフェリチン、ヘモジデリンの形で肝臓や骨髄などに貯蔵鉄として蓄えられるほか、血清鉄や酵素として存在する。

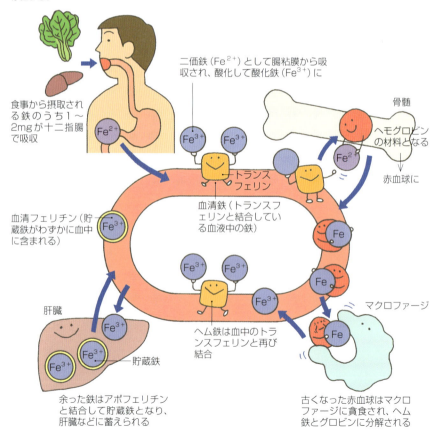

## ●巨赤芽球性貧血(悪性貧血)

ビタミン$B_{12}$や葉酸の欠乏によりDNAの合成障害が起こり、異常に大きい赤芽球(骨髄内で壊れやすい)が産生され、赤血球の産生が低下して貧血になる。

原因：ビタミン$B_{12}$・葉酸の摂取不足、吸収障害。胃全摘や悪性貧血によるビタミン$B_{12}$吸収に必要な内因子の欠乏など。

## ●鉄芽球性貧血

骨髄異形成症候群のひとつ。鉄利用に障害があり、鉄芽球とよばれる特殊な赤芽球が産生され、赤血球の産生が正常に行われず貧血になる。ヘモグロビン合成の際に補酵素としてはたらく、ビタミン$B_6$を補う治療が行われる。

原因：先天性と後天性(アルコール性、薬剤性)のものがある。

## ●再生不良性貧血

造血幹細胞が減少することにより、赤血球が産生できなくなり、貧血になる。

原因：先天性と後天性のものがある。造血幹細胞の異常、免疫異常。

## ●腎性貧血

腎機能が低下し、腎臓で産生されるホルモンであるエリスロポエチンが減少することにより、造血幹細胞から赤芽球への分化が障害されて貧血を生じる。

原因：慢性腎不全など

## ●溶血性貧血

赤血球に対する自己抗体が生じることにより、赤血球の破壊(溶血)が亢進して貧血になる。

原因：先天性と後天性のものがある。

循環器系・血液

## ■貧血の治療薬

| 分類 | | 薬物名 | 作用、特徴 |
|---|---|---|---|
| 鉄剤 | | 硫酸鉄<br>ピロリン酸第二鉄<br>フマル酸第一鉄 | 赤血球の原料となる鉄を補う。経口鉄剤での治療は、3～6か月間継続する。消化管刺激による嘔気、食欲不振などの消化器症状に注意。 |
| ビタミン$B_{12}$ | | シアノコバラミン<br>メコバラミン | 骨髄において核酸の合成を促進し、赤血球の産生を促す。 |
| 葉酸 | | 葉酸 | |
| ビタミン$B_6$ | | ピリドキサール | ヘモグロビンの合成を促進して、赤血球の産生を促す。 |
| エリスロポエチン | | エポエチンアルファ<br>エポエチンベータ<br>ダルベポエチンアルファ | 骨髄において造血幹細胞に作用して、赤血球の分化を促進する。 |
| ステロイド | 糖質コルチコイド | プレドニゾロン<br>ヒドロコルチゾン | リンパ球の抗体産生を抑制して、過剰な免疫反応を抑える。 |
| | たんぱく同化ステロイド | メテノロン<br>ナンドロロン | 造血幹細胞を増やし、赤血球の産生を増やす。 |
| 免疫抑制薬 | | シクロスポリン<br>抗ヒト胸腺細胞ウサギ免疫グロブリン | 過剰な免疫反応を抑制する。 |

## ビタミン$B_{12}$と悪性貧血

　ビタミン$B_{12}$は赤血球の産生において非常に重要だが、その吸収には胃の壁細胞から分泌される内因子が不可欠となる。巨赤芽球性貧血の一種である悪性貧血は、この内因子が欠乏するものである。

　悪性貧血の場合、ビタミン$B_{12}$を一生にわたって注射投与（経口の場合は大量投与）し続ける必要がある。「悪性」と名づけられているのは、昔は原因不明でビタミン$B_{12}$が発見されるまでは死にいたる病であったためである。

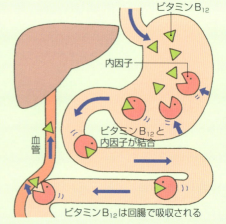

内因子はビタミン$B_{12}$の吸収に不可欠。ビタミン$B_{12}$が不足するとDNA合成障害が起こり、正しい赤血球が産出できず貧血になる。

## 5章のまとめ

### 高血圧症の原因

● 高血圧症には大きく分けて、原因不明の**本態性（一次性）**高血圧と、腎疾患や内分泌疾患などの原因疾患のある**二次性**高血圧の2つがある。

● 高血圧症のほとんどを占めるのは**本態性**高血圧。遺伝的な素因や生活習慣などが複雑に絡み合って引き起こされるものと考えられている。

● **二次性**高血圧の場合には、原因疾患の治療を行うことが重要となる。

● **二次性**高血圧の原因：腎性（慢性糸球体腎炎、腎硬化症など）・腎血管性（動脈硬化、大動脈炎など）・内分泌性（原発性アルドステロン症、クッシング症候群、褐色細胞腫）・大動脈縮窄症・妊娠・肥満など。

● 高血圧の悪化要因となる生活習慣として、喫煙・飲酒・運動不足・過剰な塩分の摂取などがあげられる。

● 高血圧症は、**脳血管障害・心不全・虚血性心疾患**などの重篤な血管病による死亡リスクを上昇させる。

### 高血圧症の治療薬

● 高血圧の治療には、血管を**拡張**させて末梢血管抵抗を減らしたり、利尿により体内の**血液量（体液量）**を減らしたり、心拍数を減らして心臓の**拍出力**を弱めたりする作用をもつ薬物が用いられる。

● 降圧薬には、カルシウム拮抗薬、アンジオテンシンⅡ受容体拮抗薬（ARB）、アンジオテンシン変換酵素（ACE）阻害薬、利尿薬、β遮断薬などがある。

● カルシウム拮抗薬は、血管平滑筋の**カルシウムイオンチャネル**を阻害して血管平滑筋を弛緩させ、血圧を低下させる。

● アンジオテンシン変換酵素（ACE）阻害薬は、血圧を上げるはたらきをもつ生理活性物質である**アンジオテンシンⅡ**の産生を阻害することにより、血管平滑筋の収縮を抑制する。

● アンジオテンシンⅡ受容体拮抗薬（ARB）は、**アンジオテンシンⅡのアンジオテンシンⅡ受容体**への結合を阻害することにより、血管を弛緩させて血圧を下げる。

● 利尿薬は、血中の過剰な**ナトリウム**や水分の尿中への排泄を促進し、体液量を減らして血圧を低下させる。

● β遮断薬は、**β受容体**を遮断することにより**心拍数**を減少させたり、心筋の**収縮力**を弱めたりして、血圧を低下させる。

## 狭心症のしくみとアプローチ

●狭心症は、心臓の心筋に血液を供給する冠動脈が狭くなって一時的に血流が減り、心筋の収縮に必要な酸素の供給が足りなくなって発症する。

●症状として、胸痛や胸の違和感などが現れる。

●狭心症には、動脈硬化によって冠動脈が狭くなり運動時に血流不足が起こる労作時狭心症と、安静時に一過性の冠動脈の攣縮が起こる安静時狭心症の2つがある。

●狭心症の薬物治療では、発作時には即効性の硝酸薬（舌下）を用いて狭くなった血管を拡張し、症状を緩和する。

●平常時には発作予防薬として硝酸薬のほか、おもに労作時狭心症には心筋の酸素需要を減らすβ遮断薬、安静時狭心症には血管を拡張して痙攣を緩和するカルシウム拮抗薬を用いて治療を行う。

●その他、抗血栓薬を用いて、血栓形成による狭心症の悪化や心筋梗塞への進行を防止する。

## 不整脈が起こるしくみ

●心臓の規則的な拍動は、洞房結節から繰り返し発生する電気的信号（活動電位）が、刺激伝導系を通って心臓全体に伝わり、心筋が収縮することにより起こる。

●その規則的なリズムが乱れると、不整脈が現れる。

●心筋細胞の細胞膜にある、イオンチャネルの開閉にともなってナトリウムイオン（$Na^+$）、カルシウムイオン（$Ca^{2+}$）、カリウムイオン（$K^+$）が出たり入ったりすることで、活動電位が生じる。

●不整脈の原因には、① 心臓の拍動リズムをつくり出す洞房結節の異常、② 洞房結節以外からの電気的信号の発生、③ 電気的信号の伝導系の異常などがある。

●不整脈の症状としては、倦怠感、めまい、失神、動悸、胸痛、胸部違和感などが見られる。自覚症状のない、無症候性不整脈もある。

5章 循環器系・血液に作用する薬

## 不整脈に対するアプローチ

●一般的な抗不整脈薬は、異常な電気的刺激の発生を抑えたり、心筋の収縮を抑制したりして、頻脈性不整脈を治療する薬物である。

●抗不整脈薬には、ナトリウムチャネル遮断薬、β遮断薬、カリウムチャネル遮断薬、カルシウム拮抗薬などがある。

●抗不整脈薬はそれぞれの種類により、心筋の活動電位に与える作用が異なり、不整脈のタイプに応じて薬を使い分ける必要がある。

## 血栓塞栓症（心筋梗塞など）のしくみ

●出血したときに血を固めて止めるしくみ（止血反応）は、生体にとって不可欠。

●血液凝固には、血液中の血小板と凝固因子が深くかかわる。

●まず、血小板が損傷部位に集まって傷を覆い（一次血栓）、続いて線維状のたんぱく質であるフィブリンがさらに血栓を強固にする（二次血栓）。

●血栓が大きくなって血管を塞いだり、血栓の一部がはがれて血流に乗って移動し、細い血管を詰まらせたりすると（塞栓）、心筋梗塞や脳梗塞を引き起こす。

## 血栓塞栓症へのアプローチ

●血栓を治療するために、①抗血小板薬、②抗凝固薬、③血栓溶解薬などの抗血栓薬が用いられる。

●抗血小板薬は、血小板の凝集を抑制して、一次血栓ができるのを抑制する。

●抗凝固薬は、フィブリンの形成を抑制して、二次血栓ができるのを抑制する。

●血栓溶解薬は、血管を詰まらせている血栓を溶解する。

●一般に、動脈血栓には抗血小板薬が、静脈血栓には抗凝固薬が用いられる。

●血栓溶解薬は、超急性期の血栓症に投与される。

循環器系・血液

## 貧血になるしくみ

- 貧血は、血液中の赤血球総量が少なくなる病気。
- 赤血球が減少すると、体内の臓器や組織に酸素を運ぶことができなくなり、動悸、めまい、立ちくらみ、倦怠感などの症状が現れる。
- 貧血の原因は、赤血球の産生量の減少、赤血球の消失にある。
- 赤血球は、骨髄にある造血幹細胞にエリスロポエチンなどの造血因子が作用してつくられる。
- 赤血球の中には、ヘム鉄とたんぱく質が合体したヘモグロビンが含まれている。ヘモグロビンの合成には、材料となる鉄と補酵素のビタミン$B_6$が不可欠。
- 貧血には、鉄欠乏性貧血、巨赤芽球性貧血、鉄芽球性貧血、再生不良性貧血、腎性貧血、溶血性貧血などがあり、それぞれの原因と病態に対応した貧血治療薬を選ぶ必要がある。
- 貧血の治療薬としては、赤血球の原料となる鉄を補う鉄剤、骨髄における核酸合成を促進して赤血球産生を促すビタミン$B_{12}$および葉酸、ヘモグロビンの合成を促進するビタミン$B_6$、造血幹細胞に作用して赤血球の分化を促進するエリスロポエチン、過剰な免疫反応を抑制するステロイドや免疫抑制薬などが用いられている。

---

### ◆薬剤使用のワンポイント◆

[カルシウム拮抗薬]

　血管を拡張して血圧を下げたり、狭心症の症状を改善したりする。水なしで服用できるOD錠もある。降圧作用によるめまいの副作用に注意する。

　薬物相互作用として、グレープフルーツジュースによって作用が強く現れることがあるため、摂取を控えるようにする（薬物代謝酵素・CYP3A4を阻害）。

[利尿薬]

　水分を体外に排泄することで血圧を下げる。フロセミドを代表とするループ利尿薬は、もっとも強力な効果のある利尿薬。

　ジギタリス、グリチルリチン製剤、甘草を含有する漢方薬などと併用すると、相互作用により低カリウム血症が起こる可能性があるので注意する。

[ニトログリセリン]

　血管を拡張して狭心症発作を予防・改善する。

　舌下錠は飲み込まず、舌の下に置いて溶かす。めまいを起こすことがあるので、座った状態で使用する。貼付剤は傷を避けて貼り、貼る場所は毎回変える。

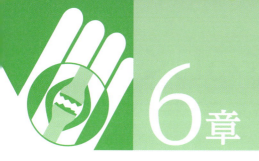

# 6章

# 炎症・免疫系に作用する薬

| 炎症が起きるしくみ | 128 |
| 抗炎症薬の種類と作用 | 130 |
| 関節リウマチへのアプローチ | 135 |
| 高尿酸血症・痛風へのアプローチ | 137 |
| 6章のまとめ | 140 |

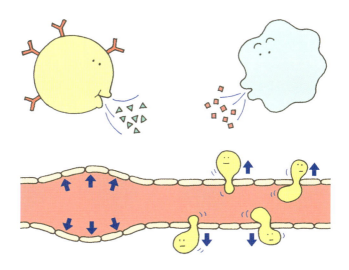

# 炎症が起きるしくみ

## ■炎症は生体防御のためのしくみ

　生体はつねに外部環境のストレスにさらされている。炎症とは、組織が障害を受けたときに、いち早く反応して組織を修復・再生しようとする、一連の生体防御のしくみである。炎症の特徴的な症状として、**発赤**、**熱感**、**腫脹**、**疼痛**が見られる。

　組織に感染、ケガなどのさまざまな刺激が加わると、組織内のマスト細胞やマクロファージなどから各種の**化学伝達物質**（ケミカルメディエーター）や炎症性**サイトカイン**が産生される。これを炎症メディエーターという。そして血管拡張・血流増加・血管透過性の亢進が起こり、白血球が血管外へ遊走・活性化する。これらの反応により、異物の排除や組織の修復・再生が促進される。

　炎症性サイトカインの作用は炎症部位の局所のみにとどまらない。中枢作用による発熱、肝細胞における急性期たんぱく（CRPなど）の産生など、全身に作用を及ぼす。

### ●炎症にかかわるおもな炎症メディエーター

|  |  |  |  | マクロファージ | マスト細胞 | 血小板 | 血漿 | 血管内皮細胞 |
|---|---|---|---|---|---|---|---|---|
| 発痛物質 |  | ブラジキニン | 血管拡張、血管透過性亢進、発痛 |  |  |  | ○ |  |
|  |  | セロトニン | 血管収縮、発痛 |  | ○ | ○ |  |  |
|  |  | ヒスタミン | 血管拡張、血管透過性亢進 |  | ○ |  |  |  |
| アラキドン酸代謝物（→p.130） |  | プロスタグランジン（PGE₂） | 血管拡張、血管透過性亢進 | ○ | ○ | ○ |  | ○ |
|  |  | ロイコトリエン | 白血球遊走作用、血管透過性亢進 |  | ○ |  |  |  |
| 炎症性サイトカイン |  | インターロイキン（IL-1β、IL-6） | プロスタグランジンなどの合成 | ○ |  |  |  | ○ |
|  |  | インターフェロン（IFNγ） | 細胞やウイルスの増殖抑制 | ○ |  |  |  |  |
|  |  | TNF-α（腫瘍壊死因子） | 血管透過性亢進 | ○ |  |  |  | ○ |

## 図6-1 炎症が起きるメカニズム

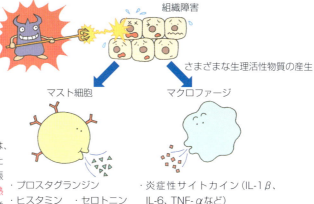

病原体、抗原、ケガ、紫外線など（物理的・化学的刺激）

組織障害

さまざまな生理活性物質の産生

マスト細胞　　マクロファージ

ヒスタミンやセロトニンは、一過性に血管を収縮させた後、炎症局所の血管を拡張させ、血流を増加させる（熱感・発赤）。また、血管透過性を亢進させ、血管内皮細胞のすき間を広げて白血球（おもに好中球）や血漿などの防御因子を局所に漏出させる（腫脹）。

・プロスタグランジン
・ヒスタミン　・セロトニン
・ロイコトリエン

・炎症性サイトカイン（IL-1β、IL-6、TNF-αなど）

血管拡張
血流増加

血管透過性亢進

血管内皮細胞の破壊にともなって、血液凝固の第XII因子が活性化され、ブラジキニンが産生されると、血管透過性の亢進、疼痛が生じる。

発赤　熱感

腫脹
白血球や血漿成分の漏出

ブラジキニン　疼痛
PGE₂
疼痛の増強

代謝を上げて修復を促す　障害因子の排除　局所の酸素濃度低下 病原体の拡散防止

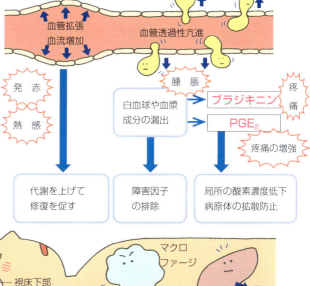

マクロファージからIL-1β、TNF-α、IL-6、IFNγが放出されると、脳の血管内皮細胞でプロスタグランジンE₂が産生され、視床下部の発熱中枢に作用して発熱が起こる。

IL-6が肝細胞に作用して、急性期たんぱく（CRP）の合成が促進される。

炎症・免疫系

# 抗炎症薬の種類と作用

## ■抗炎症薬は2種類

　炎症にかかわる因子は数多くあるが、そのなかで重要な炎症促進因子となるのがプロスタグランジンである。プロスタグランジンは、細胞膜を構成するリン脂質由来のアラキドン酸から、シクロオキシゲナーゼという酵素のはたらきによって生合成されている。

　抗炎症薬には、副腎皮質ステロイド(ステロイド性)と、アスピリンを代表とする非ステロイド性抗炎症薬(non-steroidal anti-inflammatory drugs；NSAIDs)の2つに分けられる。副腎皮質ステロイドは、細胞膜からのアラキドン酸の切り出しを抑制し、NSAIDsはシクロオキシゲナーゼを阻害してプロスタグランジンの産生を抑制し、抗炎症・解熱・鎮痛効果を現す。

### 図6-2 アラキドン酸の代謝と抗炎症薬の作用

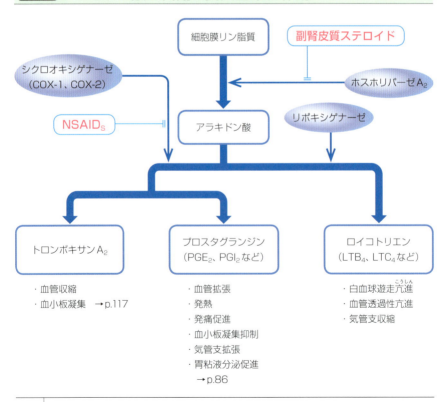

## ■ステロイド性抗炎症薬

　副腎皮質でつくられるホルモン(ステロイドホルモン)のうち、ヒドロコルチゾンを代表とする糖質コルチコイドは糖代謝やストレス防御にかかわり、強力な抗炎症作用をもつことから、類似の構造をもつ合成ステロイド(プレドニゾロンなど)が抗炎症薬として治療に用いられている。

　合成ステロイドは、ヒドロコルチゾンよりも作用を増強し、副作用となる電解質代謝に関与する作用(鉱質コルチコイド作用)が弱められている。

　ステロイド性抗炎症薬の適応は、湿疹、皮膚炎、喘息などのアレルギー症状から、膠原病、悪性腫瘍、臓器移植まで多岐にわたる。ステロイドはその構造により、作用時間や強度の特徴が異なるため、それぞれの疾患に応じて、適切な投与量や期間、剤形など投与方法を選ぶ必要がある。

### 図6-3 副腎皮質でつくられるホルモン

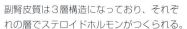
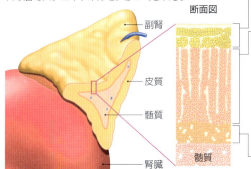

副腎皮質は3層構造になっており、それぞれの層でステロイドホルモンがつくられる。

- 球状帯：電解質コルチコイド(アルドステロンなど)を分泌 →ナトリウムイオンの再吸収、尿量の減少、血圧上昇
- 束状帯：糖質コルチコイド(ヒドロコルチゾンなど)を分泌
- 網状帯：副腎性アンドロゲン(性ホルモン)を分泌

ヒドロコルチゾンの構造

### ●おもなステロイド性抗炎症薬の種類と作用の特徴

| 作用時間<br>（生物学的半減期） | | 効力の比較(ヒドロコルチゾンを1とする) | |
|---|---|---|---|
| | | 抗炎症作用 | Na貯留作用 |
| 短時間型<br>(8〜12時間) | ヒドロコルチゾン | 1 | 1 |
| | コルチゾン | 0.8 | 0.8 |
| 中間型<br>(12〜36時間) | プレドニゾロン | 4 | 0.8 |
| | メチルプレドニゾロン | 5 | 0.5 |
| | トリアムシノロン | 5 | 0 |
| 長時間型<br>(36〜72時間) | デキサメタゾン | 25 | 0 |
| | ベタメタゾン | 25 | 0 |

# ■ステロイドの作用

　糖質コルチコイドは細胞膜を通過すると、細胞質で**グルココルチコイド受容体**と結合し、ステロイド－グルココルチコイド受容体（CS-GR）複合体となって核内に移動する。ステロイドを高用量で投与した場合は、CS-GR複合体は核内で二量体となり、抗炎症物質のDNA転写を**促進**する。また低用量で用いた場合は、CS-GR複合体は単量体として、炎症性サイトカインのDNA転写を**抑制**すると考えられている。

　ステロイドは、**ホスホリパーゼ$A_2$**を阻害するリポコルチンというたんぱく質の合成を誘導する。その結果、**アラキドン酸**の遊離と、プロスタグランジンやロイコトリエンの生成を抑制する。

# ■ステロイドの副作用

　ステロイドは強力な抗炎症作用をもつ一方で、生体の代謝や恒常性維持にかかわる多くの細胞に作用するため、適正に使用されないと副作用が起こりやすい。重篤な副作用を現すこともあるため、注意を要する。

## ●ステロイドの生理作用と副作用

| 生理作用 | 副作用 |
| --- | --- |
| 糖新生による血糖上昇 | 糖尿病 |
| | 中心性肥満 |
| | 満月様顔貌 |
| 抗炎症作用、免疫抑制作用 | 感染症 |
| 胃酸分泌促進 | 胃潰瘍 |
| ナトリウムイオンの再吸収、カリウムイオンの排泄 | 血圧上昇 |
| | 浮腫 |
| 骨増殖の抑制 | 骨粗鬆症 |
| | 骨壊死 |
| 中枢神経への作用 | 中枢神経症状（興奮、抑うつなど） |
| 男性ホルモン作用 | 多毛 |
| | にきび |
| 血小板の機能亢進 | 血栓症 |
| その他 | 緑内障、白内障 |

6章　炎症・免疫系に作用する薬

# ■非ステロイド性抗炎症薬（NSAIDs）

　非ステロイド性抗炎症薬(NSAIDs)は、おもにシクロオキシゲナーゼを阻害し、炎症の原因となるプロスタグランジンが生合成されるのを抑制して、抗炎症効果を発揮する(→p.130)。NSAIDsは、その構造から酸性・塩基性・中性に分けられている。もっとも広く使われているのは酸性NSAIDsである。塩基性NSAIDsは、シクロオキシゲナーゼ阻害作用がきわめて弱く、異なる作用メカニズムによって抗炎症作用を現すと考えられている(解熱鎮痛作用はない)。最近、従来のNSAIDsに比べて胃腸障害の副作用が少ない、中性のコキシブ系NSAIDsも開発されている。

## ●NSAIDsの種類

| 分類 | | | 薬物名 |
|---|---|---|---|
| 酸　性 | サリチル酸系 | | アセチルサリチル酸（アスピリン） |
| | アントラニル酸系（フェナム酸系） | | メフェナム酸 |
| | アリール酢酸系 | フェニル酢酸系 | ジクロフェナク |
| | | インドール酢酸系 | インドメタシン |
| | プロピオン酸系 | | イブプロフェン |
| | | | ロキソプロフェン |
| | オキシカム系 | | ロルノキシカム |
| 塩基性 | | | チアラミド |
| 中　性 | コキシブ系 | | セレコキシブ |

# ■アセトアミノフェン

　アセトアミノフェンは、NSAIDsと同様のシクロオキシゲナーゼ阻害作用をもつが、その作用は弱い。抗炎症効果はほとんどなく、比較的安全性の高い解熱鎮痛薬として小児から高齢者にまで広く使われている。大量投与では、重篤な肝障害の副作用が起こるため、注意を要する。

[アセトアミノフェンの構造]

## ■NSAIDsの副作用

　プロスタグランジンには多様な作用があり、炎症反応のみならず生体の恒常性の維持にかかわっている。シクロオキシゲナーゼ(COX)には、全身の細胞につねに存在するCOX-1と、炎症性サイトカインの刺激により炎症局所において発現が誘導されるCOX-2がある。COX-1は止血や胃、腎機能の調節などの生理的なはたらきにかかわるプロスタグランジンを産生して生体を守るのに対し、COX-2は炎症や痛みなどの病態と密接にかかわるプロスタグランジンを産生する。

　従来のNSAIDsは、COX-1とCOX-2をともに阻害するため、胃腸障害などの副作用が現れやすい。コキシブ系NSAIDsは、COX-2のみを阻害し、COX-1を阻害しないという特徴があるため、抗炎症・鎮痛効果をもちながら胃腸障害の副作用が少ない(図6-4)。

　また、NSAIDsの副作用としてはアスピリン喘息がある。アラキドン酸はプロスタグランジンへと合成される(→p.130)だけでなく、アナフィラキシーや気管支収縮作用などに関与するロイコトリエン(→p.76〜79)にも変換される。COXが阻害されると、アラキドン酸からリポキシゲナーゼによりつくられるロイコトリエンが増加し、気管支を収縮させるために喘息症状が起こる。アスピリンだけでなく、他のNSAIDsでもアスピリン喘息の副作用は起こる。

### 図6-4 従来のNSAIDsとコキシブ系NSAIDs

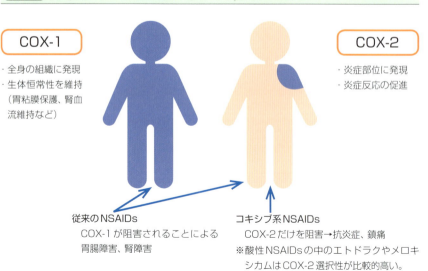

COX-1
・全身の組織に発現
・生体恒常性を維持（胃粘膜保護、腎血流維持など）

COX-2
・炎症部位に発現
・炎症反応の促進

従来のNSAIDs
COX-1が阻害されることによる胃腸障害、腎障害

コキシブ系NSAIDs
COX-2だけを阻害→抗炎症、鎮痛
※酸性NSAIDsの中のエトドラクやメロキシカムはCOX-2選択性が比較的高い。

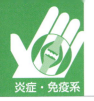

# 関節リウマチへのアプローチ

炎症・免疫系

## ■免疫の異常亢進による炎症性疾患

関節リウマチは慢性炎症性疾患であり、主病変は関節にあるが、全身の結合組織にも病変が及ぶ全身疾患である。原因は特定されていないが、遺伝的な要素に環境因子が加わり、自己免疫システムに異常が起こることが発症に関与すると考えられている。

### ●関節リウマチの進行

| | |
|---|---|
| 初期 | 関節を包む滑膜に炎症が起こり、痛みやこわばり、熱感を感じる。 |
| 中期 | 滑膜中の炎症性サイトカイン（TNF-α、インターロイキン-6、インターロイキン-1など）や破骨細胞が活性化する。軟骨が侵食される。 |
| 末期 | 骨が侵食・破壊され、変形する。筋肉の萎縮が進む。 |

### 図6-5 炎症を起こした関節

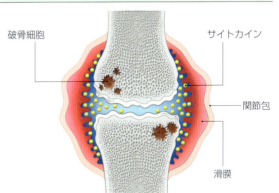

破骨細胞、サイトカイン、関節包、滑膜

## ■関節リウマチの治療薬

抗リウマチ薬は免疫異常を改善し、炎症を鎮静化させ、関節リウマチの進行を抑制して日常生活の質を維持することを目的として使用される。

発症早期に病勢を寛解させることが重要であり、メトトレキサートを中心とした多剤併用療法により、強力な治療を行う。難治例には炎症関連因子に特異的に作用する抗体などの生物学的製剤が用いられる。

免疫機能にはたらきかけ、病期の進行を抑える抗リウマチ薬は、疾患修飾性抗リウマチ薬（disease-modifying antirheumatic drugs；DMARDs）とよばれている。免疫機能の異常を正常化する免疫調節薬と、免疫を抑制する免疫抑制薬に分けられる。DMARDsの抗炎症効果にはNSAIDsのような即効性はなく、効果発現に2〜3か月かかる。

疼痛や腫脹などの随伴症状を軽減するために、NSAIDsやステロイド薬も補助的に用いられる。

## ●おもな抗リウマチ薬（DMARDs）とその特徴

| 分類 | | 薬物名 | 特徴 |
|---|---|---|---|
| 低分子抗リウマチ薬 | **免疫抑制薬**<br>免疫にかかわる細胞の増殖や分化を阻害し、過剰な免疫反応を抑制する。 | メトトレキサート | リウマチ治療の第一選択薬。免疫細胞の増殖抑制作用、および滑膜の血管内皮細胞などにおけるアデノシン合成促進による抗炎症作用をもつ。リンパ球などの核酸（葉酸）代謝を抑制。 |
| | | レフルノミド | プロドラッグ。リンパ球の核酸（おもにピリミジン）代謝を抑制。 |
| | | タクロリムス | T細胞に作用。 |
| | | トファシチニブ | ヤヌスキナーゼ（JAK）阻害薬 |
| | **免疫調節薬**<br>免疫異常を改善し、炎症や関節の破壊を抑制する。 | 金チオリンゴ酸ナトリウム | 免疫抑制、抗炎症作用をもつが、作用点は不明。 |
| | | ブシラミン | リンパ球機能の抑制や活性酸素の産生阻害の作用がある。線維芽細胞の増殖を抑制。 |
| | | サラゾスルファピリジン | T細胞、マクロファージからの炎症性サイトカイン産生を抑制。活性酸素産生抑制などの作用をもつ。 |
| **生物学的製剤**<br>関節リウマチに関与する炎症性サイトカインおよびその受容体など、特定の分子を阻害して効果を発揮する。 | | インフリキシマブ | TNF-αに作用 |
| | | アダリムマブ | |
| | | エタネルセプト | |
| | | トシリズマブ | インターロイキン-6受容体に作用 |
| | | アバタセプト | 抗原提示細胞のCD80/86に作用 |

### 図6-6 生物学的製剤の作用メカニズム

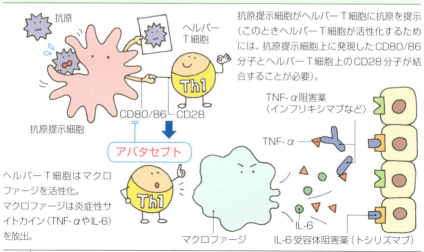

136　6章　炎症・免疫系に作用する薬

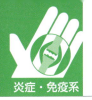

炎症・免疫系

# 高尿酸血症・痛風へのアプローチ

## ■痛風は高尿酸血症をベースとする炎症性関節炎

痛風は、高尿酸血症を背景として発症する。尿酸塩の結晶が関節内に析出すると、白血球の遊走、貪食が起こり、炎症反応が惹起されて激烈な痛みが起こる（痛風発作）。初回発作の7割は第一中足趾節関節に生じる。関節炎以外に、尿路結石、痛風腎、痛風結節が見られることもある。

## ■急性痛風発作治療薬

痛風の治療は、急性期は抗炎症薬による痛風関節炎の炎症反応の抑制が基本となる。前兆期にはコルヒチン、発作時にはアスピリン以外のNSAIDsが使用される。

### ●コルヒチン

コルヒチンは、好中球の炎症部位への遊走を抑制するとともに、尿酸塩結晶の貪食にともなって引き起こされる、白血球からの炎症メディエーター（→p.128）の放出を抑制して、炎症反応を抑える（図6-7）。

### ●NSAIDs

NSAIDsはシクロオキシゲナーゼ阻害作用によりプロスタグランジンの生合成を阻害して、抗炎症作用を示す（→p.130）。

### 図6-7 コルヒチンの作用メカニズム

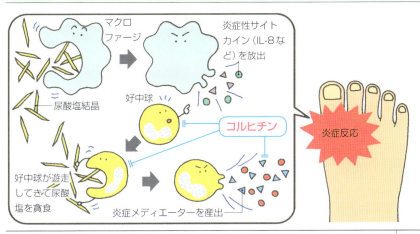

## ■高尿酸血症治療薬

　高尿酸血症の原因には、尿酸産生過剰と、腎臓からの尿酸排泄低下の2つがある。発作間欠期には、高尿酸血症治療薬により血中尿酸値を低下させて、発作を予防する。

### ●尿酸生成抑制薬

　尿酸はプリン体の最終代謝産物である。尿酸産生過剰型の高尿酸血症には、尿酸生成抑制薬であるアロプリノール、フェブキソスタット、トピロキソスタットを用いる。

　これらは、ヒポキサンチンから尿酸がつくられる経路を触媒するキサンチンオキシダーゼという酵素を阻害して、尿酸の合成を低下させる。

### 図6-8 尿酸代謝と高尿酸血症治療薬の作用メカニズム

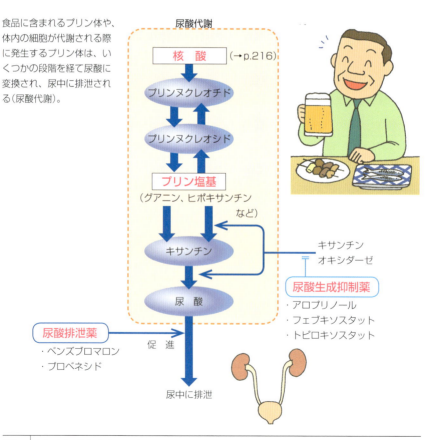

食品に含まれるプリン体や、体内の細胞が代謝される際に発生するプリン体は、いくつかの段階を経て尿酸に変換され、尿中に排泄される（尿酸代謝）。

138　6章　炎症・免疫系に作用する薬

● 尿酸排泄薬

　尿酸排泄低下型の高尿酸血症には、尿酸排泄を促進するベンズブロマロンやプロベネシドを用いる。

　プロベネシドは尿細管での尿酸の分泌と再吸収を抑制する。再吸収抑制作用がより強力なため、尿中への尿酸排泄が増加して、血清尿酸値の低下作用を示す。

　一方、ベンズブロマロンは、腎尿細管における尿酸の分泌後の再吸収を選択的に阻害する。糸球体で濾過された尿酸は、腎臓近位尿細管管腔側に存在する尿酸トランスポーター（URAT1）によって再吸収されるが、ベンズブロマロンは、URAT1による尿酸の取り込みを阻害して、尿酸の再吸収を抑制することにより尿酸の尿中排泄を促進し、血中尿酸値を低下させる。

## 図6-9 尿酸排泄薬の作用メカニズム

［通常時］
人体には一定量の尿酸が存在する。血液中の尿酸は腎臓の糸球体で濾過され、近位尿細管のトランスポーターによって再吸収と分泌が行われ、1割ほどが尿中に排泄される。

［尿酸排泄薬を服用］
近位尿細管でURAT1による尿酸の再吸収を抑制。

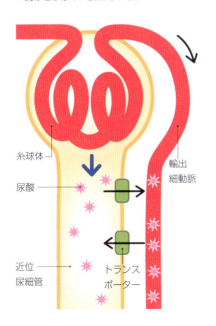
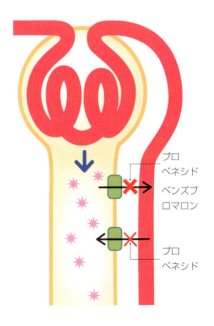

## 6 章のまとめ

### 炎症が起きるしくみ

● 炎症とは、組織が障害を受けたときに、いち早く反応して組織を修復・再生しようとする、一連の生体防御のしくみである。

● 炎症の特徴的な症状として、発赤、熱感、腫脹、疼痛が見られる。

● 炎症反応において、組織内のマスト細胞やマクロファージなどから、各種の化学伝達物質や炎症性サイトカインなどの炎症メディエーターが産生される。

● 炎症性サイトカインの作用は局所のみならず、全身に作用を及ぼす。

● 炎症メディエーターには、ブラジキニン、セロトニン、ヒスタミン、プロスタグランジン、ロイコトリエン、インターロイキン、インターフェロン、TNF-αなどがある。

### 抗炎症薬の種類と作用

● いくつかの炎症促進因子のなかでとくに重要なプロスタグランジンは、細胞膜を構成するリン脂質由来のアラキドン酸からシクロオキシゲナーゼ(COX)によって生合成される。

● 抗炎症薬には、副腎皮質ステロイド(ステロイド性)と、非ステロイド性(NSAIDs)の2つがある。

● 副腎皮質ステロイドは、細胞膜からのアラキドン酸の切り出しを抑制、NSAIDsはシクロオキシゲナーゼを阻害してプロスタグランジンの産生を抑制して、抗炎症・解熱・鎮痛効果を現す。

● NSAIDsには、酸性(サリチル酸系、アリール酢酸系、プロピオン酸系など)、塩基性、中性(コキシブ系)の3種類がある。

● プロスタグランジンは多様な作用をもち、炎症反応のみならず生体の恒常性の維持にかかわる。

● シクロオキシゲナーゼ(COX)には、全身細胞につねに存在するCOX-1と、炎症性サイトカインの刺激により炎症局所において発現が誘導されるCOX-2がある。

● COX-1は止血や胃、腎機能の調節などの生理的なはたらきにかかわるプロスタグランジンを産生して生体を守る。

● COX-2は炎症や痛みなどの病態と密接にかかわるプロスタグランジンを産生する。

●従来のNSAIDsは、COX-1とCOX-2をともに阻害するため、胃腸障害などの副作用が現れやすい。コキシブ系NSAIDsは、COX-2のみを阻害するため、胃腸障害の副作用が少ない。

## 関節リウマチへのアプローチ

●関節リウマチは慢性炎症性疾患であり、主病変は関節にあるが、全身の結合組織にも病変が及ぶ全身疾患である。

●原因は特定されていないが、遺伝的な要素に環境因子が加わり、自己免疫システムに異常が起こることによって発症すると考えられている。

●抗リウマチ薬は免疫異常を改善し、炎症を鎮静化させ、関節リウマチの進行を抑制して日常生活の質を維持することを目的として使用される。

●関節リウマチの治療においては、発症早期に病勢を寛解させることが重要であり、メトトレキサートを中心とした多剤併用療法により、強力な治療を行う。

●難治例には炎症関連因子(TNF-α、インターロイキン-6受容体など)に特異的に作用する抗体などの生物学的製剤が用いられる。

●免疫機能にはたらきかけ、病期の進行を抑える抗リウマチ薬は、疾患修飾性抗リウマチ薬(DMARDs)とよばれている。免疫機能の異常を正常化する免疫調整薬と、免疫を抑制する免疫抑制薬に分けられる。

●DMARDsの抗炎症効果にはNSAIDsのような即効性はなく、効果発現に2～3か月かかる。

●疼痛や腫脹などの随伴症状を軽減するために、NSAIDsやステロイド薬も補助的に用いられる。

## 高尿酸血症・痛風へのアプローチ

●痛風は、高尿酸血症を背景として発症する。

●尿酸塩の結晶が関節内に析出すると、白血球の遊走、貪食が起こり、炎症反応が惹起されて激烈な痛みが起こる(痛風発作)。

●初回発作の7割は、第一中足趾節関節に生じる。

●関節炎以外に、尿路結石、痛風腎、痛風結節が見られることもある。

●痛風の治療は、急性期は抗炎症薬による痛風関節炎の炎症反応の抑制が基本となる。

●前兆期にはコルヒチン、発作時にはアスピリン以外のNSAIDsが使用される。

炎症・免疫系

- コルヒチンは、好中球の炎症部位への遊走を抑制するとともに、尿酸塩結晶の貪食にともなって引き起こされる、白血球からの炎症メディエーターの放出を抑制して、炎症反応を抑える。
- 高尿酸血症の原因には、尿酸産生過剰と、腎臓からの尿酸排泄低下の2つがある。
- 発作間欠期には、高尿酸血症治療薬により血中尿酸値を低下させて、発作を予防する。
- 尿酸は、プリン体（食品由来あるいは体内の細胞が代謝されて生成）の最終代謝産物。
- 尿酸産生過剰型の高尿酸血症には、アロプリノール、フェブキソスタット、トピロキソスタットなどの尿酸生成抑制薬を用いる。
- 尿酸生成抑制薬はキサンチンオキシダーゼを阻害し、ヒポキサンチンからの尿酸合成を低下させる。
- 尿酸排泄低下型の高尿酸血症には、尿酸排泄を促進するベンズブロマロンやプロベネシドを用いる。
- プロベネシドは尿細管での尿酸の再吸収を強力に抑制して、尿中への尿酸排泄を増加させ、血清尿酸値の低下作用を示す。
- 糸球体で濾過された尿酸は、近位尿細管管腔側に存在する尿酸トランスポーター（URAT1）によって再吸収される。ベンズブロマロンは、URAT1による尿酸の取り込みを阻害して、尿酸の再吸収を抑制することにより尿酸の尿中排泄を促進し、血中尿酸値を低下させる。

## ◆薬剤使用のワンポイント◆

[尿酸排泄促進薬]

　血液中に増加した尿酸を尿中に排泄することで、高尿酸血症や痛風を治療する。

　高尿酸血症や痛風の患者の多くは、尿が酸性に傾いているため、尿路結石や腎障害が起こるリスクが高い。尿中の尿酸析出を防ぐため、水分を多めに摂って尿量を増やすことと、尿を酸性からアルカリ性に傾けることが有効。尿をアルカリ性に傾けるには、ひじき、わかめ、昆布、干ししいたけ、大豆、ほうれん草などの食品を摂るとよい。

6章　炎症・免疫系に作用する薬

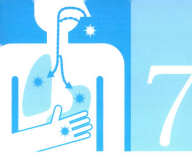

# 7章

# 抗感染症薬

感染症発症のしくみ……………………………144
抗菌スペクトル…………………………………146
抗菌薬が作用するしくみ………………………148
抗菌薬の種類……………………………………150
　コラム●βラクタマーゼ ……………………151
　コラム●抗菌薬の開発の歴史と耐性菌の出現…156
抗結核薬の種類と作用のしくみ………………157
　コラム●薬による尿や便の着色……………158
ウイルスの構造と感染のしくみ………………159
抗ウイルス薬の種類と作用……………………161
　コラム●HIV感染症のART …………………165
真菌の種類………………………………………166
抗真菌薬の種類と作用メカニズム……………167
消毒薬の種類……………………………………170
7章のまとめ……………………………………172

# 感染症発症のしくみ

## ■病原体によって引き起こされる疾患

　環境中に存在する細菌やウイルス、寄生虫などの病原性微生物（病原体）が生体内に侵入し、増殖することで引き起こされる疾患を、感染症という。そのうち、インフルエンザや結核のように人から人へと伝染する感染症は、伝染性感染症とよばれる。また、感染症には症状が現れる「顕性感染」と、はっきりとした症状が現れない「不顕性感染」がある。後者では、保菌者（キャリア）が無自覚のまま細菌・ウイルスを保有・排出するため、感染源となることがある。

　感染症を引き起こす病原体には、以下のような多くの種類がある。

### 図 7-1 感染症を引き起こす病原体の分類

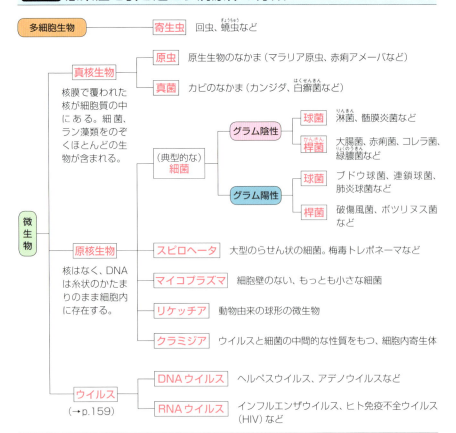

# ■細菌細胞の構造

細菌細胞とヒトの細胞の構造には、細胞壁や核の有無、リボソームの形など、いくつかの大きな違いがある。それらの違いを利用して、細菌のみに殺傷性の効果を現すが、ヒトの体の細胞にはほとんど影響を与えない(選択毒性)抗菌薬が数多く開発されてきた。

## ●細菌細胞とヒト細胞の比較

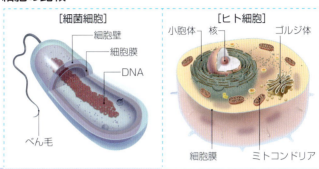

| 細胞壁 | あり(マイコプラズマはなし) | なし |
|---|---|---|
| 細胞小器官(ミトコンドリア、小胞体、ゴルジ体など) | なし | あり |
| 核 | なし | あり |
| リボソーム | 70Sリボソーム→p.152 | 80Sリボソーム |
| 葉酸 | 合成する | 合成しない(外部から吸収) |

### ●グラム陽性菌とグラム陰性菌

グラム染色を行うと青紫色に染まる菌を**グラム陽性**菌、ピンク色に染まる菌を**グラム陰性**菌とよぶ。この違いは細菌の細胞壁による。

**グラム陽性**菌の細胞壁はグラム陰性菌に比べて厚く、大部分がペプチドグリカン(ペプチドと糖からなる高分子)である。**グラム陰性**菌はペプチドグリカンが少なく、細胞壁の外側は厚い外膜で覆われている。そのため抗菌薬が効きにくい。

# ■感染症治療薬の種類

感染症治療薬には、抗生物質、合成抗菌薬、抗真菌薬、抗原虫薬、駆虫薬、抗ウイルス薬などが含まれる。抗生物質は、微生物がつくり出す、他の微生物や細胞の発育を阻害する物質である。多くが抗菌薬に含まれるが、抗真菌薬、抗ウイルス薬、抗腫瘍薬として使われているものもある。

# 抗菌スペクトル

## ■抗菌薬の作用範囲＝スペクトル

　抗菌薬の対象となる病原体は、グラム陽性菌、グラム陰性菌、結核菌、マイコプラズマ、クラミジア、リケッチアなど広範囲の微生物である。抗菌薬はその種類によって、どの微生物に抗菌効果をもつかが異なっている。抗菌スペクトルは、抗菌薬が微生物に対して増殖阻止作用を示す範囲を表すものである。多くの微生物に抗菌効果を示す抗菌薬は抗菌スペクトルが広く、反対に特定の微生物に限定した抗菌効果をもつ抗菌薬は、抗菌スペクトルが狭い。したがって抗菌薬を用いる際には、標的となる病原体に対して感受性のある抗菌薬を選択することが重要になる。

## ■最小発育阻止濃度（MIC）

　薬の抗菌力を示す指標のひとつに、最小発育阻止濃度（MIC）がある。MICが小さいほど、低い濃度で病原微生物の発育を阻止できることを示しており、抗菌力が強いといえる。

　抗菌スペクトルはMICなどの指標にもとづいて、抗菌薬の各種病原微生物に対する作用範囲を示したものである。

　抗菌薬の効果が現れる条件として、病変部位で最小発育阻止濃度（MIC）以上の血中濃度が一定時間維持される必要がある。一部のアミノグリコシド系、キノロン系などの抗菌薬では、薬物消失後も効果がしばらく持続する特徴をもつため投与回数を減らすことができ、治療のうえで最高血中濃度を高くすることに重点が置かれる。抗菌薬の抗菌活性や組織移行性、体内における薬物動態などの条件にもとづいて、抗菌薬の投与量や投与間隔が決定される。

### 図7-2 抗菌薬の血中濃度の変化

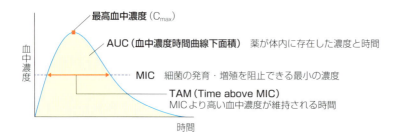

# ●代表的な抗菌薬の抗菌スペクトル

抗感染症薬

| 分類 | | 細菌 | 細胞壁合成阻害薬 βラクタム系 ペニシリン系 天然ペニシリン / ベンジルペニシリン | 広範囲ペニシリン / アモキシシリン | セフェム系 第1世代 / セファレキシン | 第2世代 / セフォチアム | 第3世代 / セフジトレン | 第4世代 / セフェピム | カルバペネム系 / テビペネムピボキシル | その他 グリコペプチド系 / バンコマイシン | アミノグリコシド系 / カナマイシン | テトラサイクリン系 / ミノサイクリン | マクロライド系 / クラリスロマイシン | ニューキノロン系 / レボフロキサシン | 抗結核薬 / リファンピシン | サルファ剤 / スルファメトキサゾール・トリメトプリム | ポリペプチド系 / ポリミキシンB |
|---|---|---|---|---|---|---|---|---|---|---|---|---|---|---|---|---|---|
| グラム陽性 | 球菌 | ブドウ球菌 | ● | ● | ● | ● | ● | ● | ▲ | * | ● | ● | ● | | | | |
| | | 連鎖球菌 | ● | ● | ● | ● | ● | ● | | | | ● | ● | | | | |
| | | 肺炎球菌 | ● | ● | | | | ● | | | | | ● | | | | |
| | | 腸球菌 | ● | ● | | | | | | ● | | | ● | | ● | | |
| | 桿菌 | 破傷風菌 | ● | | | | | | | | | | | | | | |
| | | ジフテリア菌 | ● | | | | | | | | | | | | | | |
| | | 結核菌 | | | | | | | | | | | | ● | ● | | |
| グラム陰性 | 球菌 | 淋菌 | ● | ● | ▲ | | | | | | | ● | | ● | | | |
| | | 髄膜炎菌 | ● | | | | | | | | | | | | | | |
| | 桿菌 | 大腸菌 | | | ● | ● | ● | ● | ● | | ● | | | ● | | ● | |
| | | 赤痢菌 | | | | | | | | | ● | | | ● | | ● | |
| | | インフルエンザ菌 | | ● | ● | | | | | | | | ● | ● | | ● | |
| | | エンテロバクター属 | | | ▲ | ● | ● | ● | | | | | | ● | | ● | |
| | | セラチア属 | | | | | ● | ● | | | | | | ● | | | |
| | | サルモネラ属 | | | | | | | | | | | | ● | | | |
| | | 緑膿菌 | | | | | | ● | | | ● | | | ● | | | ● |
| 嫌気性菌 | | ペプトストレプトコッカス属 | | | | | ● | ● | | | | | ▲ | ● | | | |
| | | バクテロイデス属 | | | | | ● | ● | | | | | | | | | |
| | | アクネ菌 | | | | | ● | | | | | | | ● | | | |
| その他 | | 梅毒トレポネーマ | ● | ● | | | | | | | | | ● | | | | |
| | | マイコプラズマ | | | | | | | | | | ▲ | ● | ▲ | | | |
| | | リケッチア | | | | | | | | | | ▲ | | ▲ | | | |
| | | クラミジア | | | | | | | | | | ● | ● | ▲ | | | |

●：保険適用　▲：一部保険適用　　　＊メチシリン耐性黄色ブドウ球菌（MRSA）など

# 抗菌薬が作用するしくみ

## ■病原体の増殖を阻止する

抗菌薬が病原体の増殖を阻止するメカニズムには、①細胞壁の合成を阻害、②たんぱく質の合成を阻害、③核酸の合成を阻害、④葉酸の合成を阻害、⑤細胞膜を障害など、いくつかの種類がある。

## ■耐性菌の出現

突然変異などによって出現する、本来効くはずの抗菌薬が効かない細菌を耐性菌とよぶ。近年、抗菌薬が進歩する一方で、多くの種類の抗菌薬に対する耐性を獲得した多剤耐性菌が世界中で出現しており、危機意識が高まっている。多剤耐性菌に感染すると使える抗菌薬の種類が限られ、治療が困難となるため、臨床では多剤耐性菌を極力生じさせないようにすることが重要となる。

### 図7-3 抗菌薬の作用点と耐性のメカニズム

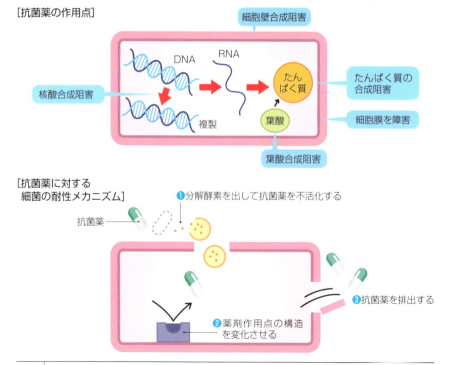

多剤耐性菌の例
・メチシリン耐性黄色ブドウ球菌（MRSA）
・バンコマイシン耐性腸球菌（VRE）
・多剤耐性緑膿菌（MDRP）
・多剤耐性アシネトバクター　など

● 抗菌薬を使用する際の注意点
・もっとも適切な抗菌薬を選択し、最適な量を、最適な期間投与して（漫然と長期にわたって使用することを避ける）、もっとも少ない副作用で感染症を治癒または予防すること。
・不適切な抗菌薬の使用によって、耐性菌の出現を加速させないこと。

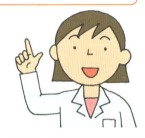

## ■菌交代現象

菌交代現象とは、例えば抗菌薬の投与によって、その薬物に対する耐性菌が異常に増殖するなど、生体に存在する菌の種類が大きく変化する現象をいう。

### 図7-4 耐性菌が発現するしくみと菌交代現象

［耐性菌の発現］

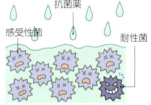
抗菌薬を使用しているうちに、感受性菌（抗菌薬が効く菌）のなかから耐性菌が現れる。

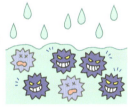
なおもその抗菌薬を使用し続けると、感受性菌が死滅し、耐性菌のみが生き残り増殖する。

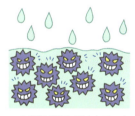
この過程が繰り返されることで、さらに高度な耐性を獲得した菌が発現する。

［菌交代現象］

抗生物質の長期間あるいは大量投与

原因菌の減少・消失とともに、正常細菌叢のなかの感受性菌も減少・消失

正常細菌叢のバランスが崩れる。

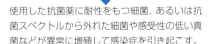

使用した抗菌薬に耐性をもつ細菌、あるいは抗菌スペクトルから外れた細菌や感受性の低い真菌などが異常に増殖して感染症を引き起こす。

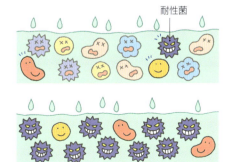

# 抗菌薬の種類

## ■細胞壁合成阻害薬

　ヒト細胞とは異なり、細菌細胞には細胞壁が存在することから、細胞壁の合成を阻害する薬物が抗菌薬として用いられている。

　その代表的なものとして、βラクタム系のペニシリン系薬・セフェム系薬・カルバペネム系薬、およびグリコペプチド系薬などがあげられる。

### ●βラクタム系薬

　βラクタム環を構造としてもつ薬物の総称。細菌の細胞壁合成酵素であるトランスペプチダーゼ（ペニシリン結合たんぱく、PBP）に結合して、細胞壁の合成を阻害する。

#### ①ペニシリン系薬

　ペニシリン系薬はペナム骨格（五員環を含む）構造をもつ薬物で、古くから使われている。以下のように多くの種類がある。

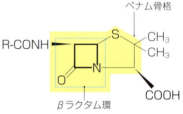

| 種類 | 特徴 |
|---|---|
| 天然ペニシリン（ベンジルペニシリンなど） | ・アオカビに産生される、初めて発見された抗生物質。<br>・酸に弱い。胃酸に分解されるので経口投与できない（点滴用）。<br>・グラム陰性菌に対しては抗菌力が弱い。<br>・マイコプラズマ、リケッチアなどには無効。<br>・ペニシリナーゼ（酵素）により分解される。<br>・殺菌的作用をもつものが多い。時間依存的→p.155。<br>・アナフィラキシーショックの副作用に注意が必要。 |
| 耐性ブドウ球菌用ペニシリン（メチシリン、オキサシリンなど） | ・ペニシリナーゼ産生菌に有効。 |
| 広範囲ペニシリン（アンピシリン、アモキシシリンなど） | ・グラム陰性菌に対して抗菌力が拡大。<br>・緑膿菌には無効。 |
| 抗緑膿菌広範囲ペニシリン（ピペラシリンなど） | ・腸内細菌や緑膿菌に有効。 |

150　7章 抗感染症薬

## ②セフェム系薬

古くから知られる抗生物質であるセファロスポリンの構造をもとにして開発されたのが、セフェム系薬である。セフェム骨格(六員環を含む)構造をもつ。ペニシリン系薬とは側鎖の違いにより、抗菌活性や体内動態が異なる。セフェム系薬の副作用は少なく、おもな副作用である過敏症の発症頻度も、ペニシリン系薬に比べて低い。

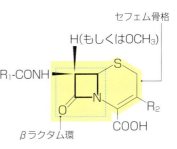

セフェム系薬は、開発年代別に第1世代から第4世代に分類される。それぞれの抗菌スペクトルの特徴をまとめると、表のようになる。

|  | 抗菌力 |  |  |
|---|---|---|---|
|  | グラム陽性菌 | グラム陰性菌 | 緑膿菌 |
| 第1世代:狭域<br>(セファレキシン、セファクロルなど) | 強 | 弱 | 無効 |
| 第2世代:拡大<br>(セフォチアム、セフメタゾールなど) | やや強 | やや強 | 無効 |
| 第3世代:広域<br>(セフィキシム、セフカペンなど) | 弱 | 強 | 一部有効 |
| 第4世代:きわめて広域<br>(セフピロム、セフェピムなど) | 強 | 強 | 有効 |

## ③カルバペネム系薬(テビペネム、イミペネムなど)

外膜透過性に優れ、グラム陽性菌から緑膿菌を含むグラム陰性菌、嫌気性菌まで、幅広い抗菌スペクトルを示す。βラクタマーゼに分解されないという特徴ももつ。

カルバペネムはおもに腎臓から排泄されるため、腎保護薬や腎臓における不活性化酵素阻害薬を配合した、合剤が使用されている。

---

### βラクタマーゼ

βラクタマーゼとはβラクタム系薬を失活させる酵素の総称で、ペニシリン系薬を分解するペニシリナーゼ、セフェム系薬を分解するセファロスポリナーゼなどがある。黄色ブドウ球菌やインフルエンザ菌などのなかには、βラクタマーゼを産生する細菌が存在する。抗菌効果を高めるために、βラクタマーゼ阻害薬を配合した薬剤も開発されている。

- **その他:グリコペプチド系薬(バンコマイシン、テイコプラニンなど)**

細胞壁合成酵素の基質であるムレインに結合し、酵素反応を阻害することにより、細胞壁合成を障害する。MRSAの治療薬として用いられるが、グラム陰性菌には無効。

## ■たんぱく合成阻害薬

たんぱく合成阻害薬は、細胞内膜を通過して細胞質に入り、細菌のリボソーム(70S)に結合してたんぱく質への翻訳を阻害する。大サブユニット(50S)に作用するものと、小サブユニット(30S)に作用するものがある。ヒトのリボソーム(80S)には親和性が低く、細菌にのみ効果を現す。下記のように分類される。

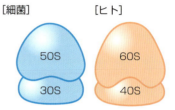

細菌のリボソームは30Sと50Sのサブユニットから構成され、ヒトのリボソームは40Sと60Sのサブユニットから構成される(Sは遠心分離した際の沈降係数＊・スベドベリの頭文字)。

| 種類 | 特徴 |
| --- | --- |
| アミノグリコシド系薬(ストレプトマイシン、カナマイシン、ゲンタマイシンなど) | ・30Sサブユニットに(一部はさらに50Sサブユニットにも)結合してたんぱく質の合成を阻害する。<br>・結合は不可逆的。<br>・強力な殺菌効果をもち、その作用は濃度依存的。→p.155<br>・ほとんどのグラム陰性桿菌に対して有効。嫌気性菌には無効。<br>・腎障害、第Ⅷ脳神経(内耳神経)障害の副作用に注意。 |
| テトラサイクリン系薬(テトラサイクリン、ミノサイクリンなど) | ・30Sサブユニットに作用する。<br>・抗菌スペクトルは広いが、耐性をもつものが多い。<br>・静菌的(菌の発育・増殖を抑える)に作用する。<br>・胃腸・皮膚粘膜障害の副作用に注意。 |
| マクロライド系薬(エリスロマイシン、クラリスロマイシンなど) | ・50Sサブユニットに作用する。<br>・一般的に静菌的に作用する。<br>・副作用は少ないが、胃腸障害、肝障害に注意。<br>・マクロライド耐性菌の増加が問題となっている。 |
| クロラムフェニコール | ・50Sサブユニットに作用する。<br>・静菌的に作用する。<br>・広い抗菌域をもつが、造血障害の副作用が強いため、使用が限定される。 |

＊沈降係数には分子量と分子の構造が関係する。そのためヒトのリボソームは、サブユニットとしては40Sと60Sだが、総体では100Sではなく80Sになる。

## ■核酸合成阻害薬

細胞の核酸(DNAとRNA)の複製を阻害することで、増殖を抑える。

### ●キノロン系薬

DNAの複製過程に必須の酵素(II型トポイソメラーゼ)に結合し、DNAの合成を阻害する。抗菌効果は殺菌的で濃度依存的(血中濃度が高いほど抗菌効果がある)。開発年代により第1世代のオールドキノロンと、第2世代以降のニューキノロンに分類される。

**オールドキノロン系(ナリジクス酸、ピペミド酸など)**：グラム陰性菌のみに優れた殺菌力を示す。

**ニューキノロン系(オフロキサシン、レボフロキサシン、シプロフロキサシンなど)**：キノロン骨格にフッ素が導入された構造をもつ。グラム陽性菌、グラム陰性菌の緑膿菌にまで抗菌域が拡大。

### ●リファンピシン

細菌のRNAポリメラーゼ(→p.217)に結合し、mRNAの転写を阻害するが、ヒトのRNAポリメラーゼにはほとんど作用しない。もっとも強力な抗結核薬のひとつ。

### 図7-5 核酸合成阻害薬が作用するしくみ

細菌の細胞が増殖する際、環状になっていたDNAの二重らせんがほどける。
キノロン系薬は、このときDNAの複製を助けるDNAジャイレースやトポイソメラーゼIVといった酵素を阻害する。

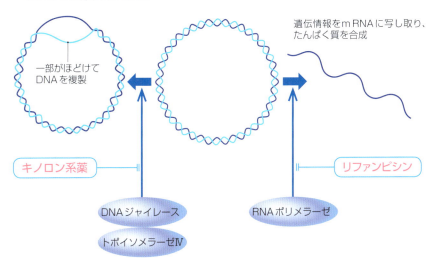

## ■葉酸合成阻害薬

葉酸は核酸合成の補酵素として必要なビタミンである。葉酸合成阻害薬は、細菌が菌体内でp-アミノ安息香酸(PABA)から葉酸を合成することを利用し、葉酸合成の過程を阻害することで細胞の増殖を抑制する。ヒトは体内で葉酸を合成する経路がないため、葉酸合成阻害薬の影響を受けない。

### ●サルファ剤(スルファジメトキシンなど)

PABAと構造が類似しているため、それに拮抗することにより葉酸合成を阻害し、細菌の増殖を選択的に阻害する。

### ●ST合剤

現在サルファ剤としておもに使用されている合剤。スルファメトキサゾールとトリメトプリムが5:1で配合される。

スルファメトキサゾールはPABAと拮抗して細菌の葉酸合成を阻害する。トリメトプリムは、葉酸の代謝に欠かせないジヒドロ葉酸還元酵素を阻害する。

## ■細胞膜障害薬

細胞膜に結合して、殺菌作用を現す。他の抗菌薬とは異なる作用機序をもつことから、耐性菌による感染症の治療にも用いられる。

その一方で細胞膜障害薬は選択毒性が低く、ヒトの細胞の細胞膜にも影響を及ぼす。

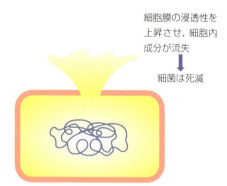

細胞膜の浸透性を上昇させ、細胞内成分が流失
↓
細菌は死滅

### ●ポリペプチド系(ポリミキシンB、コリスチンなど)

細胞膜に結合して細胞膜の機能に障害を与え、透過性に変化をきたすことにより、殺菌的に作用する。新規抗菌薬のコリスチンは、多剤耐性菌の治療薬として用いられる。

### ●環状リポポリペプチド系(ダプトマイシンなど)

細胞膜に結合して、膜の脱分極、カリウムイオンの放出を引き起こすとともに、細菌のたんぱく質やDNA、RNAの合成を阻害して、殺菌する。

## 図7-6 抗菌薬の性質による投与方法の違い

### [時間依存性の抗菌薬]

ペニシリン系やセフェム系、カルバペネム系などの抗菌薬(→p.150、151)はTAM（MIC〈最小発育阻止濃度〉より高い血中濃度が維持される時間）が長いほど、抗菌作用が大きい（時間依存性）。1回の投与量を少なく、回数を多くしたほうが効果的。

1日に1回、大量投与した場合

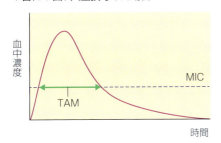

1日2回に分けて少量投与した場合

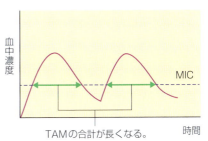

TAMの合計が長くなる。

複数回に分けて少量投与し、MIC以上の血中濃度を保つのがベスト。

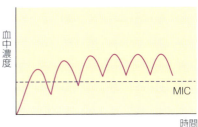

### [濃度依存性の抗菌薬]

キノロン系やアミノグリコシド系の抗菌薬(→p.152、153)は最高血中濃度（$C_{max}$）が高いほど抗菌作用が大きい。1回の投与量を多くしたほうが効果的。

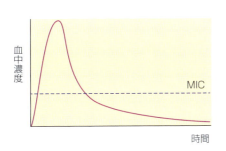

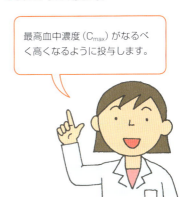

最高血中濃度（$C_{max}$）がなるべく高くなるように投与します。

# 抗菌薬の開発の歴史と耐性菌の出現

ペニシリンの発見から20年後の1948年に、カビの一種が産生する抗生物質であるセファロスポリンCが見つかった。セファロスポリンCは胃酸に対して安定で、経口投与することができ、ペニシリナーゼで分解されず、耐性ブドウ球菌やグラム陰性菌にも作用するなどの点で優れていた。しかし抗菌力が弱かったため、セファロスポリンの構造をもとに改変された各種のセフェム系薬が開発されてきた。

第2世代セフェム系薬は、抗菌範囲がグラム陰性菌にも広がり、βラクタマーゼに対する安定性が増大（分解されにくい）した。第3世代はさらにグラム陰性菌への効力が増しβラクタマーゼに一層安定になったが、グラム陽性菌に対する有効性が低下したために、耐性菌であるMRSA出現の原因となった。そのため、グラム陽性菌に対する抗菌力を増強した第4世代セフェム系薬が開発された。

現在、よく使用されるのは、セフェム系薬を中心とするβラクタム系薬、次いでニューキノロン、マクロライド系薬などである。しかし、使用頻度が高い薬物ほど耐性菌の出現が問題となる。

耐性菌が産生する抗菌薬の失活酵素のひとつ、βラクタマーゼは、ペニシリナーゼ、セファロスポリナーゼなど数百種が同定されている。カルバペネム系薬は従来βラクタマーゼに安定であったが、最近新たにこれを分解するメタロβラクタマーゼを産生する耐性菌も出現してきた。そのほか、広範囲のβラクタム系薬を分解できるように進化したβラクタマーゼ（基質特異性拡張型βラクタマーゼ：ESBL）も増加して、大きな問題になっている。

耐性菌を出現させないように、それぞれの抗菌薬の特徴を把握したうえで、適正に使用することが必要となる。

## ●おもな抗菌薬の開発の歴史

|  | |  | |
|---|---|---|---|
| 1910年 | サルバルサン（世界初の合成化学療法剤） | 1970年代 | 抗緑膿菌用ペニシリン　など |
| | | 1980年代 | 第2、第3世代セフェム系薬<br>フルオロキノロン　など |
| 1940年代 | ペニシリンG発見 | | |
| 1950年代 | ストレプトマイシン<br>クロラムフェニコール<br>テトラサイクリン<br>エリスロマイシン　など | 1990年代 | カルバペネム<br>クラリスロマイシン　など |
| | | 2000年代 | アジスロマイシン　など |
| 1960年代 | 第1世代セフェム系薬　など | | |

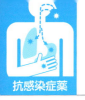

# 抗結核薬の種類と作用のしくみ

## ■結核菌の特徴と治療

　結核菌はグラム陽性桿菌の抗酸菌の一種である。ミコール酸とよばれる特有の脂質に富む細胞壁をもつため、乾燥や消毒に対して抵抗性が高い。感染力が強く、保菌者の咳やくしゃみの飛沫や、その乾燥物（飛沫核）により空気感染する。

　日本では、昭和25年までは死亡原因の1位が結核だったが、平成27年現在では29位まで後退している。しかし依然として、年間に約18,000人が新たに結核患者として登録され、2,000人ほどが結核で死亡している。けっして「過去の病気」ではない。

　結核の治療では、複数の抗結核薬を組み合わせて長期投与することにより、確実な効果を得ることが重要である。

### 図7-7 結核菌の感染から発症まで

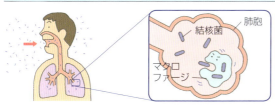
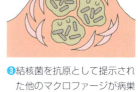

❶結核菌が気道を経由して肺胞に達する。

❷結核菌は肺胞のマクロファージによって貪食されるが、そのマクロファージの中で結核菌は死滅せず、増殖し、初感染病巣となる。

❸結核菌を抗原として提示された他のマクロファージが病巣を包み込み、乾酪性肉芽腫となる。感染しても、このまま発病せずに治癒することも多い。

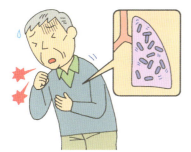
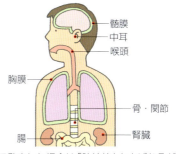

❹菌の毒力が強い、または感染した人の免疫機能が低下している場合は、菌が増殖を開始する。

❺肺で発症した場合は「肺結核」とよばれるが、肺以外にもリンパ節や骨、髄膜などに菌が広がることもある。

## ●結核の治療薬

| | | 薬物名 | 作用機序 | 作用の特徴 |
|---|---|---|---|---|
| 第一選択薬 | a | リファンピシン | RNAポリメラーゼ阻害 | 殺菌的に有効。 |
| | | イソニアジド | 細胞壁合成阻害（ミコール酸合成阻害） | |
| | | ピラジナミド | 不明 | |
| | b | エタンブトール | 核酸合成阻害、細胞壁合成阻害（アラビノース転移酵素阻害） | 静菌的であり、aと併用する。 |
| | | ストレプトマイシン | たんぱく合成阻害 | |
| 第二選択薬 | | カナマイシン<br>エチオナミド<br>エンビオマイシン<br>パラアミノサリチル酸<br>サイクロセリン<br>レボフロキサシン | | 多剤併用により効果が期待される。 |

## ●結核の標準治療法

A：

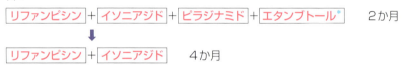

B：（肝障害がある場合など）

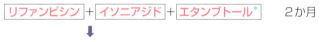

＊：またはストレプトマイシン

---

### 薬による尿や便の着色

　リファンピシンの服用時には、リファンピシンおよびその代謝物によって、尿や便、痰、汗、涙液が橙赤色などに着色することがあるので、服薬指導のときにあらかじめ患者に伝えておく必要がある。ソフトコンタクトレンズを使用していると、変色することがある。
　その他の抗菌薬では、セフジニルで尿が赤色調を呈する、あるいは鉄添加製品との併用で便が赤色調を呈することがある。
　また、ミノサイクリンでは、尿が黄褐色から茶褐色、緑、青に変色したという報告がある。

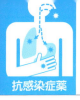

# ウイルスの構造と感染のしくみ

## ■ウイルスと細菌の違い

　ウイルスは生物と無生物の中間にある微小な構造体である。細菌より小さく、独特の構造をもち、ほかの生物の細胞の中でないと増殖できない。

|  | 細菌 | ウイルス |
| --- | --- | --- |
| 大きさ | 約1μm | 0.02〜0.3μm |
| 自己増殖 | 可能 | 不可能 |
| 核酸 | DNAとRNA | DNAまたはRNA* |
| 細胞壁 | あり | なし |
| たんぱく合成 | する | しない |

＊ DNAをもつものをDNAウイルス、RNAをもつものをRNAウイルスとよぶ。

[ウイルスの構造]　　　　　　　　[細菌の構造]

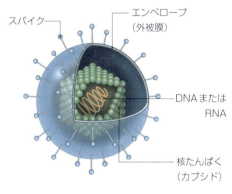
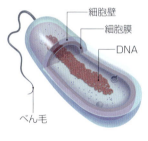

## ■ウイルスの特徴と治療薬

　ウイルスは細菌のような細胞構造をもっておらず、ヒトの細胞に入り込み、その代謝機能を利用して核酸(DNAまたはRNA)やたんぱく質を合成して増殖する。ウイルスは独自の代謝機構が少ないため、ウイルスだけに毒性をもつ薬物の開発は難しいが、抗ウイルス薬は数少ないウイルスのもつ特異的機構を阻害して効果を発揮するものである。
　ウイルスは、感染から症状発現までに一定の潜伏期間がある場合が多い。ウイルス感染にはワクチンによる予防が最善策となるが、抗ウイルス薬の開発によりその治療効果が向上しており、治療の際には感染早期に抗ウイルス薬を投与することが必要となる。

## 図7-8 ウイルス感染のしくみ

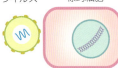
病原ウイルス　標的細胞

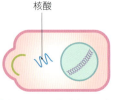
核酸

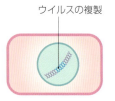
ウイルスの複製

❶感受性のある標的細胞に吸着し、細胞内部に取り込まれる。

❷ウイルスの膜が壊れて（脱殻）、核酸（DNAまたはRNA）が出てくる。

❸標的細胞の核の中で、ウイルスの核酸の複製が行われる。

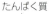
たんぱく質

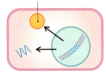

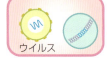
ウイルス

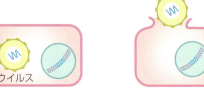

❹複製された核酸からウイルスたんぱくがつくられる。

❺ウイルスたんぱくはプロテアーゼなどの酵素によって加工され、感染性のあるウイルス粒子をつくる。

❻宿主細胞から出芽し、周囲の未感染細胞に感染する。

## 図7-9 抗ウイルス薬の作用点

抗ウイルス薬は感染のある段階で、ウイルスに選択的に作用する。

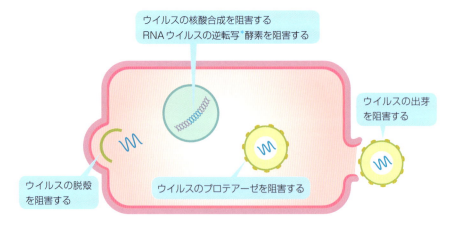

＊逆転写：RNAからDNAを合成すること。RNAウイルスのうちのレトロウイルス（HIVなど）は、この逆転写によってDNAをつくる。ウイルスのDNAは宿主のDNAの中に組み込まれ、宿主によってウイルスのRNAが合成される。

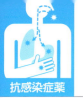

# 抗ウイルス薬の種類と作用

## ■インフルエンザウイルスの特徴

　インフルエンザウイルスはRNAウイルスであり、A、B、C型の3種類がある。おもに流行を起こすのは、A型とB型である。インフルエンザウイルスの表面には、ヘマグルチニン（HA）とノイラミニダーゼ（NA）、膜たんぱく（M2）の3つのウイルス特異たんぱくが存在する。

　A型ウイルスにおいては、ヘマグルチニンに16種類、ノイラミニダーゼに9種類のバリエーションがあり、これらの組み合わせによってさまざまな亜型となる。たとえば3型のヘマグルチニンと2型のノイラミニダーゼをもつ「香港型」はH3N2と表記される。

### ●ウイルス特異たんぱくのはたらき

**ヘマグルチニン（HA）**：ウイルスを宿主細胞に吸着させるたんぱく質。A型で16種、B型で1種がある。ヒトに感染するのは1～3型まで。

**ノイラミニダーゼ（NA）**：出芽の際に、ウイルスと宿主細胞の結合を切断するたんぱく質。A型で9種、B型で1種がある。ヒトに感染するのは1、2型。

**膜たんぱく（M2）**：ウイルスのエンベロープ（外被膜）に存在するイオンチャネル。脱殻の際、M2からウイルス内部に水素イオンが流入することにより、ウイルス膜の変形、RNAの放出が起こる。A型のみにある。

### 図7-10 インフルエンザウイルスの構造

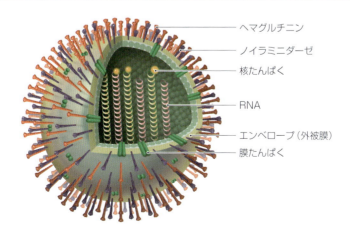

# ■抗インフルエンザウイルス薬

## ●出芽阻害薬

ノイラミニダーゼ阻害薬(オセルタミビル、ザナミビル、ペラミビル、ラニナミビル):ノイラミニダーゼを阻害して、ウイルスが宿主細胞から遊離して他の細胞へ感染・増殖するのを阻止する。A型、B型インフルエンザに有効。

## ●脱殻阻害薬

M2チャネル阻害薬(アマンタジン):A型インフルエンザウイルスのM2チャネルの活性を阻害し、ウイルスの増殖を阻止する。近年、耐性化が進んでいるため、選択には注意が必要。

## ●核酸合成阻害薬

ポリメラーゼ阻害薬(ファビピラビル):ウイルスのRNAポリメラーゼを阻害することにより、ウイルスの増殖を抑制する新薬。新型または再興型インフルエンザウイルス感染症に備えて、国が備蓄している。

## ●抗インフルエンザウイルス薬の種類

| 適応 | 薬物名 | 剤形 | 用法・用量 |
|---|---|---|---|
| A型 | アマンタジン | 細粒・錠(経口) | 1日100mg、1〜2回/日。(小児に対する安全性は未確立) |
| A・B型 | オセルタミビル | カプセル・ドライシロップ(経口) | 成人・小児(37.5kg以上)1日75mg、幼小児2mg/kg、1日2回、5日間。(1歳未満に対する安全性は未確立) |
| | ザナミビル | ドライパウダー(吸入) | 成人・小児1回10mg、1日2回、5日間。(吸入可能な5歳以上が適応) |
| | ラニナミビル | 粉末(吸入) | 成人・小児(10歳以上)40mg単回吸入。10歳未満20mg単回吸入。(吸入可能な小児が適応) |
| | ペラミビル | 注射(点滴静注) | 300mg(小児は10mg/kg)を15分以上かけて単回点滴静注。(経口・吸入投与が困難な場合、確実な投与が必要な場合に使用) |

# ■ヘルペスウイルスの治療薬

ヘルペスウイルスは直線状の二本鎖DNAをもつ。ヒトに感染するヘルペスウイルスは8種類あり、それぞれ異なる病気を引き起こす。

| ウイルスの種類 | 引き起こす病気 | 治療薬 |
|---|---|---|
| 単純ヘルペスウイルス1型（HSV1） | 口唇ヘルペス、ヘルペス性歯肉口内炎、角膜ヘルペスなど | アシクロビル、バラシクロビル、ファムシクロビル、ビダラビンなど |
| 単純ヘルペスウイルス2型（HSV2） | 性器ヘルペスなど | |
| 水痘・帯状疱疹ウイルス（VZV） | 水ぼうそう、帯状疱疹など | |
| エプスタイン・バーウイルス（EBV） | 伝染性単核症 | 特になし |
| サイトメガロウイルス（CMV） | 間質性肺炎、網膜症など | ガンシクロビル |
| ヒトヘルペスウイルス6 | 突発性発疹、脳炎など | 特になし |
| ヒトヘルペスウイルス7 | 突発性発疹 | 特になし |
| ヒトヘルペスウイルス8（カポジ肉腫関連ヘルペスウイルス） | カポジ肉腫 | 特になし |

## ●核酸合成阻害薬

**DNAポリメラーゼ阻害薬**（アシクロビル、バラシクロビル、ファムシクロビル、ビダラビン、ガンシクロビル）：アシクロビルはリン酸化され、アシクロビル二リン酸となる。これがDNAの基質のひとつ・デオキシグアノシン三リン酸（dGTP）の前駆体と構造が似ているため、DNAの一部として取り込まれ、DNA複製を阻害する。アシクロビルは、ウイルス感染細胞以外では作用しないため、選択毒性が高く副作用が少ない。

バラシクロビルはアシクロビルのプロドラッグで、吸収率が高い。体内で加水分解を受けてアシクロビルとなって、効果を現す。

ファムシクロビルはリン酸化されてペンシクロビル三リン酸になり、dGTPと競合してDNA複製を阻害する。

ビダラビンはリン酸化されてビダラビン三リン酸になり、dGTPと競合してDNAポリメラーゼを阻害する。また、DNAの材料であるヌクレオチドの生成を抑制することによってもDNA複製を阻害する。アシクロビル耐性ウイルスにも有効である。

ガンシクロビルはアシクロビルと同じメカニズムでdGTPと競合し、ウイルスのDNA複製を阻害する。サイトメガロウイルスに感染した細胞内で、選択的に活性化される。

# ■肝炎の治療薬

　肝炎ウイルスによって引き起こされるウイルス性肝炎のうち、B型およびC型肝炎は慢性化して肝硬変や肝がんへと進行する。B型肝炎はDNAウイルス、C型肝炎はRNAウイルスに起因する。遺伝子配列の違いにより、B型肝炎ウイルスは8タイプ、C型肝炎ウイルスは4タイプの遺伝子型（ジェノタイプ）に分けられる。

　慢性肝炎の治療では、インターフェロン（C型肝炎ウイルスの増殖を抑えるたんぱく質）や抗ウイルス薬により、ウイルスの駆除を行う。B型慢性肝炎では現在、B型肝炎ウイルスを完全に排除できる治療法はなく、インターフェロンと核酸アナログ製剤（核酸と類似の構造をもつ薬物）を使用して、ウイルスのDNA量の抑制を目指す。

　C型慢性肝炎では、インターフェロンに治療抵抗性の症例が大半を占めていたが、近年抗ウイルス薬の開発によって治療成績が飛躍的に向上した。下表のような経口抗ウイルス薬の配合剤のみで治療することも可能になってきた。

## ●抗肝炎ウイルス薬

| 分類 | | 薬物名 | 作用メカニズム |
|---|---|---|---|
| 抗B型肝炎ウイルス薬 | | ラミブジン、アデホビル、エンテカビル、テノホビル | 逆転写酵素阻害（DNAポリメラーゼ阻害・DNA鎖伸長反応遮断） |
| 抗C型肝炎ウイルス薬 | ジェノタイプ I またはⅡ | リバビリン | 核酸合成阻害・突然変異誘導 |
| | | バニプレビル | NS3/4Aプロテアーゼ[*1]阻害 |
| | | シメプレビル | NS3/4Aプロテアーゼ阻害 |
| | ジェノタイプⅡ | ソホスブビル | NS5Bポリメラーゼ[*2]阻害 |
| | ジェノタイプ I | ダクラタスビル | NS5A複製複合体[*3]阻害 |
| | | アスナプレビル | NS3/4Aプロテアーゼ阻害 |
| | | レジパスビル＋ソホスブビル配合剤 | NS5A複製複合体阻害 |
| | | | NS5Bポリメラーゼ阻害 |
| | | オムビタスビル＋パリタプレビル＋リトナビル配合剤 | NS5A複製複合体阻害 |
| | | | NS3/4Aプロテアーゼ阻害 |
| | | | パリタプレビルの分解抑制（CYP3A4阻害） |

＊1　NS3/4Aプロテアーゼ：C型肝炎ウイルスの複製に不可欠なたんぱく質を適切に切断する酵素。
＊2　NS5Bポリメラーゼ：C型肝炎ウイルスのRNAを合成する酵素。
＊3　NS5A複製複合体：C型肝炎ウイルス複製過程の複合体形成で主役となる。

# ■HIV感染症治療薬

ヒト免疫不全ウイルス(HIV)は、RNAから逆転写によってDNAを合成するレトロウイルスである。HIV感染症は作用メカニズムの異なる薬物を複数組み合わせて同時投与するARTにより治療する。

## ●逆転写酵素阻害薬

ヌクレオシド型逆転写酵素阻害薬(ジドブジン、ラミブジン)：HIVのRNAをDNAに逆転写する酵素を阻害する。ジドブジンは塩基のシトシンに似た構造をもち、宿主細胞内でリン酸化されて逆転写酵素を阻害するとともに、合成されたDNA鎖に取り込まれ伸長を停止させる。

非ヌクレオシド型逆転写酵素阻害薬(エファビレンツ)：逆転写酵素に結合して、その活性を阻害する。強い抗ウイルス作用をもつ。

## ●プロテアーゼ阻害薬(リトナビル、ダルナビル)

HIVの機能たんぱくは、前駆体たんぱくからHIVのプロテアーゼのはたらきにより分解されて活性型に変わり、感染性をもつウイルス粒子を産生する。プロテアーゼ阻害薬は、HIVのプロテアーゼに結合してはたらきを阻害する。抗ウイルス作用は強い。

## ●インテグラーゼ阻害薬(ラルテグラビル、ドルテグラビル)

逆転写酵素により転写されたDNAを宿主細胞のDNAに組み込むはたらきをもつ酵素であるインテグラーゼを阻害し、ウイルス増殖を阻止する。

抗感染症薬

---

## HIV感染症のART

HIVは薬剤耐性を生じやすいため、3〜4種の抗HIV薬を組み合わせて同時に服用する療法が主流となっている。「Highly Active Anti-Retroviral Therapy（強力な抗ウイルス療法）」の頭文字をとってHAARTというが、最近ではARTと短縮されるようになっている。

多剤併用療法により、HIV感染症の予後は大きく改善したが、剤数や服用回数が多いために服薬アドヒアランス(患者が治療方針にしたがってきちんと服薬治療を受けること)が不良となることが問題となっていた。最近では複数薬を合わせた配合錠が開発されており、4種の薬物を配合した1日1回1錠服用の抗HIV薬も承認されている。

---

165

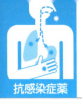

# 真菌の種類

## ■免疫機能が低下した人は感染リスクが高い

真菌症には、患部が皮膚の表皮や爪、毛髪などにとどまる表在性真菌症と、肺や消化管など内臓に感染する深在性真菌症（全身性真菌症）がある。

真菌は一般に病原性が低いため、免疫機能が正常にはたらいている健常人が深在性真菌症を発症することはまれである。しかし、抵抗力が低下した患者では、病原真菌の日和見感染により深在性真菌症を発症することがある。慢性感染症で広域抗菌薬を投与され、菌交代現象（→p.149）により二次的に真菌症を発症するケースもある。代表的な真菌症としては、アスペルギルス症、カンジダ症、クリプトコッカス症などがある。

> **深在性真菌症のハイリスク要因**
>
> 抗菌薬・ステロイド・免疫抑制薬・抗がん剤などの使用、悪性腫瘍、手術、完全静脈栄養、好中球減少、腎不全、人工透析、低栄養、糖尿病、臓器移植など

## ■代表的な病原真菌

全身性真菌症の原因菌は、カンジダ、アスペルギルスが多く、次いでクリプトコッカス、ムコールなどがある。

| 種類 | 特徴 |
|---|---|
| カンジダ属 | ・ヒトの皮膚、口咽頭、腸内などに常在する真菌であり、内因性感染を生じる。<br>・中心静脈カテーテルなどを介する外因性の接触伝播も問題になる。<br>・単細胞の酵母で胞子をつくらないため、空気感染は起こさない。 |
| アスペルギルス属 | ・自然界に生息するありふれた糸状菌であり、胞子を空中に放出するため、吸入による経気道感染を生じる。<br>・急性、慢性、中間型があり重症化するものもあるが、無症状で経過する場合が多い。 |
| クリプトコッカス属 | ・カンジダ属と同じ酵母であり、ハトなどの鳥の糞の中で増殖し、糞が乾燥してちりとなり浮遊することにより、経気道的に吸入されて肺感染を生じる。<br>・脳炎を引き起こすこともある。 |
| ムコール（ケカビ属） | ・免疫機能が低下した人が空気中に浮遊する胞子を吸い込むことで、ムコール菌症を発症することがある。<br>・鼻および口蓋から壊死性病変が起こり、脳に達することもある。 |

# 抗真菌薬の種類と作用メカニズム

## ■ 抗菌薬は無効

　真菌は細菌と異なる膜構造と代謝酵素をもつため、細菌に使用される<u>抗菌薬</u>は無効である。また、真菌は<u>真核生物</u>に属し、高等生物に近いため、抗真菌性の薬物はヒトの細胞にも障害を及ぼす可能性がある。そのため、抗真菌薬は数少ない真菌に特異的な物質や代謝を標的として開発されている。

　抗真菌薬には、①真菌の<u>細胞膜</u>を変性させるもの、②<u>核酸合成</u>を阻害するもの、③真菌の<u>脂質</u>の合成を阻害するもの、④<u>細胞壁</u>の合成を阻害するものの4種類の作用メカニズムをもつものがある。

| 作用 | 分類 | 薬物名 | 剤型 | 適応 |
|---|---|---|---|---|
| 細胞膜障害（イオノフォア形成） | ポリエンマクロライド系 | アムホテリシンB | 内服 注射 | アスペルギルス、カンジダ、クリプトコッカス、ムコールなど |
| 核酸合成阻害 | フルオロピリミジン系 | フルシトシン | 内服 | アスペルギルス、カンジダ、クリプトコッカス (*2 フルコナゾールはアスペルギルスに無効) |
| 脂質合成阻害（エルゴステロール合成阻害） | アゾール系 | ミコナゾール*1 フルコナゾール*2 イトラコナゾール ボリコナゾール | 注射 内服 (*1外用) | |
| 細胞壁合成阻害（β-D-グルカン合成阻害） | キャンディン系 | ミカファンギン | 注射 | アスペルギルス、カンジダ |

### 図7-11 ヒト細胞と真菌細胞の違い

［ヒト細胞］
細胞膜（コレステロールを含有）
ミトコンドリア
核
ゴルジ体
リボソーム

［真菌細胞］
細胞膜（エルゴステロールを含有）
ミトコンドリア
核
細胞壁
ゴルジ体
リボソーム

## ●ポリエンマクロライド系（アムホテリシンB）

ポリエン系抗生物質のアムホテリシンBは、真菌細胞膜を構成するエルゴステロールに結合し、膜に穴をあけて細胞成分を漏出させる。

病原真菌にきわめて強い殺菌作用を示し、効果が確実であるため、全身性真菌症の第一選択薬となるが、重篤な腎・肝機能障害、血液障害、アナフィラキシーなどの副作用があることから、使用が難しい抗真菌薬でもある。重篤な深在性真菌症に対してのみ、慎重に投与されている。

毒性が軽減された新たな薬剤として、アムホテリシンBをリポソーム膜に封入したリポソーム製剤が使用されている。

## ●フルオロピリミジン系（フルシトシン）

フルシトシンは真菌細胞内に取り込まれ、代謝酵素の作用により、フルオロウラシル（5-FU）を生成する。5-FUは抗がん剤としても使われる（→p.220、221）が、真菌のチミン塩基の合成を阻害することにより、抗真菌作用を現す。ヒト細胞にはフルシトシンを活性化する酵素は存在しないため、真菌の核酸合成のみが阻害される。

フルシトシンは消化管からの吸収がよく、経口投与が可能である。大量に長期間投与した場合には、ヒトの体内でも少量の5-FUが生成され、骨髄抑制、脱毛、悪心などの副作用が生じることがある。

全身性カンジダ症、クリプトコッカス症などに有効であり、アムホテリシンBなどの他の抗菌薬と併用されることが多い。フルシトシンは耐性を生じやすいため、初回から十分量を投与することが必要となる。

## ●アゾール系（ミコナゾール、フルコナゾールなど）

真菌細胞の小胞体にある酵素・チトクロームP450（CYP）を阻害することにより、エルゴステロール（細胞膜の成分）の合成を妨げ、増殖を抑制する。

カンジダ属をはじめ、アスペルギルス属（フルコナゾールを除く）などに使用されている。しかし抗真菌活性はアムホテリシンBに劣る。

アゾール系薬は経口投与が可能であることが利点で、副作用には腎・肝障害などが見られるが、比較的少ない。

CYPはヒトの肝臓に多く、薬物の代謝を行う。アゾール系真菌薬はヒトのCYP3A4またはCYP2C9を強力に阻害するため、それらにより代謝される非常に多くの薬物（シクロスポリン、ワルファリン、フェニトインなど）の肝代謝を阻害して血中濃度を増加させるため、効きすぎの副作用が現れることがある。併用薬との薬物相互作用を十分にチェックする必要がある。

## ●キャンディン系（ミカファンギン）

真菌細胞壁の主要構成成分である、1,3-$\beta$-D-グルカン（ヒトにはない）の生合成を阻害し、アスペルギルス属とカンジダ属のみに有効性を発揮する。副作用は血液・肝障害などがあるが、比較的少なく安全性が高い。アムホテリシンBと併用すると、相乗効果が得られる。

## ●チオカルバメート系（トルナフタート）

エルゴステロールの生合成を阻害する。白癬菌（トリコフィトン属）に有効性があり、外用液、軟膏が使用される。

## ●ベンジルアミン系（ブテナフィン）

エルゴステロールの生合成を阻害する。白癬菌（トリコフィトン属）に有効で、外用剤が用いられる。皮膚への浸透性に優れ、持続性をもつ。

## ●アリルアミン系（テルビナフィン）

エルゴステロールの生合成を阻害する。皮膚糸状菌（トリコフィトン属など）に強力な殺菌作用をもつ。爪や表皮角層に集積性が高い。外用剤と錠剤がある。錠剤は外用抗真菌薬で治療困難な患者にのみ使用される。

## ●抗真菌薬の用途による剤形の違い

| 用途 | 剤形 |
|---|---|
| 口腔カンジダ症、食道カンジダ症 | 経口用ゲル |
| 白癬（手足、体部、股部）、皮膚カンジダ症、癜風 | 外用剤（クリーム、液剤） |
| カンジダ起因の腟炎 | 腟坐剤 |
| 深在性真菌感染症、真菌血症、肺真菌症、消化管真菌症、尿路真菌症、真菌髄膜炎 | 注射、内用剤（液剤、カプセル剤、錠剤）など |
| 爪白癬 | 内用剤、爪外用液 |

抗感染症薬

# 消毒薬の種類

## ■病原微生物を死滅させる

　消毒とは、ヒトの周囲に存在する病原微生物を殺滅、あるいは不活性化することをいう。感染症の予防や拡大防止のために、消毒薬は欠かせないものである。

　消毒薬の効力は、対象となる微生物の種類によって変わってくる。消毒薬にもっとも抵抗性をもつのは細菌芽胞（一部の細菌が増殖に適さない環境下で形成する、耐久性の高い細胞構造）、次いで結核菌などである。一般的な細菌やエンベロープ（表面を覆う脂溶性の膜）をもつウイルスなどは、消毒薬で不活化されやすい。

　消毒薬には化学構造の異なるいくつかの種類があるが、抗微生物スペクトルの違いにより高水準消毒薬、中水準消毒薬、低水準消毒薬の三段階に分類される。病原性微生物の消毒薬に対する抵抗性の強弱と、消毒薬の抗微生物スペクトルを以下の表に示す。

### ●消毒薬の分類

| 病原体の抵抗性 | 種類 | 特徴 |
| --- | --- | --- |
| 強い ↑<br>病原体の抵抗性<br>↓ 弱い | 高水準消毒薬 | 芽胞が多数存在する場合を除き、すべての微生物を死滅させることができる。 |
| | 中水準消毒薬 | 一般細菌、結核菌、多くのウイルスや真菌を殺滅できるが、芽胞は殺滅できない場合がある。 |
| | 低水準消毒薬 | 一般細菌や酵母様真菌を殺滅できる。芽胞やウイルス、糸状菌には無効。 |

十分な消毒効果を得るためのポイント
- 適切な濃度
- 十分な接触時間
- 使用温度

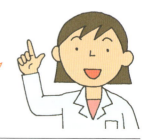

170　7章　抗感染症薬

## ●消毒薬の種類と抗微生物スペクトル

| 水準 | 消毒薬 | 消毒対象物 | | | | | | | |
|---|---|---|---|---|---|---|---|---|---|
| | | 生体消毒 | 非生体消毒 | 微生物 | | | | | |
| | | | | | ウイルス | | 真菌 | | |
| | | | | 芽胞 | エンベロープあり | エンベロープなし | 糸状菌 | 酵母 | 細菌 |
| 高水準 | グルタラール | × | ○ | ○ | ○ | ○ | ○ | ○ | ○ |
| | フタラール | × | ○ | ○ | ○ | ○ | ○ | ○ | ○ |
| | 過酢酸 | × | ○ | ○ | ○ | ○ | ○ | ○ | ○ |
| 中水準 | 次亜塩素酸ナトリウム | × | ○ | ○ | ○ | ○ | ○ | ○ | ○ |
| | ポビドンヨード | ○ | × | △ | ○ | ○ | ○ | ○ | ○ |
| | アルコール類 | ○ | ○ | × | ○ | △ | △ | ○ | ○ |
| | フェノール | × | ○ | × | △ | × | △ | ○ | ○ |
| | クレゾール石けん液 | × | ○ | × | △ | × | △ | ○ | ○ |
| 低水準 | 両性界面活性剤 | × | ○ | × | × | × | △ | ○ | ○ |
| | クロルヘキシジングルコン酸塩 | ○ | ○ | × | × | × | △ | ○ | ○ |
| | 第四級アンモニウム塩 | ○ | ○ | × | × | × | △ | ○ | ○ |

○…使用可　△…十分な効果が得られない場合がある　×…一部適応あるが使用不適

### ●消毒薬の特徴

**ポビドンヨード**：ポリビニルピロリドンとヨウ素の結合したもので、ヨウ素の持続的な遊離をはかっている。局所刺激が少なく、手指や手術部位の消毒に用いることができるが、ヨウ素過敏症には禁忌。

**次亜塩素酸ナトリウム**：対象により0.01 〜 0.1 〜 1%溶液として用いる。ウイルスにも有用だが、0.5%以上では金属腐食性が強い。

**アルコール類**：約80%のエタノールおよび50 〜 70%のイソプロパノールを用いる。粘膜や損傷皮膚には使用しない。

**両性界面活性剤**：非生体消毒薬として汎用される。

**クロルヘキシジングルコン酸塩**：0.02 〜 0.05%は結膜嚢、創傷部位、0.1 〜0.5%は器具の消毒に用いられる。皮膚に対する副作用がもっとも少ない。

**第四級アンモニウム塩**：塩化ベンザルコニウム、塩化ベンゼトニウムが術前の局所皮膚、皮膚粘膜の創傷部位、環境、器具、機材の消毒に用いられる。

## 7 章のまとめ

### 感染症発症のしくみ

● 感染症は、環境中に存在する細菌やウイルス、寄生虫などの病原性微生物（病原体）が生体内に侵入し、増殖することで引き起こされる。

● インフルエンザや結核のように、人から人へと伝染する感染症は、伝染性感染症とよばれる。

● 感染症には症状が現れる「顕性感染」と、はっきりとした症状が現れない「不顕性感染」がある。

● 感染症を引き起こす病原体には、微生物（真菌、細菌、マイコプラズマ、ウイルスなどを含む）や寄生虫など、多くの種類がある。

### 抗菌薬が作用するしくみ

● 感染症治療薬には、抗生物質、合成抗菌薬、抗真菌薬、抗原虫薬、駆虫薬、抗ウイルス薬などが含まれる。

● 細菌細胞とヒトの細胞の構造には、細胞壁や核の有無、リボソームの形などに違いがある。それらの違いを利用して、細菌のみに殺傷性の効果を現すがヒトの体の細胞にはほとんど影響を与えない（選択毒性）抗菌薬が開発されている。

● 抗菌薬が病原体の増殖を阻止するメカニズムには、①細胞壁の合成を阻害、②たんぱく質の合成を阻害、③核酸の合成を阻害、④葉酸の合成を阻害、⑤細胞膜を障害など、いくつかの種類がある。

● グラム陽性菌の細胞壁は、大部分がペプチドグリカンであるのに対し、グラム陰性菌はペプチドグリカンが少なく、グラム陽性菌よりも細胞壁が薄くその外側が厚い外膜で覆われているため、抗菌薬が効きにくい。

● 突然変異などによって出現する、本来効くはずの抗菌薬が効かない細菌を耐性菌とよぶ。

● 多くの種類の抗菌薬に対する耐性を獲得した、多剤耐性菌の出現が問題になっている。

● 菌交代現象とは、たとえば抗菌薬の投与によって、その薬物に対する耐性菌が異常に増殖するなど、生体に存在する菌の種類が大きく変化する現象をいう。

## 抗菌スペクトル

●抗菌薬の対象となる病原体は、グラム陽性菌、グラム陰性菌、結核菌、マイコプラズマ、クラミジア、リケッチアなど広範囲の微生物。

●抗菌薬はその種類によって、どの微生物に抗菌効果をもつかが異なる。

●抗菌スペクトルは、抗菌薬が微生物に対して増殖阻止作用を示す範囲を表すもの。

●多くの微生物に抗菌効果を示す抗菌薬は抗菌スペクトルが広く、逆に特定の微生物に限定した抗菌効果をもつ抗菌薬は、抗菌スペクトルが狭い。

●抗菌薬を用いる際には、標的となる病原体に対して感受性のある抗菌薬を選択することが重要となる。

## 抗菌薬の種類

●抗菌薬にはその作用メカニズムの違いから、細胞壁合成阻害薬・たんぱく合成阻害薬・核酸合成阻害薬・葉酸合成阻害薬・細胞膜障害薬などの種類がある。

●細胞壁合成阻害薬の代表的なものに、βラクタム環構造をもつβラクタム系薬のペニシリン系薬・セフェム系薬・カルバペネム系薬、およびグリコペプチド系薬がある。細菌の細胞壁合成酵素であるトランスペプチダーゼに結合して、細胞壁の合成を阻害する。

●たんぱく合成阻害薬は細胞内膜を通過して細胞質に入り、細菌のリボソーム（70S）に結合してたんぱく質への翻訳を阻害する。大サブユニット（50S）に作用するマクロライド系薬やクロラムフェニコール、小サブユニット（30S）に作用するアミノグリコシド系薬やテトラサイクリン系薬がある。

●核酸合成阻害薬は、細胞の核酸（DNAとRNA）の複製を阻害することで、細菌の増殖を抑える。キノロン系薬やリファンピシンがある。

●葉酸合成阻害薬は、細菌が菌体内でp-アミノ安息香酸（PABA）から、核酸合成の補酵素として必要なビタミンである葉酸を合成することを利用し、葉酸合成の過程を阻害することで細胞の増殖を抑制する。サルファ剤、ST合剤がこれに含まれる。

●細胞膜障害薬は、細胞膜に結合して機能を傷害し、殺菌作用を現す。ポリペプチド系薬、環状リポポリペプチド系薬がある。

抗感染症薬

## 抗結核薬の種類と作用のしくみ
- 結核菌はグラム陽性桿菌の抗酸菌の一種。
- ミコール酸とよばれる特有の脂質に富む細胞壁をもつため、乾燥や消毒に対して抵抗性が高い。
- 感染力が強く、保菌者の咳やくしゃみの飛沫や、その乾燥物（飛沫核）により空気感染する。
- 結核の治療の第一選択薬として、リファンピシン、イソニアジド、ピラジナミド、エタンブトールなどが用いられる。
- 確実な治療効果を得るために、複数の抗結核薬を組み合わせて長期投与する方法が標準治療法とされている。

## ウイルスの構造と感染のしくみ
- ウイルスは細菌より小さく、独特の構造をもつ。
- DNAをもつDNAウイルスと、RNAをもつRNAウイルスがある。
- ウイルスは細菌のような細胞構造をもっておらず、ヒトの細胞に入り込み、その代謝機能を利用して核酸（DNAまたはRNA）やたんぱく質を合成して増殖する。
- ウイルスは、感染から症状発現までに一定の潜伏期間がある場合が多い。
- ウイルス感染は、①標的細胞への吸着、細胞内部への取り込み、②ウイルスの脱殻、核酸の放出、③標的細胞の核でのウイルスの核酸の複製、④ウイルスのたんぱく合成、⑤感染性をもつウイルス粒子の産生、⑥宿主細胞からの出芽、周囲の細胞への感染、の順に進行する。
- ウイルス感染は、ワクチンによる予防が最善策。抗ウイルス薬による治療を行う際には、感染早期の投与が必要となる。

## 抗ウイルス薬の種類と作用
- 抗ウイルス薬は、数少ないウイルスのもつ特異的機構を阻害して効果を発揮する。
- インフルエンザウイルスの表面には、ヘマグルチニンとノイラミニダーゼ、膜たんぱく（M2）という、3つのウイルス特異たんぱくが存在する。
- 抗インフルエンザウイルス薬には、ウイルスの出芽を阻害するノイラミニダーゼ阻害薬、脱殻を阻害するM2チャネル阻害薬、核酸合成を阻害するポリメラーゼ阻害薬がある。

●ヘルペスウイルスの治療薬には、核酸合成を阻害する**DNAポリメラーゼ阻害薬**がある。

●肝炎の治療薬には、**インターフェロン**や**抗ウイルス薬**が用いられる。経口抗ウイルス薬の配合剤が使われるようになり、治療効果が上がっている。

●ヒト免疫不全ウイルス（HIV）感染症の治療には、複数の薬物を組み合わせて同時投与する**ART**が行われる。

●HIV治療薬には、逆転写酵素阻害薬、プロテアーゼ阻害薬、インテグラーゼ阻害薬がある。

## 真菌の種類

●真菌症を引き起こす原因となる真菌には、**カンジダ**、**アスペルギルス**、**クリプトコッカス**、**ムコール**などがある。

●真菌症には、患部が皮膚の表皮や爪、毛髪などにとどまる**表在性**真菌症と、肺や消化管など内臓に寄生する**深在性**真菌症がある。

●真菌は一般に病原性が低く、健常人が深在性真菌症を発症することはまれである。抵抗力が低下した患者に**日和見**感染が起こりやすい。

## 抗真菌薬の種類と作用メカニズム

●真菌は細菌と異なる膜構造と代謝酵素をもつため、細菌に使用される**抗菌薬**は効かない。

●真菌は**真核生物**に属し、高等生物に近い。

●抗真菌薬は、①真菌の**細胞膜**を変性させる（ポリエンマクロライド系）、②**核酸合成**を阻害する（フルオロピリミジン系）、③真菌の**脂質**（**エルゴステロール**）の合成を阻害する（アゾール系）、④**細胞壁**合成を阻害する（キャンディン系）といった4種類の作用メカニズムにより抗菌力を発揮する。

●抗真菌薬には用途により、経口用ゲル（口腔・食道カンジダ症）、外用クリーム・液剤（白癬・皮膚カンジダ症など）、膣坐剤（カンジダ起因の膣炎）、注射・内用剤（深在性真菌感染症など）、爪外用液・内用剤（爪白癬）など、各種の剤形の薬剤が用いられる。

抗感染症薬

175

## 消毒薬の種類

- 消毒とは、ヒトの周囲に存在する病原微生物を殺滅、あるいは不活性化すること。
- 感染症の予防や拡大防止のために、消毒薬が用いられる。
- 一般的な細菌やエンベロープをもつウイルスなどは、消毒薬で不活化されやすい。
- 細菌芽胞、それに次いで結核菌は、消毒薬に抵抗性をもつ。
- 消毒薬は抗微生物スペクトルの違いにより、高水準消毒薬、中水準消毒薬、低水準消毒薬の3段階の分類がある。
- 高水準消毒薬は、芽胞が多数存在する場合を除き、すべての微生物を死滅させる。グルタラール、フタラール、過酢酸など。
- 中水準消毒薬は、一般細菌、結核菌、多くのウイルスや真菌を殺菌できる。芽胞は殺滅できない場合がある。次亜塩素酸ナトリウム、ポビドンヨード、アルコール類、フェノール、クレゾール石けん液など。
- 低水準消毒薬は、一般的な細菌や酵母様真菌を殺滅できる。芽胞、ウイルス、糸状菌には無効。両性界面活性剤、クロルヘキシジングルコン酸塩、第四級アンモニウム塩など。
- 十分な消毒効果を得るためには、適切な濃度、十分な接触時間、使用温度が重要。

---

### ◆薬剤使用のワンポイント◆

[抗菌薬]

　感染症治療の原則は、対象の細菌やウイルスなどに「有効な抗菌薬」を「適切な量」で「適切な期間」使用すること。これが守られなければ耐性菌が発生し、治療が難しくなる場合がある。

　患者に対しては、処方された薬は用法用量を守って最後まで飲みきること、症状が改善したからといって自己判断で服用を中止したり、余った薬を保管しておいて次に同様の症状が出たときに使ったりすることを止めるよう指導する。

[抗インフルエンザ薬]

　因果関係は不明であるが、オセルタミビルについては、10歳以上の未成年者に服用後の異常行動の発現が報告されているため原則使用を差し控える。ラニナミビルにも、異常行動などの精神神経症状を発現した例が報告されている。

　事故防止のため、とくに小児・未成年の患者についてはインフルエンザの診断から少なくとも2日間は、就寝時を含めて患者をひとりにしないように配慮する。

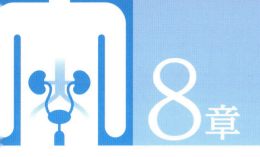

# 8章

# 泌尿器系に作用する薬

尿が生成されるしくみ ……………………………… 178
　コラム●むくみが生じるしくみ ………………… 181
利尿薬の種類と作用メカニズム …………………… 182
　コラム●植物由来の強心利尿薬 ………………… 183
排尿のしくみ ………………………………………… 184
前立腺肥大、排尿障害へのアプローチ …………… 186
8章のまとめ ………………………………………… 188

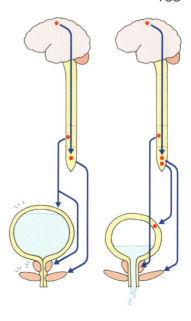

# 尿が生成されるしくみ

泌尿器系

## ■尿をつくる腎臓

腎臓は、血液を濾過して老廃物を尿として体外に排出し、体に必要なものを再吸収して体内に戻すはたらきをしている。

尿の生成は腎臓の**ネフロン**で行われる。**ネフロン**は、**糸球体・ボーマン嚢・尿細管**から構成されている。まず腎臓へ流れ込んだ血液は、**糸球体**で大まかに濾過された後、体に必要な成分が再吸収されて、さらに不要なものを血中から尿へと分泌する。この尿細管で繰り返される再吸収・分泌が、生体内の体液バランスを保つために、重要な役割をもつ。

腎臓でつくられた尿は、尿管を通って**膀胱**に貯留され、尿道から排泄される。その量は1日あたり1～1.5Lになる。

### 図8-1 腎臓の内部構造

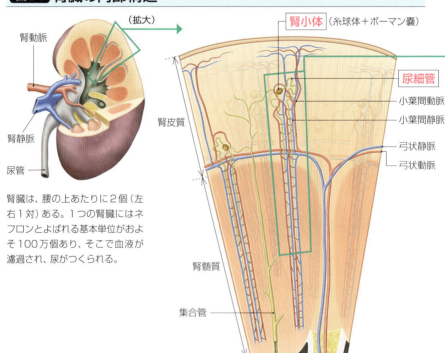

腎臓は、腰の上あたりに2個（左右1対）ある。1つの腎臓にはネフロンとよばれる基本単位がおよそ100万個あり、そこで血液が濾過され、尿がつくられる。

## 図 8-2 ネフロンの構造

ネフロンは、糸球体・ボーマン嚢・尿細管から構成される。尿細管は近位尿細管、ヘンレループ、遠位尿細管、集合管からなる。

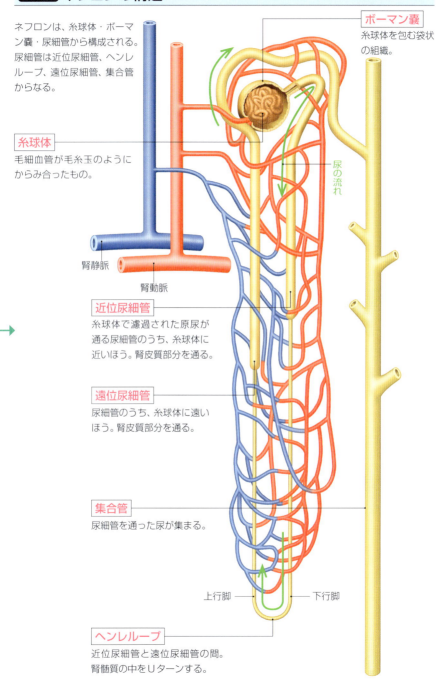

**ボーマン嚢**
糸球体を包む袋状の組織。

**糸球体**
毛細血管が毛糸玉のようにからみ合ったもの。

腎静脈
腎動脈

**近位尿細管**
糸球体で濾過された原尿が通る尿細管のうち、糸球体に近いほう。腎皮質部分を通る。

**遠位尿細管**
尿細管のうち、糸球体に遠いほう。腎皮質部分を通る。

**集合管**
尿細管を通った尿が集まる。

上行脚　下行脚

**ヘンレループ**
近位尿細管と遠位尿細管の間。腎髄質の中をUターンする。

尿の流れ

泌尿器系

## ■尿細管各部位のはたらき

　尿細管は近位尿細管、ヘンレループ、遠位尿細管、集合管の4つの部分からなり、各部位が異なる機能をもつ（図8-2）。糸球体で大まかに濾過されてつくられた原尿が尿細管に移動すると、まず近位尿細管で水、ナトリウムイオン（$Na^+$）、カリウムイオン（$K^+$）などの電解質や、体に必要なグルコース、アミノ酸などの物質のほとんどを再吸収（血液中に回収）する。続いて、ヘンレループの下行脚では、浸透圧差による水の再吸収が行われる。さらに、ヘンレループの上行脚および遠位尿細管で、再びナトリウムイオンが吸収される。

　最終的に、集合管においてアルドステロン、バソプレシンなどのホルモンの作用により、水、電解質の再吸収、分泌（尿中へ排泄）による調整が行われる。

### 図8-3 近位尿細管～ヘンレループ下行脚

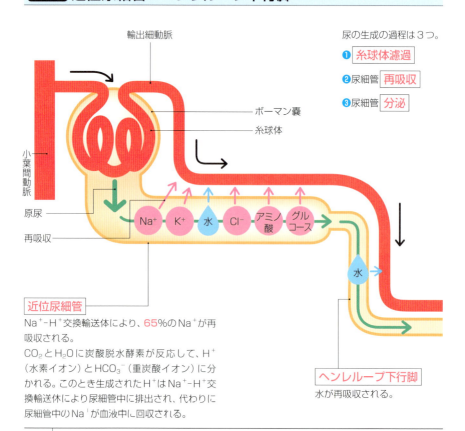

尿の生成の過程は3つ。
❶ 糸球体濾過
❷ 尿細管 再吸収
❸ 尿細管 分泌

**近位尿細管**
$Na^+$-$H^+$交換輸送体により、**65%**の$Na^+$が再吸収される。
$CO_2$と$H_2O$に炭酸脱水酵素が反応して、$H^+$（水素イオン）と$HCO_3^-$（重炭酸イオン）に分かれる。このとき生成された$H^+$は$Na^+$-$H^+$交換輸送体により尿細管中に排出され、代わりに尿細管中の$Na^+$が血液中に回収される。

**ヘンレループ下行脚**
水が再吸収される。

ナトリウムイオンは、体内の水分量や血圧を調整するために必要な物質である。体液量は、体内のナトリウムイオン量により決定される。生体は、体液を維持するために、ナトリウムイオンの再吸収量を調節している。

> ### むくみが生じるしくみ
>
> 循環不全により血流が悪くなる、腎臓の機能が低下するなどの理由で十分な量の尿が生成・排泄されない、塩分を摂りすぎて体内のナトリウムイオン濃度が上がるなどの原因により、全身に余剰な水分がたまって体液量が増えると、浮腫（むくみ）が発生し、血圧が上昇する。

### 図8-4 ヘンレループ上行脚～集合管

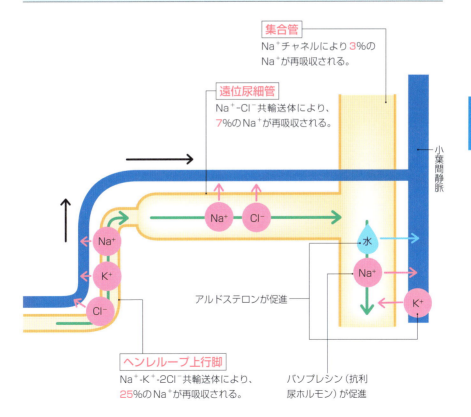

# 利尿薬の種類と作用メカニズム

## ■利尿薬の作用点

　尿量を増加させる作用を利尿といい、利尿薬にはいくつかの種類がある。利尿薬の多くは尿細管の各部位で**ナトリウム**イオンの再吸収(→p.180)を阻害することで尿量を増加させる(ナトリウム利尿)。その他、尿の**浸透圧**を高めることにより尿量を増加させる浸透圧利尿薬、集合管において利尿を抑えるはたらきをもつホルモンである**バソプレシン**の作用を低下させることにより、水の再吸収を抑制して尿量を増やす(水利尿)ものとして**バソプレシン**受容体拮抗薬がある。

　それぞれの利尿薬の作用部位や作用点は異なっている。おもな6種類の利尿薬の例を**図8-5**に示す。

### 図8-5 利尿薬の作用点

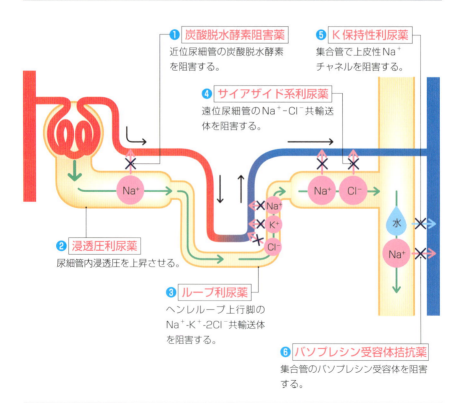

❶ 炭酸脱水酵素阻害薬
近位尿細管の炭酸脱水酵素を阻害する。

❷ 浸透圧利尿薬
尿細管内浸透圧を上昇させる。

❸ ループ利尿薬
ヘンレループ上行脚のNa⁺-K⁺-2Cl⁻共輸送体を阻害する。

❹ サイアザイド系利尿薬
遠位尿細管のNa⁺-Cl⁻共輸送体を阻害する。

❺ K保持性利尿薬
集合管で上皮性Na⁺チャネルを阻害する。

❻ バソプレシン受容体拮抗薬
集合管のバソプレシン受容体を阻害する。

## ●利尿薬の種類

| 作用点 | 分類 | 薬物名 | 特徴 | 適応する病態 |
|---|---|---|---|---|
| ❶ | 炭酸脱水酵素阻害薬 | アセタゾラミド | 利尿作用は弱い。一般的な利尿薬としてはあまり使われない。 | 緑内障の眼圧低下。 |
| ❷ | 浸透圧利尿薬 | マンニトール グリセリン イソソルビド | 浸透圧による利尿作用。脳圧、眼圧の降下に用いる。 | 脳浮腫の軽減、眼圧の低下。 |
| ❸ | ループ利尿薬 | フロセミド トラセミド | 利尿作用が強力。効果持続時間が短い。降圧効果は弱い。低K血症に注意。 | うっ血性心不全の第一選択薬。 |
| ❹ | サイアザイド系利尿薬 | ヒドロクロロチアジド トリクロルメチアジド | 作用が緩やかだが、安定した利尿、降圧効果がある。低K血症に注意。 | 末梢血管拡張効果もあり、高血圧に用いられる。 |
| ❺ | K保持性利尿薬 / 抗アルドステロン | スピロノラクトン | Kを保持しながらNa排泄。スピロノラクトンの利尿効果の発現時間は2〜3日と遅い。単独での利尿効果は弱い。高K血症に注意。 | 併用により他の利尿薬の効果増強、副作用軽減。原発性・二次性アルドステロン症。 |
| ❺ | K保持性利尿薬 / Na⁺チャネル阻害 | トリアムテレン | | |
| ❻ | バソプレシン受容体拮抗薬 | トルバプタン | バソプレシンの作用を阻害して、水チャネルの発現を抑え、水の排泄のみを促進する。脱水や急激な血清Na上昇に注意。 | 他の利尿薬で効果不十分な場合。低Na血症合併の心不全、肝硬変。 |

泌尿器系

## 植物由来の強心利尿薬

ジゴキシン(ジギタリス製剤)はジギタリスの葉から抽出された強心配糖体である。循環血流量を増加させることにより、腎臓に流れこむ血流を増やして糸球体濾過量を増加させ、利尿効果を現す。現在は合成薬が、うっ血性心不全の治療薬として使われる。

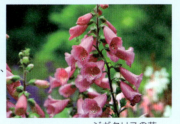

ジギタリスの花

# 排尿のしくみ

## ■自律神経が排尿反射を調節する

　腎臓でつくられた尿は、膀胱に貯留される。膀胱の容量はおよそ400〜500mLであり、尿がたまって膀胱がふくらむと、膀胱壁の伸展刺激が骨盤神経を通じて大脳へ伝えられる。これにより尿意が感じられるが、同時に排尿を抑える指令が脳から出されて膀胱に尿が蓄えられる。排尿の準備ができると、脳の抑制が解除されて膀胱壁の排尿筋が収縮し、内尿道括約筋と外尿道括約筋が弛緩して排尿が起こる。これを排尿反射という。

### 図8-6 排尿を支配する自律神経

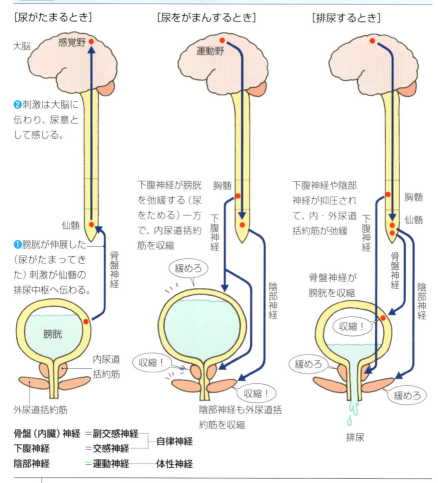

## ●蓄尿時と排尿時の違い

| 部位 | | 蓄尿時 | 排尿時 |
|---|---|---|---|
| 膀胱壁 | 排尿筋 | 弛緩 | 収縮 |
| 尿道 | 内尿道括約筋 | 収縮 | 弛緩 |
| | 外尿道括約筋 | 収縮 | 弛緩 |

# ■下部尿路症状の種類

　男女を問わず、とくに高齢になってくると泌尿器のトラブルを抱える人は多い。下部尿路症状とは何らかの原因により排尿機能に問題が起こるもので、排尿回数が多くなり何度もトイレに行く、少ししか尿が出ない、排尿に時間がかかる、排尿後も残尿感がありすっきりしない、尿が漏れるなど、その訴えは人によって異なり、原因もさまざまである。下部尿路症状には、膀胱に尿を蓄えておくことができずに尿が近くなる「蓄尿障害」と、尿の排出が困難になる「排尿障害」の2種類に分けられる。

　下部尿路症状の治療は、患者の病状の正確な診断にもとづいて、それぞれの病態に合った治療法を選択することが重要になる。

　たとえば過活動膀胱に対しては薬物療法が中心となり、第一選択薬として抗コリン薬が使われる。一方、更年期女性に多い腹圧性尿失禁では、骨盤底筋体操などの理学療法が主となる。

| | 症状 | 病名 | 原因 |
|---|---|---|---|
| 蓄尿の障害 | 頻尿（切迫性、腹圧性、機能性）、尿失禁 | 前立腺肥大→p.186<br>過活動膀胱→p.187<br>骨盤底筋弛緩<br>尿道括約筋障害<br>神経因性頻尿<br>急性感染性膀胱炎<br>間質性膀胱炎<br>膀胱・尿管結石<br>心因性頻尿<br>多尿症　　　など | 膀胱容量の減少<br>骨盤底筋群の機能低下<br>くしゃみなどによる腹圧上昇<br>（手術などによる）神経の損傷<br>内分泌疾患<br>尿路感染、炎症 |
| 排尿の障害 | 排尿困難、尿閉 | 前立腺肥大<br>尿道狭窄<br>神経因性尿閉　　など | 前立腺が肥大して、尿道が狭くなる<br>尿路の閉塞<br>神経障害により排尿反射が起こらない |

泌尿器系

185

# 前立腺肥大、排尿障害へのアプローチ

## ■前立腺肥大の治療薬

前立腺は膀胱の下部に位置する、男性生殖器に付属する分泌腺である。
前立腺肥大になると、尿道の圧迫による排尿障害をともなう。前立腺肥大を引き起こす原因は、男性ホルモンの**テストステロン**である。**テストステロン**が5α還元酵素によって5αDHT（5αジヒドロテストステロン）というホルモンに変化し、アンドロゲン受容体に結合して前立腺細胞を増殖させる。治療にはおもに4タイプの薬が使われる。

| 治療方針 | 分類 | 薬物名 | 作用の特徴 |
|---|---|---|---|
| 尿道を拡張する | α₁遮断薬 | プラゾシン | 血管平滑筋に存在するα₁B受容体も遮断するため、血圧降下にともなう副作用が現れる。 |
| | α₁A／α₁D遮断薬 | タムスロシン シロドシン ナフトピジル | 前立腺および尿道の平滑筋に存在するα₁A、α₁D受容体に選択的に作用するため、副作用が少ない。 |
| 前立腺の肥大を抑える | 抗男性ホルモン薬 | クロルマジノン アリルエストレノール | 男性ホルモンのテストステロンの作用を弱めて、前立腺細胞の増殖・肥大化を抑制する。 |
| | 5α還元酵素阻害薬 | デュタステリド | テストステロンが5α還元酵素により5αDHTに代謝されて活性化するのを抑制する。その他のテストステロンの作用を邪魔しないため、副作用が少ない。 |
| 炎症を抑えて刺激を減らす | 植物製剤 | セルニチンポーレンエキス | 抗炎症作用により、前立腺部の浮腫を改善し、排尿機能を改善する。 |
| 尿道や前立腺の平滑筋を弛緩させる | PDE5阻害薬 | タダラフィル | 尿道や前立腺の平滑筋細胞において、cGMPの分解を阻害し、一酸化窒素（NO）の作用を増強して平滑筋を弛緩させる。 |

### 図8-7 前立腺肥大のしくみと治療薬の作用点

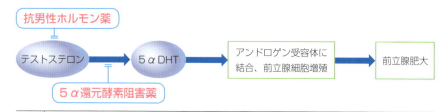

## ■排尿機能の治療薬

蓄尿と排尿は、膀胱の平滑筋（排尿筋）の収縮と弛緩によりコントロールされている（図8-6）。副交感神経は排尿筋の収縮に、交感神経は排尿筋の弛緩を促進するため、治療にはそれぞれのはたらきを調節する薬を用いる。

| 分類 | | | 薬物名 | 作用の特徴 |
|---|---|---|---|---|
| 蓄尿困難（頻尿・失禁）の治療薬 | 抗コリン薬（ムスカリン受容体拮抗薬） | 非選択性 | プロピベリン オキシブチニン | ムスカリン受容体を阻害して、副交感神経を抑制し、排尿筋を弛緩させる。またカルシウム拮抗作用もあわせもち、排尿筋（膀胱平滑筋）の収縮を抑制する。 |
| | | $M_3$受容体選択性 | ソリフェナシン イミダフェナシン | おもに排尿筋の直接収縮にかかわる$M_3$受容体を選択的に阻害することにより、排尿筋を弛緩させる。 |
| | $\beta_3$受容体刺激薬 | | ミラベグロン | 膀胱平滑筋の$\beta_3$受容体を刺激し、排尿筋を弛緩させて膀胱容量を増やす。 |
| 排尿困難の治療薬 | 副交感神経刺激薬 | コリンエステラーゼ阻害薬 | ジスチグミン | コリンエステラーゼを阻害してアセチルコリンの代謝を遅延させることで、副交感神経を刺激して排尿筋の収縮を増強する。 |
| | | ムスカリン受容体作動薬 | ベタネコール | ムスカリン受容体に作用して排尿筋を収縮させ、膀胱内圧を高める。 |

### ●過活動膀胱の治療

過活動膀胱は、蓄尿の障害に分類される。膀胱が活動しすぎたために、膀胱内にまだあまり尿がたまっていないのに排尿筋が収縮して、急に尿意を感じて頻尿をきたす病気である。急いでトイレに行こうとする間に、我慢できずに尿が漏れてしまう、切迫性失禁の症状をともなう場合もある。

治療に用いられる抗コリン薬は、膀胱の異常な収縮を抑制する。また、$\beta_3$受容体刺激薬は、膀胱弛緩作用を促進して膀胱の容量を増やす。

### 図8-8 過活動膀胱の治療薬の作用

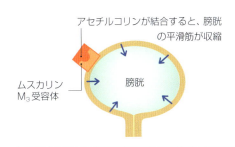
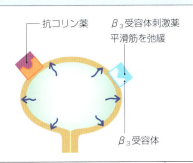

## 8 章のまとめ

### 尿が生成されるしくみ

● 腎臓は、血液を濾過して老廃物を尿として体外に排出し、体に必要なものを再吸収して体内に戻すはたらきをもつ。

● 尿は腎臓のネフロンで生成される。1つの腎臓にはネフロンが100万個あり、そこで血液が濾過され、尿がつくられる。

● ネフロンは、糸球体、ボーマン嚢、尿細管から構成される。

● 腎臓へ流れ込んだ血液は糸球体で濾過された後、体に必要な成分が再吸収され、さらに不要なものを血中から尿へと分泌する。

● 尿細管における再吸収・分泌が、生体内の体液バランスを保つために重要な役割をもつ。

● 尿細管は、近位尿細管、ヘンレループ、遠位尿細管、集合管の4つの部分からなる。

● 近位尿細管で水、ナトリウムイオン($Na^+$)、カリウムイオン($K^+$)などの電解質や、体に必要なグルコース、アミノ酸などの物質のほとんどを再吸収する。

● ヘンレループの下行脚では、浸透圧差による水の再吸収が行われる。

● ヘンレループの上行脚および遠位尿細管で、再びナトリウムイオンが吸収される。

● 最終的に集合管においてアルドステロン、バソプレシンなどのホルモンの作用により、水・電解質の再吸収、分泌による調整が行われる。

● 腎臓でつくられた尿は、尿管を通って膀胱に貯留され、尿道から排泄される（1日あたり1〜1.5L）。

● ナトリウムイオンは、体内の水分量や血圧を調整するために必要な物質である。

● 体液量は、体内のナトリウムイオン量により決定される。生体は体液を維持するため、ナトリウムイオンの再吸収量を調節している。

● 全身に余剰な水分がたまって体液量が増えると、浮腫（むくみ）が発生し、血圧が上昇する。

● むくみの原因として、循環不全による血流の障害、腎臓の機能低下などにより、十分な量の尿が生成・排泄されなくなったり、塩分を摂りすぎて体内のナトリウムイオン濃度が上がったりするなどの原因があげられる。

## 利尿薬の種類と作用メカニズム

- 尿量を増加させる作用を利尿という。
- 利尿薬にはいくつかの種類があり、それぞれの作用部位や作用点は異なっている。
- 利尿薬の多くは、尿細管の各部位でナトリウムイオンの再吸収を阻害することにより、尿量を増加させる（ナトリウム利尿）。
- おもなものに、ループ利尿薬、サイアザイド系利尿薬、K保持性利尿薬がある。
- その他、尿の浸透圧を高めることにより、尿量を増加させる（浸透圧利尿）ものとして浸透圧利尿薬がある。
- 集合管において利尿を抑えるはたらきをもつホルモンであるバソプレシンの作用を低下させることにより、水の再吸収を抑制して尿量を増やす（水利尿）ものに、バソプレシン受容体拮抗薬がある。

## 排尿のしくみ

- 腎臓でつくられた尿は、膀胱に貯留される。
- 膀胱の容量はおよそ400〜500mL。尿がたまって膀胱がふくらむと、膀胱壁の伸展刺激が骨盤神経を通じて大脳へ伝えられる。
- 尿意が感じられると、同時に排尿を抑える指令が脳から出されて、膀胱に尿が蓄えられる。
- 排尿の準備ができると、脳の抑制が解除されて膀胱壁の排尿筋が収縮し、内尿道括約筋と外尿道括約筋が弛緩して排尿が起こる（排尿反射）。
- 排尿障害とは、何らかの原因により排尿が困難になる症状である。
- 排尿回数が多く何度もトイレに行く、少ししか尿が出ない、排尿に時間がかかる、排尿後も残尿感がありすっきりしない、尿が漏れるなど、排尿障害の訴えやその原因はさまざまである。
- 排尿障害には、膀胱に尿を蓄えておくことができずに尿が近くなる「蓄尿障害」と、尿の排出が困難になる「排尿障害」の2種類がある。
- 排尿障害の治療は、正確な診断とそれぞれの病態に合った治療法の選択が重要である。

泌尿器系

## 前立腺肥大、排尿障害へのアプローチ

●前立腺は膀胱の下部に位置する、男性生殖器に付属する分泌腺。

●前立腺肥大になると、尿道の圧迫により排尿障害が生じる。

●前立腺肥大を引き起こす原因は、男性ホルモンのテストステロンである。テストステロンが５α還元酵素によって５αDHT（５αジヒドロテストステロン）というホルモンに変化し、アンドロゲン受容体に結合して前立腺細胞を増殖させる。

●前立腺肥大の治療には、おもに４タイプの薬が使われる。

●①尿道を拡げるもの（$\alpha_1$遮断薬、$\alpha_{1A}$／$\alpha_{1D}$遮断薬）、②前立腺肥大を抑えるもの（抗男性ホルモン薬、５α還元酵素阻害薬）、③炎症を抑えて刺激を減らすもの（植物製剤）、④尿道や前立腺の平滑筋を弛緩させるもの（PDE5阻害薬）がある。

●蓄尿と排尿は、膀胱の平滑筋（排尿筋）の収縮と弛緩によりコントロールされており、副交感神経は排尿筋の収縮、交感神経は排尿筋の弛緩を促進する。

●蓄尿困難（頻尿・失禁）の治療には、排尿筋を弛緩させる作用をもつ抗コリン薬（ムスカリン受容体拮抗薬）、$\beta_3$受容体刺激薬を用いる。

●排尿困難の治療には、排尿筋を収縮させる作用をもつ副交感神経刺激薬を用いる。

●過活動膀胱は、膀胱が活動しすぎることにより、膀胱内にまだあまり尿がたまっていないのに排尿筋が収縮し、急に尿意を感じて頻尿をきたす病気である。

●過活動膀胱の治療には、膀胱の異常な収縮を抑制する抗コリン薬や、膀胱弛緩作用を促進して膀胱の容量を増やす$\beta_3$受容体刺激薬が用いられる。

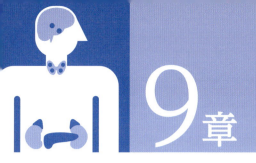

# 9章

# 内分泌系に作用する薬

- 糖尿病のしくみ……………………………………192
- 糖尿病へのアプローチ……………………………195
- 脂質の代謝と動脈硬化……………………………198
- 脂質異常症の治療薬………………………………200
  - コラム●横紋筋融解症…………………………202
- 骨粗鬆症のしくみ…………………………………203
- 骨粗鬆症治療薬の作用メカニズム………………205
- 甲状腺機能障害の種類……………………………207
- 9章のまとめ………………………………………210

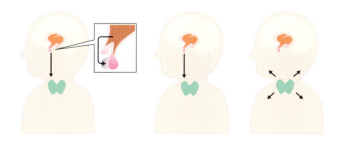

# 糖尿病のしくみ

内分泌系

## ■血糖値を恒常的にコントロール

　生体のエネルギー源として欠かせない糖質は、その多くが消化管で分解されてブドウ糖に変わる。消化・吸収されたブドウ糖は全身の細胞で使われ、また一部は肝臓や筋肉、脂肪細胞中に取り込まれる。そして余ったものは肝臓や筋肉中で、グルコースがつながった形のグリコーゲンへと合成されたり、脂肪細胞中で脂肪へと変換されたりして、貯蔵される。

　血中のグルコースの濃度（血糖値）はつねに一定に保たれている（空腹時80〜100mg/dL、摂食後約140mg/dL）。空腹時には、グルカゴンやアドレナリンなどの数種類のホルモンのはたらきにより肝臓内のグリコーゲンが分解され、グルコースとなって血中に供給されて血糖値が維持される。食事摂取後に血糖値が上がるとインスリンがはたらき、グルコーストランスポーターによる骨格筋や脂肪組織の細胞内へのグルコース取り込みを促進するため、血糖値は下がる（図9-1、2参照）。

### 図9-1 空腹時の血糖調整のしくみ

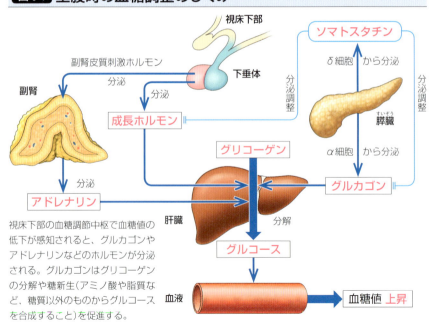

視床下部の血糖調節中枢で血糖値の低下が感知されると、グルカゴンやアドレナリンなどのホルモンが分泌される。グルカゴンはグリコーゲンの分解や糖新生（アミノ酸や脂質など、糖質以外のものからグルコースを合成すること）を促進する。

## ●糖代謝にかかわる各種ホルモン

| | |
|---|---|
| 血糖値を上げる | グルカゴン、アドレナリン、成長ホルモン |
| 血糖値を下げる | インスリン のみ |
| グルカゴンとインスリンの分泌の調整 | ソマトスタチン |
| 高血糖時のみにインスリンの分泌を促進 | インクレチン |

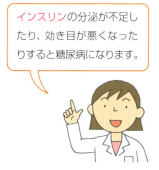

インスリンの分泌が不足したり、効き目が悪くなったりすると糖尿病になります。

## ■糖尿病は何がよくないのか

　糖尿病は、血糖低下作用をもつインスリンが欠乏し、つねに血糖値が高いままの状態になり、尿中にグルコースが出てくる病気である。脂肪分解も促進され、血中の遊離脂肪酸も増加して、体にさまざまな悪影響が及ぶ。

　高血糖が長期間持続すると、大血管の内膜にアテローム（→p.109）が蓄積し、動脈硬化（アテローム硬化）を起こして心筋梗塞、脳梗塞、閉塞性動脈硬化症の原因となる。また、細小血管が障害されると、細い血管が集まっている目の網膜、腎臓の糸球体、神経に合併症が生じやすい。糖尿病網膜症、糖尿病腎症、糖尿病神経障害を三大合併症とよぶ。

### 図9-2 食事摂取後の血糖調整のしくみ

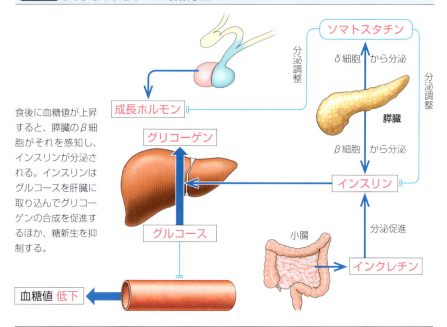

食後に血糖値が上昇すると、膵臓のβ細胞がそれを感知し、インスリンが分泌される。インスリンはグルコースを肝臓に取り込んでグリコーゲンの合成を促進するほか、糖新生を抑制する。

## ●糖尿病に見られる症状

グルコースが取り込まれず細胞の機能が低下

➡ 疲労倦怠感、衰弱、体重減少

高血糖にともなう尿中グルコース濃度上昇

➡ 多尿、口渇、多飲

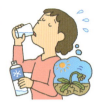

グルコースが利用できない

➡ 脂肪やたんぱく質の分解が増加、ケトン体生成増加

➡ 代謝性ケトアシドーシス（血液が酸性になる）、意識障害

長期にわたる高血糖（合併症の発症）

➡ 細小血管の障害、動脈硬化による大血管障害

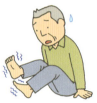

# ■糖尿病の診断と2つのタイプ

①早朝空腹時血糖値126mg/dL以上、②75g経口ブドウ糖負荷試験2時間値200mg/dL以上、③随時血糖値200mg/dL以上、④HbA1c 6.5%以上のいずれかの場合、糖尿病型とされる。血糖値（①〜③のいずれか）と④がともに糖尿病型であれば、糖尿病と診断される。

糖尿病は大きく分けて、1型と2型の2つのタイプに分けられる。

**1型糖尿病（全体の数%）**：インスリンをつくる膵臓のβ細胞が破壊されてはたらかず、インスリンがまったくつくられないか、あるいはごくわずかしかつくられずに欠乏するもの。多くは小児期に発症する。インスリン製剤による治療（→p.195）が必要。

**2型糖尿病（日本人の糖尿病患者の95%以上）**：β細胞の破壊は明らかでないが、膵臓から分泌されるインスリンの量が少ないか、あるいはインスリンに対する感受性が低下（インスリン抵抗性増大）して発症するもの。原因としては、ストレス・運動不足・過食・高脂肪食・肥満などの生活習慣による影響や、遺伝的要因があるといわれる。

食事運動療法を基本としながら、薬物療法を併用して治療を行う。

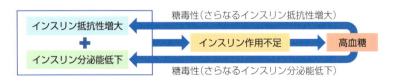

# 糖尿病へのアプローチ

内分泌系

## ■インスリン製剤

　1型糖尿病には、不足するインスリンを補充するため**インスリン製剤**の注射による治療が行われる。患者それぞれの病態に合わせ、超速効型・速効型・中間型・持効型・混合型から最適な製剤を選択して、正常なインスリン分泌動態に近づける。

### ●各インスリン製剤の作用発現パターン

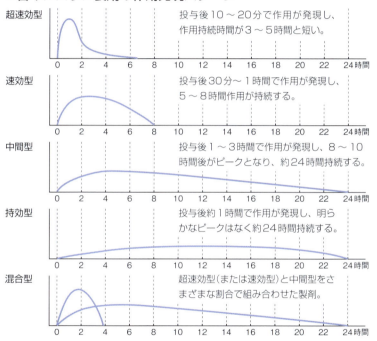

超速効型：投与後10～20分で作用が発現し、作用持続時間が3～5時間と短い。

速効型：投与後30分～1時間で作用が発現し、5～8時間作用が持続する。

中間型：投与後1～3時間で作用が発現し、8～10時間後がピークとなり、約24時間持続する。

持効型：投与後約1時間で作用が発現し、明らかなピークはなく約24時間持続する。

混合型：超速効型（または速効型）と中間型をさまざまな割合で組み合わせた製剤。

## ■経口血糖降下薬

　一方、2型糖尿病にはおもに経口血糖降下薬が用いられる。経口血糖降下薬は作用の違いから、**インスリン分泌促進系**、**インスリン抵抗性改善系**、**糖吸収・排泄調節系**の3種類に分類されている。インスリン分泌の低下、あるいはインスリンは分泌されているが十分な作用が現れない（インスリン抵抗性の増大）、食後の高血糖など、患者のそれぞれの病態に応じてそれを改善する薬物を選択して治療を行う。

## ●経口血糖降下薬の種類

| | 分類 | 作用と特徴 | 薬物名 |
|---|---|---|---|
| インスリン抵抗性改善系 | ビグアナイド薬 | 肝臓での糖新生を抑制、脂肪分解を促進。筋肉での糖取り込みを促進。禁忌でない限り、第一選択薬となる。 | メトホルミン ブホルミン |
| | チアゾリジン薬 | 肝臓、筋肉や脂肪における糖の取り込みを促進、インスリン感受性を改善。 | ピオグリタゾン |
| インスリン分泌促進系 | スルホニル尿素薬 | 膵臓のβ細胞にあるスルホニル尿素受容体に作用することで、インスリン分泌を促進。 | グリクラジド グリベンクラミド グリメピリド |
| | 速効型インスリン分泌促進薬（グリニド薬） | スルホニル尿素薬と同様の作用をもつが、より速やかにインスリン分泌を促進、食後高血糖を改善する。作用時間が短い。 | ナテグリニド ミチグリニド レパグリニド |
| | DPP-4阻害薬 | DPP-4を阻害してインクレチン*の濃度を上昇させることにより、血糖値が高いときだけインスリン分泌を促進、グルカゴン分泌を抑制。低血糖を起こすリスクがほとんどなく、安全性が高い。 | シタグリプチン ビルダグリプチン アログリプチン リナグリプチン テネリグリプチン アナグリプチン サキサグリプチン トレラグリプチン |
| 糖吸収・排泄調節系 | α-グルコシダーゼ阻害薬 | 消化管における炭水化物の吸収を遅らせ、食後高血糖を改善。 | アカルボース ボグリボース ミグリトール |
| | SGLT2阻害薬 | 腎臓の近位尿細管にのみ発現する糖輸送たんぱくのSGLT2を阻害し、糖の血中への再吸収を阻害することにより、尿中の糖が排泄されるよう促す。高齢者では脱水の副作用に注意。 | イプラグリフロジン ダパグリフロジン ルセオグリフロジン トホグリフロジン カナグリフロジン エンパグリフロジン |

＊インクレチンは小腸から分泌される消化管ホルモンの総称。代表的なものにGLP-1、GIPがあり、いずれも血糖値が上昇すると分泌されて、インスリンの分泌を促進する。GLP-1はグルカゴンの分泌も抑制する。インクレチンは体内でDPP-4という酵素により分解されてしまうため、効果の持続時間が短い（半減期はおよそ数分）。

## 図9-3 インスリン分泌のしくみと糖尿病治療薬の作用

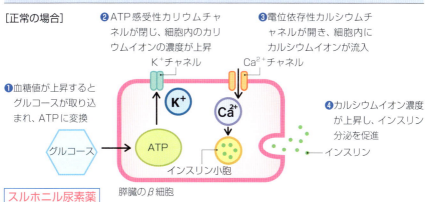

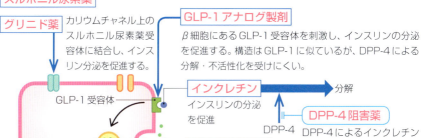

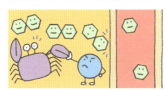

αグルコシダーゼ（α-GI）は小腸内で二糖類を単糖類に分解する酵素。単糖類は速やかに血中に取り込まれる。

αグルコシダーゼ阻害薬はα-GIの活性を阻害。糖の吸収をゆっくりにし、血糖値の急上昇を抑える。

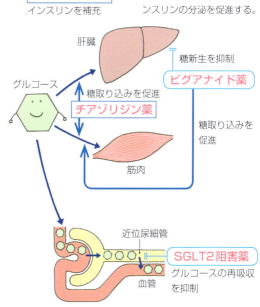

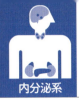

# 脂質の代謝と動脈硬化

## ■脂質の種類とはたらき

　脂質は、エネルギー源として、また生体をつくる原料として、生命維持に不可欠な物質である。脂質は水に溶けにくく油に溶けやすい性質をもつ物質であり多くの種類があるが、血清中にはおもに**トリグリセライド**（**TG**、**中性脂肪**）、**コレステロール**、**遊離脂肪酸**、**リン脂質**などの脂質が含まれる。

### ●血清脂質の種類

| 遊離脂肪酸 | トリグリセライド（TG、中性脂肪） | リン脂質 | コレステロール ||
|---|---|---|---|---|
| アルブミン＋脂肪酸 | グリセロール＋脂肪酸3つ | リン酸＋グリセロール＋脂肪酸2つ | コレステロールエステル（コレステロール＋脂肪酸） | 遊離コレステロール（コレステロール＋OH） |
| 各組織の細胞で直接エネルギー源として使われる。水に溶けやすい。 | 一般的にいう「脂肪」のことで、エネルギー源として重要。 | 細胞膜をつくり、リポたんぱくの原料になる。 | コレステロールに脂肪酸が結合したもの。 | 細胞膜、ホルモン、胆汁酸の原料となる。 |

## ■血中に存在するコレステロール

　脂質のひとつであるコレステロールは、細胞膜、ホルモン、胆汁酸などの原料となる物質である。コレステロールは食事から摂取、あるいは肝臓で合成され、全身へと供給される。

　末梢（まっしょう）組織で余ったコレステロールは、**HDL**とよばれるリポたんぱく（**HDLコレステロール**）の形になって運ばれ、肝臓で貯蔵される。しかし、コレステロールが過剰になると**LDL**とよばれるリポたんぱく（**LDLコレステロール**）がつくられて、肝臓から血中に放出される。**HDL**は末梢血管中のコレステロールを回収して動脈硬化の危険性を減らすため、「善玉コレステロール」ともよばれるのに対して、末梢血管中のコレステロールを増やして動脈硬化の危険性を増加させる**LDL**は、「**悪玉**コレステロール」とよばれている。

### 図9-4 体内でのコレステロールの運搬

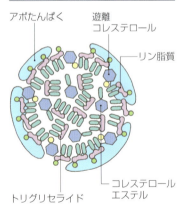

水に溶けにくいコレステロールや脂質は、アポたんぱくやリン脂質など水にも親和性のある物質に包まれた形（リポたんぱく）となり、血中に存在する。

## ■リポたんぱくの種類と特徴

たんぱく質（アポたんぱく）と脂質が結合してできるリポたんぱくは、その組成の違いにより、比重の異なる5種に分けられる。

### ●リポたんぱくの種類

| 比重 | 種類 | 特徴 |
|---|---|---|
| 低 ↓ 高 | カイロミクロン | 小腸から吸収された脂質。トリグリセライド（TG）が約80%。遊離脂肪酸となって、末梢組織でエネルギー源となる。 |
| | VLDL（超低比重リポたんぱく） | TGが50%以上。遊離脂肪酸となって、末梢組織でエネルギー源となる。 |
| | IDL（中間比重リポたんぱく） | VLDLとLDLの中間型。 |
| | LDL（低比重リポたんぱく） | コレステロールが約50%。末梢組織にコレステロールを運ぶ。 |
| | HDL（高比重リポたんぱく） | たんぱく質が多く（約50%）重い。末梢組織からコレステロールを回収する。 |

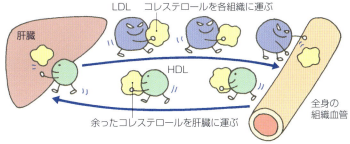

## ■脂質の異常により起こる病気

血清中のコレステロールやトリグリセライド（TG）が異常に多くなったり（高脂血症）、善玉のHDLコレステロールの値が低下したりした病態を、脂質異常症という。脂質異常症は自覚症状がほとんど現れないが、動脈硬化を引き起こして虚血性心疾患や脳血管疾患などの重篤な病気の原因となるため、早期に発見して治療を行うことが重要である。

### ●脂質異常症の種類

| 脂質異常症 | 高LDLコレステロール血症 | 140mg/dL以上 | → 動脈硬化の進行 → 合併症（心筋梗塞、脳梗塞など）の発症 |
|---|---|---|---|
| | | 120〜139mg/dL（境界域） | |
| | 低HDLコレステロール血症 | 40mg/dL以下 | |
| | 高トリグリセライド血症 | 150mg/dL以上 | |

# 脂質異常症の治療薬

## ■脂質異常症の治療アプローチ

　食事、運動療法などの生活習慣の改善によっても血中脂質の値が低下しない場合は、必要に応じて薬物治療を行う。

　脂質異常症治療薬には、作用メカニズムの異なる数種類がある（表参照）。LDLコレステロール（LDL-C）が高値、トリグリセライド（TG）が高値、LDL-CとTGがともに高値、HDLコレステロール（HDL-C）が低値など、個々の患者の脂質異常の状況に応じて、最適な薬物は異なっている。まずは単独で薬剤を使用し、効果不十分な場合は増量や併用薬の追加を検討する。

　HDL-Cが低値のときは、一般にTGが高値の場合に準じた治療を行う。

## ●脂質異常症治療薬の薬効による分類

| 分類 | LDL-C | TG | HDL-C | non HDL-C* | おもな一般名 |
|---|---|---|---|---|---|
| スタチン（HMG-CoA還元酵素阻害薬） | ↓↓〜↓↓↓ | ↓ | −〜↑ | ↓↓〜↓↓↓ | プラバスタチン、シンバスタチン、フルバスタチン、アトルバスタチン、ピタバスタチン、ロスバスタチン |
| 小腸コレステロールトランスポーター阻害薬 | ↓↓ | ↓ | ↑ | ↓↓ | エゼチミブ |
| 陰イオン交換樹脂（レジン） | ↓↓ | ↑ | ↑ | ↓↓ | コレスチミド、コレスチラミン |
| プロブコール | ↓ | − | ↓↓ | ↓ | プロブコール |
| フィブラート系薬 | ↓ | ↓↓↓ | ↑↑ | ↓ | ベザフィブラート、フェノフィブラート、ペマフィブラート、クリノフィブラート、クロフィブラート |
| 多価不飽和脂肪酸 | − | ↓ | − | − | イコサペント酸エチル、オメガ-3脂肪酸エチル |
| ニコチン酸誘導体 | ↓ | ↓↓ | ↑ | ↓ | ニセリトロール、ニコモール、ニコチン酸トコフェロール |
| PCSK9阻害薬 | ↓↓↓↓ | ↓〜↑ | −〜↑ | ↓↓↓↓ | エボロクマブ、アリロクマブ |
| MTP阻害薬* | ↓↓↓ | ↓↓↓ | ↓ | ↓↓↓ | ロミタピド |

＊ホモFH患者が適応

↓↓↓↓：−50％以上、↓↓↓：−50〜−30％、↓↓：−20〜−30％、↓：−10〜−20％、↑：10〜20％、↑↑：20〜30％、−：−10〜10％

日本動脈硬化学会，動脈硬化性疾患予防ガイドライン2017年版，p.87, 2017を一部改変

※non HDL-C：総コレステロールのうち、HDL-C以外のすべてのコレステロール。non HDL-Cが高いと動脈硬化が促進されると考えられている。

## ●スタチン（HMG-CoA還元酵素阻害薬）

コレステロールの生合成を調整するHMG-CoA還元酵素を阻害し、コレステロールを低下させる。それにともなって肝臓のLDL受容体の合成が亢進し、LDLの肝臓への取り込みが増加し、血中LDLが減少する。

## ●小腸コレステロールトランスポーター阻害薬

小腸粘膜に存在するNPC1L1という輸送たんぱくを選択的に阻害して、小腸における食事や胆汁由来のコレステロールの吸収を減少させる。

## ●陰イオン交換樹脂（レジン）

通常、腸管に流出した胆汁酸は再吸収される（腸肝循環）が、陰イオン交換樹脂が胆汁酸と結合して便中への排泄を促進するため、胆汁酸合成のために血中からのコレステロール取り込みが促進される。

## ●プロブコール

コレステロールから胆汁酸への異化排泄作用を促進する。

## ●フィブラート系薬

肝臓でのコレステロール合成およびTG合成を抑制する。さらにTGの分解酵素（リポたんぱくリパーゼ）を活性化させ、TGを低下させる。HDLを増やす作用もある。

## ●多価不飽和脂肪酸（EPA）

肝臓におけるVLDL（超低比重リポたんぱく）の合成・分泌を抑制し、血中のTGを低下させる。抗血小板作用、抗炎症作用もあるため、抗動脈硬化作用が期待できる。

## ●ニコチン酸誘導体

末梢脂肪組織における脂肪分解を抑制し、遊離脂肪酸の放出を減少させて、TGの産生を抑制する。LDLの酸化も抑制する。

## ●ヒト抗PCSK9モノクローナル抗体薬（PCSK9阻害薬）、ミクロソームトリグリセライド転送たんぱく（MTP）阻害薬

他薬で効果不十分な家族性高コレステロール血症（FH）などに用いられる。

内分泌系

## 図 9-5 脂質異常症治療薬の作用メカニズム

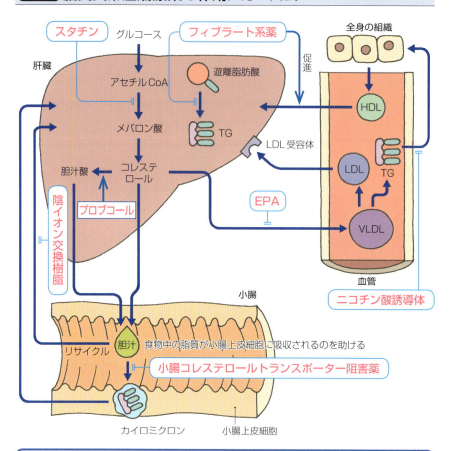

### 横紋筋融解症

　スタチンやフィブラート系薬は、副作用として横紋筋融解症が起こりうるため、注意を要する。

　横紋筋融解症は、筋肉をつくる骨格筋細胞に融解や壊死（えし）が起こり、筋肉の成分が血液中に流出するもの。筋肉が傷害されるため、筋肉痛や脱力感などの症状が現れるほか、疼痛（とうつう）や麻痺（まひ）・筋力減退・赤褐色尿などの症状が発現することもある。もし服薬中にこれらの症状が現れたら、すぐに服薬を中止して医師の診察を受ける必要がある。重症の場合には、多量のミオグロビンの流出により腎臓の尿細管細胞が傷害され、急性腎不全症状（乏尿、浮腫、呼吸困難、高カリウム血症、アシドーシスなど）をともなう。

# 骨粗鬆症のしくみ

内分泌系

## ■骨リモデリングと骨強度

　骨強度が低下し、骨がもろくなって骨折を起こしやすくなっている病態を、**骨粗鬆症**という。とくに閉経以降の女性に多く発症する。

　骨組織では破骨細胞による**骨吸収**と、骨芽細胞による**骨形成**が繰り返され、つねに再構築（骨リモデリング）が行われている。骨吸収〜骨形成までの１周期は、およそ３〜６か月といわれる。骨リモデリングには、体を支える機能の維持、および生体内のカルシウムやリンなどの電解質バランスの保持の２つの役割がある。

### ●カルシウムの代謝

　生体内のカルシウムは、**腸管**での吸収、**腎臓**からの排泄、**骨**での沈着・放出のバランスにより調節される。カルシウム代謝には、**副甲状腺ホルモン**、**活性型ビタミンD₃**、**カルシトニン**の３つが重要である。

　**副甲状腺ホルモン**：血清カルシウム濃度が低くなると分泌される。骨からのカルシウム遊離、および腎臓におけるカルシウム再吸収を促進する。

　**活性型ビタミンD₃**：活性化を経て腸管に作用し、カルシウム吸収を促進する。

　**カルシトニン**：血清カルシウム濃度が高くなると甲状腺Ｃ細胞より分泌され、骨吸収を抑制する。

### 図9-6 骨代謝のサイクル

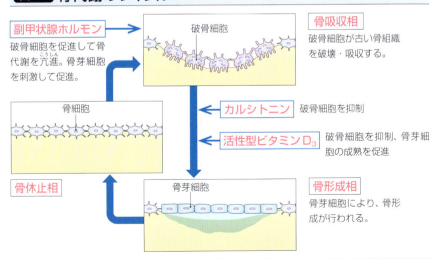

203

## ■骨粗鬆症の原因

骨吸収と骨形成のバランスが崩れ、骨量が減少して骨強度が低下すると、骨粗鬆症が引き起こされる（図9-7）。その原因として、カルシウムの摂取不足や、加齢にともなう骨をつくるホルモンの不足などがあげられる。

女性ホルモンのエストロゲンは破骨細胞のはたらきを抑制して、骨吸収を抑える作用をもつ。女性は閉経にともなってエストロゲンの分泌が急激に減少するため、破骨細胞のはたらきが活性化して骨量が減少する。

## ■骨粗鬆症の予防と治療

骨粗鬆症では骨折の予防と、骨密度の維持を目標とした治療が行われる。偏食やダイエットによるカルシウムの摂取不足、運動不足、喫煙、アルコールの飲みすぎ、日照不足など、骨粗鬆症を引き起こす危険因子を避けることを心がけ、食事・運動療法を実施する。それでもなお、骨量が若年成人平均値の70%以下になるなど、骨折リスクが高いと診断される場合には、必要に応じて薬物治療を開始する。

### 図9-7 閉経後骨粗鬆症と老人性骨粗鬆症

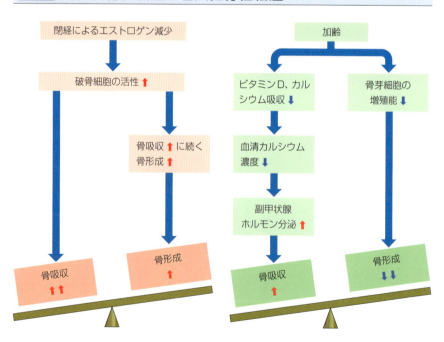

骨吸収が骨形成を上回ると、骨量が減少する。

# 骨粗鬆症治療薬の作用メカニズム

## ■骨粗鬆症治療薬の種類

　骨粗鬆症治療薬には大きく分けて、①骨吸収を抑制する薬、②骨形成を促進する薬、③骨代謝を改善する薬の3種類がある。病態を正しく把握して、薬物を選択する必要がある。

| 分類 | | 薬物 |
|---|---|---|
| 骨吸収を抑制 | ビスホスホネート | リセドロン酸<br>ミノドロン酸<br>アレンドロン酸 |
| | エストロゲン製剤 | エストリオール<br>エストラジオール |
| | 選択的エストロゲン受容体調節薬（SERM） | ラロキシフェン<br>バゼドキシフェン |
| | 抗RANKL抗体 | デノスマブ |
| | カルシトニン製剤 | エルカトニン |
| 骨形成を促進 | 副甲状腺ホルモン薬（PTH） | テリパラチド |
| 骨代謝を改善 | 活性型ビタミン$D_3$製剤 | カルシトリオール<br>アルファカルシドール<br>エルデカルシトール |
| | ビタミン$K_2$製剤 | メナテトレノン |
| | カルシウム製剤 | L-アスパラギン酸カルシウム<br>リン酸水素カルシウム |

### ●ビスホスホネート
　骨表面に付着し、破骨細胞に取り込まれてアポトーシスを誘導することにより、破骨細胞を減少させて骨吸収を強力に阻害する。第一選択薬として位置づけられる。

### ●エストロゲン製剤
　強力な骨吸収抑制作用を示し、骨量を増加させる。

### ●選択的エストロゲン受容体調節薬（SERM）
　エストロゲン受容体に結合し、骨に対してはエストロゲンと同様の作用を現す。ホルモン補充療法にともなう副作用は現れない。

### ●抗RANKL抗体
破骨細胞分化促進因子であるRANKLを標的とするヒト化モノクローナル抗体。破骨細胞の分化・活性化を阻害して骨吸収を抑制する。

### ●カルシトニン製剤
中枢性鎮痛作用を発揮する。破骨細胞のカルシトニン受容体に作用して、破骨細胞の活性を低下させて骨吸収を抑制する。

### ●副甲状腺ホルモン薬(PTH)
前駆細胞の分化促進作用などにより骨芽細胞の数を増加させ、骨形成を促進する。骨折リスクの高い重症例に用いられる。

### ●活性型ビタミン$D_3$製剤
腸管からのカルシウムの吸収を促進する。副甲状腺に作用し、副甲状腺ホルモンの合成・分泌を抑制する。

### ●ビタミン$K_2$製剤
骨芽細胞の産生物質に作用し、骨形成を促進する。

### ●カルシウム製剤
カルシウムを補充して、副甲状腺ホルモンの分泌を抑制し骨吸収を阻害する。

**図9-8 骨粗鬆症治療薬の作用点**

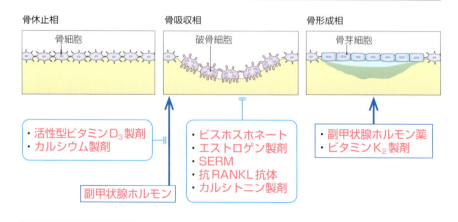

9章 内分泌系に作用する薬

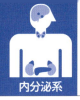

# 甲状腺機能障害の種類

## ■甲状腺ホルモンのはたらき

甲状腺ホルモンは、喉頭隆起(のどぼとけ)の下にある甲状腺から分泌されるホルモンであり、ほぼ全身の臓器や組織に作用して基礎代謝を促進させるはたらきをもつ。甲状腺ホルモンは、脳の下垂体から分泌される甲状腺刺激ホルモン(TSH)の作用によって、その分泌が促進される。さらにTSHは、視床下部から分泌される甲状腺刺激ホルモン放出ホルモン(TRH)により分泌される。甲状腺ホルモンの血中濃度が高くなると、負のフィードバックが起こって分泌が低下し、つねに一定量が保たれるしくみになっている。

甲状腺ホルモンには、ヨウ素が4つ結合したチロキシン(サイロキシン、$T_4$)と、ヨウ素が3つ結合したトリヨードチロニン(トリヨードサイロニン、$T_3$)がある。甲状腺ではおもにチロキシンが産生されており、肝臓や腎臓などでヨウ素が1つ外れて活性型のトリヨードチロニンに変換されることにより、作用を発揮する。

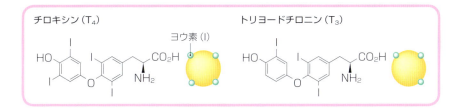

### 図9-9 甲状腺ホルモン分泌の調整

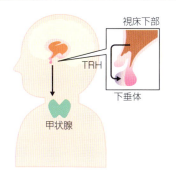

視床下部から甲状腺刺激ホルモン放出ホルモン(TRH)が分泌

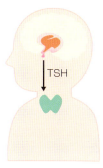

下垂体から甲状腺刺激ホルモン(TSH)が分泌

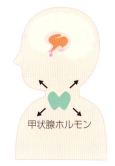

甲状腺から甲状腺ホルモンが分泌。全身の臓器や組織に作用

# ■甲状腺機能障害の種類

甲状腺疾患には、甲状腺ホルモンの数値が高くなる甲状腺中毒症（甲状腺機能亢進症や破壊性甲状腺炎が含まれる）と、その数値が低くなる甲状腺機能低下症の2種類がある。

## ●甲状腺機能亢進症と甲状腺機能低下症

|  | 甲状腺機能亢進症 | 甲状腺機能低下症 |
|---|---|---|
| 代表的な病気 | バセドウ病など | 橋本病など |
| 原因 | 甲状腺に対する自己抗体である抗TSH受容体抗体が産生され、甲状腺が持続的に刺激され、甲状腺ホルモンが過剰に分泌される。 | 甲状腺に対する自己抗体が産生され、甲状腺が破壊されて甲状腺ホルモンの分泌が低下する。 |
| 甲状腺ホルモン | 分泌増加 ← | → 分泌低下 |
| よく見られる症状 | 食欲増加、体重減少、体温上昇、発汗増加、頻脈、動悸、イライラ、手指振戦、下痢、腸運動亢進、月経不順など | 食欲不振、体重増加、寒がり、疲れやすい、発汗減少、眼瞼浮腫、無気力、動作緩慢、嗜眠、便秘など |

# ■甲状腺機能障害の治療薬

甲状腺機能障害の薬物治療は、根本治療ではないが、甲状腺ホルモン分泌の過不足をコントロールして症状の改善をはかるために行われる。

甲状腺ホルモンの分泌過剰には、その合成過程を阻害する抗甲状腺薬が用いられる。その反対に甲状腺ホルモンの分泌低下に対しては、その不足を補うための甲状腺ホルモン製剤が投与される。

## ●甲状腺治療薬の種類と特徴

| 分類 | | 薬物名 | 特徴 |
|---|---|---|---|
| 甲状腺機能亢進症治療薬 | 抗甲状腺薬 | チアマゾール | バセドウ病治療の第一選択薬。 |
| | | プロピルチオウラシル | 効力はチアマゾールに劣る。妊娠初期に用いられる。 |
| 甲状腺機能低下症治療薬 | 甲状腺ホルモン製剤 | レボチロキシン（$T_4$） | 通常の甲状腺機能低下症の治療薬。少量から開始して漸増する。 |
| | | リオチロニン（$T_3$） | 一過性に甲状腺機能亢進症状が現れやすい。特殊な場合に用いられる。 |

208　9章　内分泌系に作用する薬

### ●抗甲状腺薬（チロキシン合成阻害薬など）

　甲状腺ホルモンは、食品に含まれるヨウ化物が腸から吸収された後、モノおよびジヨードチロシンを経て、チロキシンおよびトリヨードチロニンになることでつくられる。抗甲状腺薬のチアマゾールは、各過程を触媒する酵素・ペルオキシダーゼを阻害することにより、その産生を阻止する。

#### 図9-10 抗甲状腺薬の作用

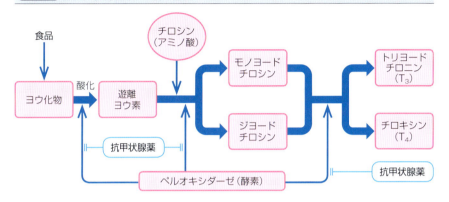

### ●甲状腺ホルモン製剤（合成甲状腺ホルモン）

　合成甲状腺ホルモンは細胞核内の甲状腺ホルモン受容体と結合し、甲状腺ホルモンの不足を補う。

　$T_3$製剤は薬効発現が速やかだが、作用が短いため頻回の投与を要する。また、$T_4$製剤よりも副作用が現れやすく心毒性が強いという欠点がある。プロホルモンである$T_4$製剤は半減期が長く、臨床でもっとも多く使われる。

#### 図9-11 合成甲状腺ホルモンの作用

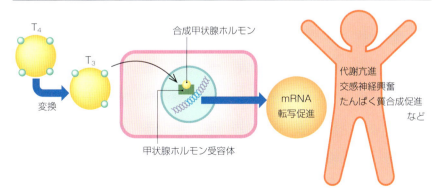

## 9 章のまとめ

### 糖尿病のしくみ

- 血中のグルコースの濃度（血糖値）は、つねに一定に保たれている。
- インスリンはグルコースを肝臓に取り込んでグリコーゲンの合成を促進するほか、糖新生を抑制するはたらきをもつ。
- 糖尿病は、血糖低下作用をもつホルモンであるインスリンが欠乏し、つねに血糖値が高い状態になり、尿中にグルコースが出てくる病気である。
- 糖尿病になると、多尿、口渇、多飲、疲労倦怠感、代謝性ケトアシドーシス、意識障害などの症状が現れる。
- 長期にわたる高血糖により、糖尿病網膜症、糖尿病腎症、糖尿病神経障害などの細小血管の障害による合併症が起こる。また、動脈硬化にともなう大血管障害により、心筋梗塞、脳梗塞、閉塞性動脈硬化症の発症リスクが高まる。
- 糖尿病は、1型と2型の2つのタイプに大きく分けられる。
- 1型糖尿病（全体の数％）は、インスリンをつくる膵臓のβ細胞が破壊されてはたらかず、インスリンが欠乏する。
- 2型糖尿病（日本人の糖尿病患者の95％以上）は、膵臓から分泌されるインスリンの量が少ないか、あるいはインスリンに対する感受性が低下（インスリン抵抗性増大）して発症する。

### 糖尿病へのアプローチ

- 糖尿病の治療は、食事運動療法を基本としながら薬物療法を併用して行う。
- 1型糖尿病には、不足するインスリンを補充するためインスリン製剤（超速効型・速効型・中間型・持効型・混合型がある）の注射による治療が行われる。
- 2型糖尿病にはおもに経口血糖降下薬が用いられる。
- 経口血糖降下薬は作用の違いから、インスリン抵抗性改善系（ビグアナイド薬、チアゾリジン薬）、インスリン分泌促進系（スルホニル尿素薬、グリニド薬、DPP-4阻害薬）、糖吸収・排泄調節系（α-グルコシダーゼ阻害薬、SGLT2阻害薬）の3種類に分類される。
- 患者のそれぞれの病態に応じて、適切な薬物を選択して治療を行うことが重要になる。

## 脂質の代謝と動脈硬化

- 脂質は、エネルギー源として、また生体をつくる原料として、生命維持に不可欠な物質。
- 血清中にはおもにトリグリセライド(TG、中性脂肪)、コレステロール、遊離脂肪酸、リン脂質などの脂質が含まれる。
- コレステロールは食事から摂取、あるいは肝臓で合成され、全身へと供給される。
- 末梢組織で余ったコレステロールは、HDLコレステロール(善玉コレステロール)となって運ばれ、肝臓で貯蔵される。
- コレステロール過剰になると、動脈硬化を引き起こすLDLコレステロール(悪玉コレステロール)がつくられ、肝臓から血中へと放出される。
- 血清中のコレステロールやトリグリセライドが異常に多くなったり(高脂血症)、善玉のHDLコレステロールの値が低下したりした病態を、脂質異常症という。
- 脂質異常症は自覚症状がほとんど現れないが、早期に発見して治療することが大切。

## 脂質異常症の治療薬

- 食事、運動などの生活習慣の改善によって血中脂質の値が低下しない場合、必要に応じて薬物治療を行う。
- 高コレステロール血症の治療薬として、スタチン(HMG-CoA還元酵素阻害薬)、陰イオン交換樹脂、小腸コレステロールトランスポーター阻害薬、プロブコールなどがある。
- 高トリグリセライド血症の治療には、フィブラート系薬、ニコチン酸誘導体、EPAなどが使われる。
- LDLコレステロールが高値、トリグリセライドが高値、LDLコレステロールとTGがともに高値、HDLコレステロールが低値など、個々の脂質異常の状況に応じて、最適な薬物を選択する。

## 骨粗鬆症のしくみ

- 骨粗鬆症とは、骨強度が低下し、骨がもろくなって骨折を起こしやすくなっている病態。
- 骨組織では破骨細胞による骨吸収と、骨芽細胞による骨形成が繰り返され、つねに再構築(骨リモデリング)が行われている(3〜6か月周期)。

- 生体内のカルシウムは、腸管での吸収、腎臓からの排泄、骨での沈着・放出のバランスにより調節される。
- カルシウム代謝には、副甲状腺ホルモン、活性型ビタミンD$_3$、カルシトニンの3つが重要。

## 骨粗鬆症治療薬の作用メカニズム

- 骨粗鬆症治療薬には大きく分けて、①骨吸収を抑制する薬(ビスホスホネート、エストロゲン製剤、SERM、抗RANKL抗体、カルシトニン製剤)、②骨形成を促進する薬(副甲状腺ホルモン薬)、③骨代謝を改善する薬(活性型ビタミンD$_3$製剤、ビタミンK$_2$製剤、カルシウム製剤)の3種類がある。
- 病態を正しく把握して、薬物を選択する。

## 甲状腺機能障害の種類

- 甲状腺ホルモンは、脳の下垂体から分泌される甲状腺刺激ホルモン(TSH)によって分泌が促進され、ほぼ全身の臓器や組織に作用して基礎代謝を促進させる。
- 甲状腺ホルモンの血中濃度が高くなると、負のフィードバックが起こって分泌が低下し、つねに一定量に保たれる。
- 甲状腺ホルモンには、ヨウ素が4つ結合したチロキシンと、ヨウ素が3つ結合したトリヨードチロニンがある。
- 甲状腺ではおもにチロキシンが産生され、肝臓や腎臓などでヨウ素が1つ外れて活性型のトリヨードチロニンに変換されて作用を発揮する。
- 甲状腺疾患のうち、甲状腺機能亢進症には甲状腺ホルモンの産生を抑制する抗甲状腺薬(チアマゾール、プロピルチオウラシルなど)が、甲状腺機能低下症には甲状腺ホルモンの不足を補う甲状腺ホルモン製剤(レボチロキシン、リオチロニンなど)が用いられる。

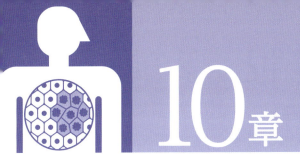

# 10章

# 抗腫瘍薬

がん細胞発生と増殖のしくみ……………………………214
抗腫瘍薬の種類と作用 ……………………………………218
　コラム●葉酸代謝拮抗薬（メトトレキサート）の
　　　　　毒性軽減……………………………………220
抗腫瘍薬の副作用……………………………………………224
分子標的（治療）薬の種類と作用 ……………………………225
　コラム●分子標的薬の名前……………………………226
10章のまとめ…………………………………………………229

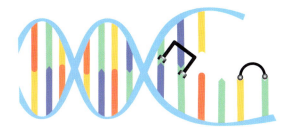

# がん細胞発生と増殖のしくみ

## ■細胞分裂と細胞のがん化

　人間の体を構成する数十兆個もの細胞は、絶えず分裂、分化、増殖しながら生命を維持している。もし万が一、何らかの原因で体内に異常細胞が発生しても、通常はすぐに免疫システムにより発見されて排除されるため、人体は正常に保たれる。しかし、異常細胞が免疫の監視の目を逃れて生き延びて無制限に増殖したり、他の場所に転移する性質を獲得したりした場合には、**悪性腫瘍（がん）**となる。

> **がん発生の要因**
> ・発がん物質などによって細胞の遺伝子が損傷する。
> ・遺伝子にエラーが生じ、修復機構が完全にはたらかない。
> ・遺伝子の複製ミスが起こる。
> ・がん細胞を排除するための免疫機能が低下する。
> ・がん細胞が免疫システムをすり抜ける能力をもつ。

### 図10-1 がん細胞の発生

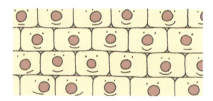

❶正常な細胞。必要なとき（増殖因子が作用したとき）だけ分裂。DNAにエラーが生じたときはアポトーシス（細胞死）を起こす。

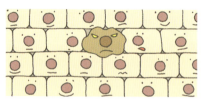

❷一部の細胞に遺伝子変異が起きる。遺伝子変異は細胞分裂を繰り返すうちに蓄積され、細胞ががん化する。

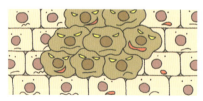

❸がん化した細胞は、無制限に分裂・増殖を繰り返す。

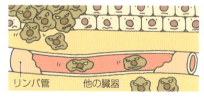

❹増殖したがん細胞は周りの組織に侵入（浸潤）し、リンパ液や血液に乗って他の臓器へ移る（転移）。

## 図10-2 正常な体細胞分裂と細胞周期

[間期]

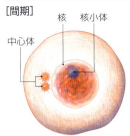

細胞分裂の準備期間。核の中でDNAの複製などが行われる。中心体が2倍になる。

[分裂期前期]

染色体が形成され、核膜が消失。中心体が両極に移動して微小管（紡錘糸）を伸ばす。

[分裂期中期]

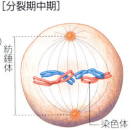

染色体が赤道面に並ぶ。微小管が染色体に付着し、紡錘体が完成する。

[分裂期後期]

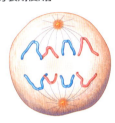

染色体が2つに分かれ、中心体に向かって移動する。

[分裂期終期]

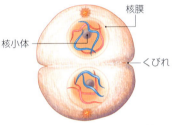

核膜と核小体が再形成される。染色体は糸状になって核内に分散する。赤道面にくびれができる。

[分裂完了]

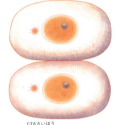

2つの娘細胞ができて、間期に戻る。

[細胞周期]

細胞分裂には、細胞周期とよばれる分裂のサイクルがある。

分裂期（M期）
有糸分裂が行われる時期。前期、中期、後期、終期に分かれる。

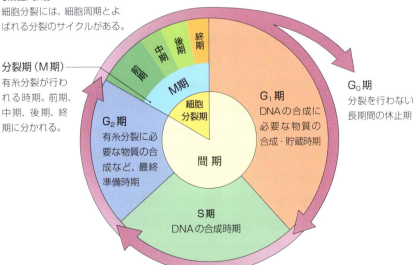

G₂期
有糸分裂に必要な物質の合成など、最終準備時期

S期
DNAの合成時期

G₁期
DNAの合成に必要な物質の合成・貯蔵時期

G₀期
分裂を行わない長期間の休止期

抗腫瘍薬

## 図10-3 DNAの構造

DNA（デオキシリボ核酸）は二重らせんの構造をもつ分子で、遺伝情報が記録されている。細胞の**核**の中にあり、細胞が分裂するときに**染色体**という形になる。

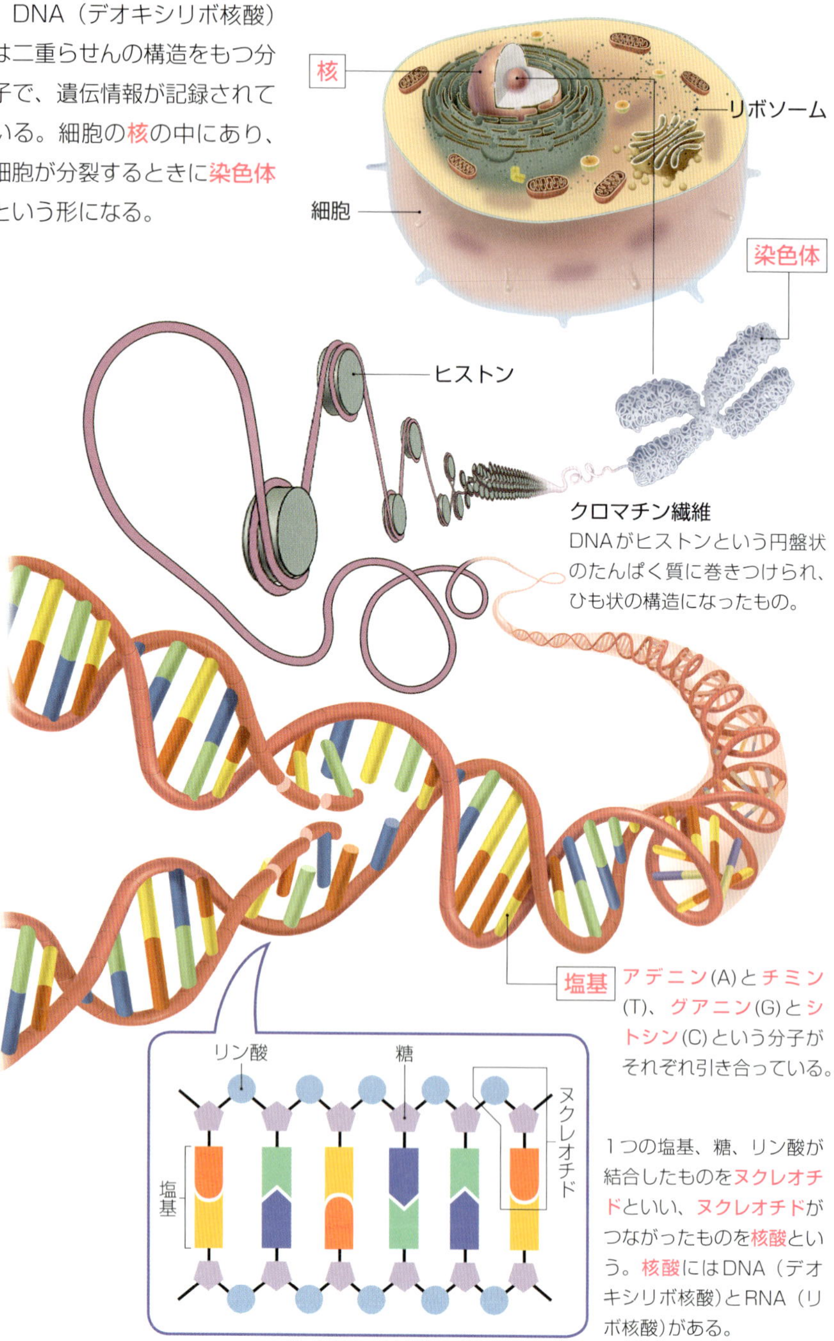

**核**

**リボソーム**

**細胞**

**染色体**

**ヒストン**

**クロマチン繊維**
DNAがヒストンという円盤状のたんぱく質に巻きつけられ、ひも状の構造になったもの。

**塩基** **アデニン**(A)と**チミン**(T)、**グアニン**(G)と**シトシン**(C)という分子がそれぞれ引き合っている。

リン酸　　糖

ヌクレオチド

塩基

1つの塩基、糖、リン酸が結合したものを**ヌクレオチド**といい、**ヌクレオチド**がつながったものを**核酸**という。**核酸**にはDNA（デオキシリボ核酸）とRNA（リボ核酸）がある。

## 図10-4 DNAの複製とたんぱく質の合成

[DNAの複製]

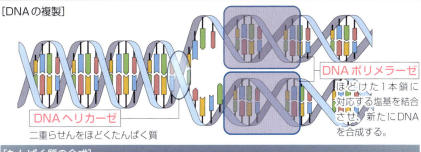

**DNAポリメラーゼ**
ほどけた1本鎖に対応する塩基を結合させ、新たにDNAを合成する。

**DNAヘリカーゼ**
二重らせんをほどくたんぱく質

[たんぱく質の合成]
DNAは、自らの複製をつくるほか、たんぱく質を合成する際にも必要となる。たんぱく質は、核の外にあるリボソームという小器官で合成される。

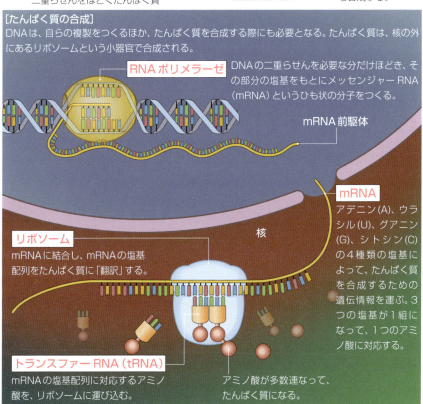

**RNAポリメラーゼ**
DNAの二重らせんを必要な分だけほどき、その部分の塩基をもとにメッセンジャーRNA（mRNA）というひも状の分子をつくる。

**mRNA前駆体**

**mRNA**
アデニン(A)、ウラシル(U)、グアニン(G)、シトシン(C)の4種類の塩基によって、たんぱく質を合成するための遺伝情報を運ぶ。3つの塩基が1組になって、1つのアミノ酸に対応する。

**リボソーム**
mRNAに結合し、mRNAの塩基配列をたんぱく質に「翻訳」する。

核

**トランスファーRNA（tRNA）**
mRNAの塩基配列に対応するアミノ酸を、リボソームに運び込む。

アミノ酸が多数連なって、たんぱく質になる。

塩基は、骨格の構造から「プリン体（プリン塩基）」と「ピリミジン体（ピリミジン塩基）」の2つに分けられる。

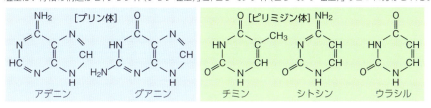

[プリン体] アデニン　グアニン
[ピリミジン体] チミン　シトシン　ウラシル

抗腫瘍薬

# 抗腫瘍薬の種類と作用

## ■がん細胞へのアプローチが多様に

　がんの治療は、がんの種類や進行度に合わせて、手術・放射線治療・薬物治療などから最適な治療法を選択して行われる。薬物治療は、がん治療の大きな柱のひとつであり、近年は新薬の登場による治療成績の向上が著しいことから、ますます期待が集まっている。

　従来の抗腫瘍薬（いわゆる抗がん剤）は、がん細胞の増殖スピード（細胞周期→p.215）が速いことを利用して、DNAの合成・複製や細胞分裂の阻害をターゲットとしてつくられた。最近では、がん細胞の増殖にかかわる分子だけを標的とする薬や免疫にかかわる薬など、新しい作用メカニズムをもつ薬も開発され、選択の幅が広がっている。

　現在用いられている抗腫瘍薬は作用の違いから以下のように分類される。

### ●作用による抗腫瘍薬の分類

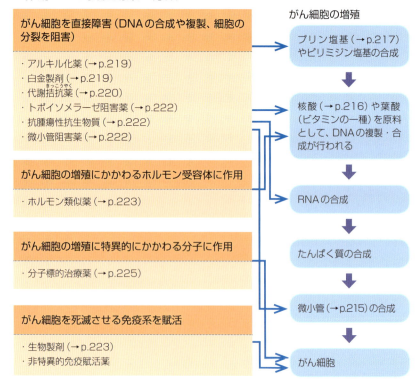

218　10章　抗腫瘍薬

## ■アルキル化薬、白金製剤

アルキル化薬は、DNAのグアニン塩基に結合できる部位をもつ。白金製剤も、グアニンやアデニン塩基に結合する。アルキル化薬や白金製剤は、DNA鎖内あるいは鎖間に橋を架けることで、DNAの複製や転写を阻害し、細胞を死滅させる。

| 分類 | 代表薬 | 特徴 |
|---|---|---|
| アルキル化薬 | シクロホスファミドなど | グアニン塩基に結合し、2本のDNA鎖を結びつける。これによりがん細胞のDNAが1本ずつにほどけることができず、結果的に複製を妨げる。 |
| 白金製剤 | シスプラチンなど | アデニン塩基やグアニン塩基に結合し、アルキル化薬と同じようにDNAの複製を阻害する。 |

### 図10-5 アルキル化薬と白金製剤の作用メカニズム

正常な細胞が増殖するときと同じように、がん細胞が増殖する際にはDNAの二重らせんをいったんほどき、ほどいた鎖をもとに2本の二重らせんをつくる。アルキル化薬や白金製剤はこの過程を阻害する。

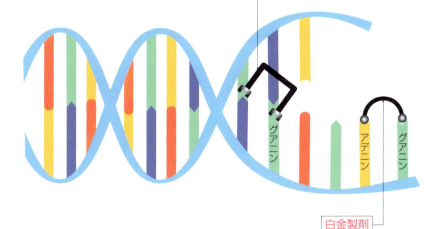

**アルキル化薬**
グアニン塩基どうしを強く結合させて、二重らせんをほどけなくする。

**白金製剤**
グアニンやアデニンに結合し、DNAの複製を阻害する。

## ■代謝拮抗薬

葉酸や、プリン・ピリミジン（→p.217）など核酸の合成過程で生成される代謝物に似た構造をもつ。正常な核酸の生成経路を阻害することで、DNA合成を阻害する。

| 分類 | 代表薬 | 特徴 |
| --- | --- | --- |
| プリン代謝拮抗薬 | メルカプトプリン | 代謝されて6-チオイノシン一リン酸（TIMP）に変わる。これがプリン代謝にかかわる酵素を阻害して、プリン塩基（アデニンとグアニン）の合成を阻害する。 |
| ピリミジン代謝拮抗薬 | テガフール、フルオロウラシル（5-FU） | チミジル酸合成酵素を阻害して、チミン塩基の合成を阻害する。テガフールは代謝されることで5-FUに変わるプロドラッグ。 |
| 葉酸代謝拮抗薬 | メトトレキサート | 葉酸の代謝を阻害することでDNA合成を抑制する。葉酸は体内で代謝を受け、補酵素として核酸の合成を助けるビタミンの一種。 |

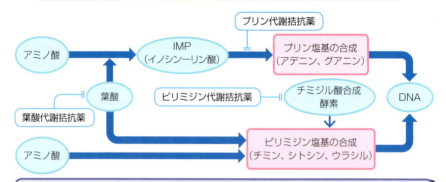

### 葉酸代謝拮抗薬（メトトレキサート）の毒性軽減

メトトレキサートはがん細胞だけでなく、正常な細胞の増殖も阻害する。その副作用軽減のために併用されるのがホリナートカルシウム（活性型葉酸）である。ホリナートは、メトトレキサートの作用点となるジヒドロ葉酸還元酵素とは無関係に、生体内で活性型葉酸になる。がん細胞でメトトレキサートが効力を発揮する一方、正常細胞はホリナートを取り込むため、副作用が軽減される。

そのほか、ホリナートには5-FUの作用（チミジル酸合成酵素阻害）を増強する作用もある。

## ■経口フルオロウラシルの開発

フルオロウラシル(5-FU)は半減期が約10分と作用時間が非常に短いため、持続点滴静注が必要とされる。

そこで長時間にわたり、血中や腫瘍において十分な5-FU濃度を維持できるよう工夫された製剤が開発されてきた。

テガフールは、肝臓で代謝されて徐々に5-FUに変わるプロドラッグ。経口薬として服用でき、半減期はおよそ7.5時間に延長した。

UFTはテガフールにウラシルを配合した製剤。ウラシルが5-FUの分解を抑えることによって、作用時間がより長くなった。

### 図10-6 5-FUとテガフール

テガフールの作用を改良して開発されたのがティーエスワン(TS-1。テガフール、ギメラシル、オテラシルカリウムの配合剤)である。5-FUの副作用を回避しながら、抗がん効果を強化した。オテラシルカリウムは、消化管での5-FUの活性化を抑制し、消化管細胞での細胞毒性を防ぐ。ギメラシルは、肝臓で5-FUが代謝・分解される過程を阻害して5-FUの効果を持続させるとともに、分解物による神経毒性を軽減する。

さらに新たなプロドラッグとして開発されたカペシタビンは、腫瘍内に高濃度で存在するチミジンホスホリラーゼを利用して5-FUに変換される薬であり、正常細胞に対する副作用が軽減されている。

### 図10-7 TS-1の作用

[5-FUの副作用]
骨髄抑制、消化管障害、手足症候群などがある。

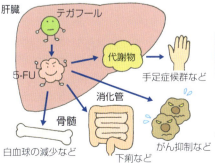

[TS-1]
ギメラシルとオテラシルカリウムが副作用を軽減。

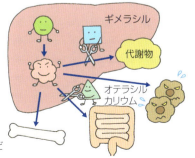

## ■トポイソメラーゼ阻害薬

　DNAを複製するには2本鎖をほどく必要があるが、らせん状にねじれているため、一時的にDNAの鎖を切ってほどき、ねじれを解消しなければならない（**図10-8**）。その際にはたらく酵素トポイソメラーゼⅠを阻害するのが、トポイソメラーゼ阻害薬である。

| 分類 | 代表薬 | 特徴 |
|---|---|---|
| トポイソメラーゼ阻害薬 | イリノテカンなど | トポイソメラーゼを阻害することでDNAの複製を抑制する。 |

## ■抗腫瘍性抗生物質

　DNAへの架橋形成、あるいはフリーラジカルを発生させてDNA鎖を切断し、DNAの複製を阻害する。

| 分類 | 代表薬 | 特徴 |
|---|---|---|
| 抗腫瘍性抗生物質 | マイトマイシンなど | DNA鎖を分断したり、アルキル化薬と同じように2本のDNA鎖を結びつけたりして、複製を阻止する。 |

## ■微小管阻害薬

　細胞内にあり、細胞分裂の際に重要なはたらきをする微小管（→p.215）の結合を阻害、あるいは増強して、細胞分裂を停止させる。

| 分類 | 代表薬 | 特徴 |
|---|---|---|
| 微小管阻害薬 | パクリタキセルなど | 微小管のはたらきを阻害することで、細胞分裂を止める。 |

### 図10-8 トポイソメラーゼⅠのはたらき

トポイソメラーゼⅠはDNAの2本鎖のうち1本を切り、ねじれを解消したのちに再結合させるはたらきをする。

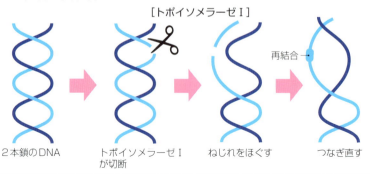

## ■ホルモン類似薬

ホルモンに依存して増殖するがんに対して、ホルモンの分泌を抑制、あるいは受容体に拮抗してがんを抑制する（図10-9）。

| 分類 | 代表薬 | 特徴 |
|---|---|---|
| 抗エストロゲン薬 | タモキシフェンなど | エストロゲンの代わりに受容体に結合することで、乳がんの増殖を抑制する。 |
| アロマターゼ阻害薬 | アナストロゾールなど | アンドロゲンをエストロゲンに変換する酵素であるアロマターゼを抑制する。閉経後の乳がんに使われる。 |
| 抗アンドロゲン薬 | フルタミドなど | アンドロゲンの代わりに受容体に結合し、前立腺がんの増殖を抑制する。 |
| GnRH（性腺刺激ホルモン放出ホルモン）受容体アゴニスト | リュープロレリンなど | GnRH受容体を脱感作して、ゴナドトロピン（性腺刺激ホルモン）の放出を抑制、性ホルモンの分泌を低下させる。前立腺がん、閉経前の乳がんに用いられる。 |

## ■生物製剤（サイトカイン）

**インターフェロン**（IFN）、**インターロイキン-2**（IL-2）など。IFNはNK細胞やマクロファージなどの免疫細胞を活性化するとともに、腫瘍細胞の増殖を抑制する。IL-2はリンパ球のT細胞を活性化する。

### 図10-9 乳がんに対するアプローチ

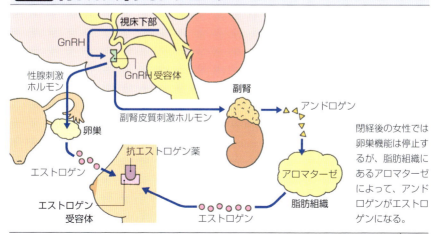

閉経後の女性では卵巣機能は停止するが、脂肪組織にあるアロマターゼによって、アンドロゲンがエストロゲンになる。

# 抗腫瘍薬の副作用

## ■増殖の速い正常細胞が攻撃を受ける

従来の細胞障害性抗腫瘍薬は、がん細胞が正常な細胞に比べてさかんに分裂・増殖するという性質を利用して細胞を死滅させるもの。しかし、がん細胞に対して効果を発揮する一方で、正常細胞にも作用してしまうために副作用が現れる。いかに有害作用を小さくして、治療を継続することができるかが、治療効果をあげるうえで重要になる。

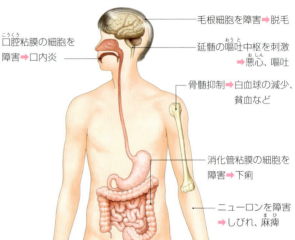

**図10-10 おもな副作用**

- 毛根細胞を障害 ➡ 脱毛
- 延髄の嘔吐中枢を刺激 ➡ 悪心、嘔吐
- 口腔粘膜の細胞を障害 ➡ 口内炎
- 骨髄抑制 ➡ 白血球の減少、貧血など
- 消化管粘膜の細胞を障害 ➡ 下痢
- ニューロンを障害 ➡ しびれ、麻痺

### ●奏効しやすいがん、しにくいがん

近年目覚ましく進歩している抗がん剤だが、その効果はがんの種類でまったく異なる。抗がん剤治療がよく効くがんもあれば、ほとんど効かないがんもある。

抗がん剤がよく効くがんは、**急性骨髄性白血病**や**悪性リンパ腫**などで、これらは抗がん剤治療によっておよそ半数ほどが治癒を期待できる。その一方で、抗がん剤に対する感受性が低いがんの場合には、抗がん剤治療を行っても縮小する例は一部であるか、あるいはほとんどないこともある。

抗がん剤の効果は、抗がん剤の使い方によっても違いが出る。たとえば、単独で使った場合には十分な効果が期待できない抗がん剤でも、いくつかの薬を組み合わせて使うことで、大きな効果が得られることもある。

一方、がん細胞が体の免疫システムによる監視機構を逃れる能力を備えているために、抗がん剤が効かないケースもある。最近登場した**免疫チェックポイント阻害薬**（→p.228）は、そのようながんに対して有効性が期待されている。

さらに、抗がん剤が効く・効かないには大きな個人差がある。最近では、抗がん剤に対する感受性をあらかじめ診断し、最適な薬を選択して治療を行う、精密医療（プレシジョン・メディスン）も広がってきている。

# 分子標的（治療）薬の種類と作用

## ■がん細胞だけがもつ分子を狙い撃つ

　がん細胞はさかんに増殖し、新たに血管をつくるために、さまざまな物質を産出している。そこで、がん細胞だけが特異的にもつ分子を標的として狙い撃ちする、分子標的（治療）薬が開発されている。

　分子標的薬の標的には、がん細胞の細胞膜上あるいは細胞内の分子、細胞外の増殖因子などがある。分子標的薬を使用する際には、その患者のがんのタイプに合っているかが前提となる。最近、患者の遺伝子を調べて、選択的に最適な治療薬を投与する、精密医療（プレシジョン・メディスン）が行われてきている。

### ●化学構造による分類

　分子標的薬はその化学構造により、抗体（たんぱく質）薬と小分子薬に分けられる。
抗体薬：がん細胞の表面にある増殖にかかわる分子を抗原として認識し、そこに結合してがん細胞の増殖を抑えるとともに、免疫反応を活性化させてがん細胞を排除する。
小分子薬：がん細胞の中にある特定の分子（酵素）・受容体などを標的として結合し、がん増殖の信号の伝達を遮断する。

### 図10-11 分子標的薬の標的となる場所

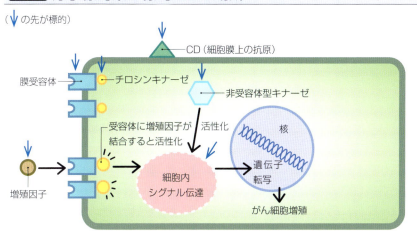

## ●標的分子による分類

| 標的分子 | 薬物 | 作用 | 適応 | 副作用 |
|---|---|---|---|---|
| HER2：上皮増殖因子受容体2型 | トラスツズマブ | 細胞内シグナル伝達を抑制する | HER2過剰発現を認める乳がん・胃がんなど | アナフィラキシー、心傷害など |
| EGFR：上皮増殖因子受容体 | セツキシマブ パニツムマブ | EGF（上皮増殖因子）の結合を阻害→細胞内シグナル伝達が抑制される | EGFR陽性の結腸・直腸がん、頭頸部がんなど | アナフィラキシー、皮膚障害など |
| | ゲフィチニブ | EGFRチロシンキナーゼという酵素を阻害→腫瘍細胞の増殖抑制 | EGFR陽性の非小細胞肺がんなど | 急性肺障害、間質性肺炎、下痢など |
| Bcr-Ablチロシンキナーゼ | イマチニブ | 細胞内シグナル伝達を阻害、アポトーシスを誘導する | 慢性骨髄性白血病など | 嘔気・嘔吐、骨髄抑制、皮膚症状など |
| CD20：Bリンパ球に発現する分化抗原 | リツキシマブ | 補体ならびに抗体依存性に細胞を傷害する | CD20陽性のB細胞性非ホジキンリンパ腫など | アナフィラキシー、肺障害、心障害など |
| VEGFR：血管内皮増殖因子(VEGF)受容体 | ソラフェニブ ラムシルマブ | 細胞内シグナル伝達を抑制、アポトーシスを誘導する | 腎細胞がん、肝細胞がんなど | 皮膚障害、劇症肝炎、高血圧など |
| VEGF：血管内皮増殖因子 | ベバシズマブ | VEGFのVEGFRへの結合を阻害して血管新生を抑制する | 結腸・直腸がん、非小細胞肺がんなど | 消化管穿孔、血栓塞栓症、高血圧など |

---

## 分子標的薬の名前

　分子標的薬の名前は長くて覚えにくいものばかり。しかしその語尾は、次のように分子標的薬の特徴を表しているのだ。

…mab マブ ➡ モノクローナル抗体＊を表す。（〜モマブmo＝マウスの抗体、〜キシマブxi＝マウスとヒトのキメラ抗体、〜ズマブzu＝ヒト化抗体、〜ムマブmu＝完全ヒト型抗体）

＊モノクローナル抗体とは、完全に同一のたんぱく質からなる抗体。がん細胞など特定の標的を攻撃する。異種たんぱくによるアナフィラキシー反応を避けるため、ヒト化モノクローナル抗体がつくられている。

…ib イブ ➡ 低分子薬の阻害薬(inhibitor)を表す。（tinib＝チロシン・セリンキナーゼ阻害薬）

## 図10-12 分子標的薬のがん細胞での作用

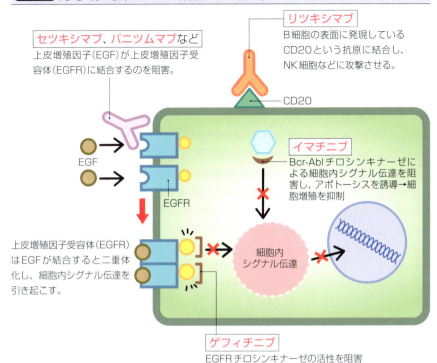

## 図10-13 分子標的薬の血管内皮細胞での作用

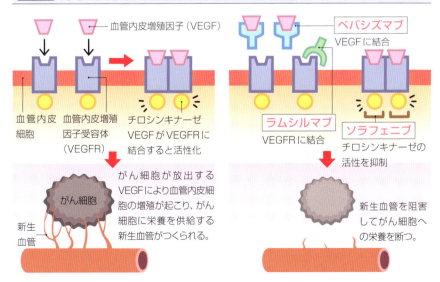

## ■免疫チェックポイント阻害薬

2014年に初めて日本で「**免疫チェックポイント阻害薬**」が登場して以来、免疫療法が脚光を浴びている。

もともと免疫には、異物への攻撃を促進する一方で、過剰なはたらきを抑制する機構が備わっている。そしてがん細胞は、免疫を抑制するブレーキを増強することにより、免疫から逃れて増殖している。免疫チェックポイント阻害薬は、免疫細胞やがん細胞の表面にあり、免疫にブレーキをかける過程でチェックポイントとなる分子（PD-1、CTLA-4など）にピンポイントに作用して、免疫のブレーキを解除し、免疫を活性化することにより、一部のがんに対して高い抗腫瘍効果を発揮する。

その代表薬のひとつが、悪性黒色腫や非小細胞肺がんなどに使われている**抗PD-1抗体薬**（ニボルマブ、ペムブロリズマブ）で、T細胞を活性化することで腫瘍の増殖を抑制する。

もうひとつの**抗CTLA-4抗体薬**（イピリムマブ）は、活性化したT細胞が出すCTLA-4（免疫にブレーキをかけるはたらきをする）をターゲットとする薬で、悪性黒色腫に使われる。**抗CTLA-4抗体薬**がCTLA-4に結合すると、ブレーキが外れてT細胞の増殖・活性化を増強し、持続させる。

抗CTLA-4抗体薬と抗PD-1抗体薬のほかにも、抗PD-L1抗体など何種類かが開発中であり、幅広いがん種における臨床試験が進められている。

### 図10-14 免疫チェックポイント阻害薬の作用メカニズム

[抗PD-1抗体薬]

T細胞上にあるPD-1が、がん細胞が出すPD-L1（あるいはPD-L2）と結合すると免疫にブレーキがかかる。

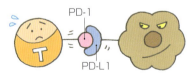

抗PD-1抗体薬がPD-1に結合することにより、T細胞が活性化されて腫瘍増殖を抑制する。

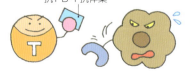

[抗CTLA-4抗体薬]

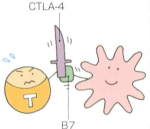

活性化したT細胞の表面には、CTLA-4が発現する。そこに樹状細胞（抗原提示細胞）のB7が結合すると、ネガティブフィードバックによりT細胞のはたらきが抑制される。

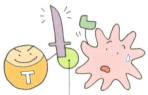

抗CTLA-4抗体薬はCTLA-4とB7の結合を阻害。T細胞の抑制が解除される。

## 10章のまとめ

### がん細胞の発生と増殖のしくみ

● 何らかの原因により体内に発生した異常細胞が、免疫システムにより排除されずに生き延びて無制限に増殖したり、他の場所に転移する性質を獲得したりすると、悪性腫瘍（がん）となる。

### 抗腫瘍薬の種類と作用

● 従来の抗腫瘍薬（いわゆる抗がん剤）は、がん細胞の増殖スピードが速いことを利用して、DNAの合成・複製や細胞分裂の阻害をターゲットとしてつくられている。

● がん細胞を直接障害する抗腫瘍薬としては、アルキル化薬や白金製剤（DNA鎖内あるいは鎖間に橋を架けることでDNAの複製や転写を阻害する）、代謝拮抗薬（葉酸やプリン、ピリミジンに似た構造をもち、核酸合成を阻害する）、トポイソメラーゼ阻害薬、抗腫瘍性抗生物質、微小管阻害薬（DNAの複製を阻害する）がある。

● ホルモン類似薬は、がん細胞の増殖にかかわるホルモン受容体に作用して、抗腫瘍作用を現す。

● 最近では、がん細胞の増殖にかかわる分子だけを標的とする薬や免疫にかかわる薬なども開発されてきている。

● 分子標的（治療）薬は、がん細胞の増殖に特異的にかかわる分子に作用する。

● がん細胞を死滅させる免疫システムを賦活させる作用がある、生物製剤（サイトカイン）や非特異的免疫賦活薬も使われている。

### 抗腫瘍薬の副作用

● 従来の細胞障害性抗腫瘍薬は、がん細胞がさかんに分裂・増殖する性質を利用して細胞を死滅させるが、正常細胞にもダメージを与えるため、副作用が現れる。

● 毛根細胞が障害されると、脱毛が起こる。

● 延髄の嘔吐中枢が刺激されると、悪心・嘔吐が現れる。

● 口腔粘膜の細胞が障害されると、口内炎が発生する。

● 骨髄細胞が抑制されると、白血球減少、貧血が起こる。

● 消化管粘膜の細胞が障害されると、下痢が起こる。

● ニューロンが障害されると、しびれ・麻痺が見られる。

● 有害作用を最小限に抑え、抗腫瘍薬による治療を継続することができるかどうかが、薬物治療成功の鍵となる。

抗腫瘍薬

229

## 分子標的(治療)薬の種類と作用機序

- 分子標的(治療)薬は、がん細胞だけが特異的にもつ分子を標的として、ピンポイントに狙い撃ちする新しい抗がん剤である。

- 分子標的薬の標的には、がん細胞の細胞膜上あるいは細胞内の分子、細胞外の増殖因子などがある。

- 分子標的薬はその化学構造により、抗体(たんぱく質)薬と小分子薬に分けられる。

- 抗体薬は、がん細胞の表面にある増殖にかかわる分子を抗原として認識し、それに結合してがん細胞の増殖を抑えるとともに、免疫反応を活性化させてがん細胞を排除する。

- 小分子薬は、がん細胞の中にある特定の分子(酵素や受容体)を標的として結合し、がん増殖の信号の伝達を遮断する。

- 分子標的薬を使用する際には、その患者が目的となる標的分子をもっていることが前提となるため、治療前の診断が重要となる(精密医療)。

- 上皮増殖因子受容体2型(HER2)を阻害する薬物であるトラスツズマブは、HER2過剰発現を認める乳がん、胃がんに適応となる。

- 上皮増殖因子受容体(EGFR)を阻害するセツキシマブ、パニツムマブ、ゲフィチニブは、EGFR陽性の結腸・直腸がん、頭頸部がん、非小細胞肺がんに適応となる。

- Bcr-Ablチロシンキナーゼを阻害するイマチニブは、慢性骨髄性白血病などに用いられる。

- Bリンパ球に発現する分化抗原(CD20)を阻害するリツキシマブは、CD20陽性のB細胞性非ホジキンリンパ腫などに用いられる。

- がん細胞が放出する血管内皮増殖因子(VEGF)により血管内皮細胞の増殖が起こり、がん細胞に栄養を供給する新生血管がつくられる。

- 血管内皮増殖因子受容体(VEGFR)を阻害するソラフェニブは、腎細胞がん、肝細胞がんなどに適応となる。

- VEGFのVEGFRへの結合を阻害するベバシズマブは、結腸・直腸がん、非小細胞肺がんなどに適応となる。

- 免疫チェックポイント阻害薬は、免疫細胞やがん細胞の表面にあり、免疫にブレーキをかける過程でチェックポイントとなる分子(PD-1、CTLA-4など)にピンポイントに作用して、免疫のブレーキを解除し、免疫を活性化することにより、抗腫瘍効果を発揮する。

- 抗PD-1抗体薬(ニボルマブ、ペムブロリズマブ)、抗CTLA-4抗体薬(イピリムマブ)がすでに使われている。

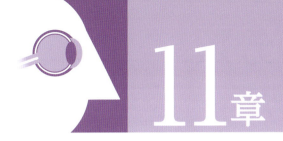

# 11章

# 目に作用する薬

緑内障の分類……………………………………………232
緑内障の治療薬…………………………………………234
白内障のしくみと治療薬………………………………236
加齢黄斑変性症へのアプローチ………………………237
アレルギー性結膜炎へのアプローチ…………………239
ドライアイへのアプローチ……………………………240
11章のまとめ……………………………………………241

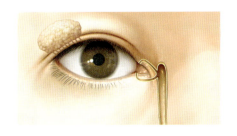

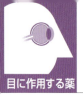

**目に作用する薬**

# 緑内障の分類

## ■視神経が障害される緑内障

　緑内障は視神経が障害されて脳への情報伝達に異常が起こり、視野が狭くなったり（視野狭窄）、部分的に見えない部分ができたり（視野欠損）する病気である。その進行は非常にゆっくりで自覚症状が現れにくいが、一度視神経が障害されると元には戻らず、治療が遅れると失明にいたることがあるため、早期治療が重要である。

　目がものを見るには、眼球の中を流れる房水という液体が、一定の圧力（眼圧、正常値10〜21mmHg）を維持して眼球の形を保つ必要がある。房水にはほかに、角膜や水晶体への栄養補給などの役割もある。房水は毛様体でつくられ、①線維柱帯からシュレム管へと流れる経路（約85％）と、②ブドウ膜強膜から流れる経路（約15％）の2つにより眼球外へ排出される。房水が過剰に産生されたり、排出路が閉塞したりすると、房水の量が増えて眼圧が上がる。眼圧が高くなりすぎると、視神経に障害が起こり、緑内障を発症するひとつの原因となる。

## ■緑内障の種類

**閉塞隅角緑内障**：房水の出口である隅角が虹彩によってふさがれてしまい、房水が排出されなくなるために眼圧が上昇する。

**開放隅角緑内障**：隅角は開いているが、もうひとつの排出路である線維柱帯とその奥にあるシュレム管が詰まって、房水が排出されなくなるために眼圧が上がる。

**正常眼圧緑内障**：開放隅角で、眼圧が正常範囲にあるにもかかわらず、何らかの原因で視神経障害が起こり緑内障を発症する。

［緑内障による右眼の視野の狭まり方（イメージ）］

正常：
マリオット盲点（誰にでもある生理的な盲点）だけがある

初期：
鼻側と、中心近くの視野が欠けてくる

中期：
視野のうち、鼻側に近いほうの4分の1くらいが欠けてくる

末期：
視野の大半が欠ける

## 図11-1 房水が循環するしくみ

[眼球の構造（水平断面）]

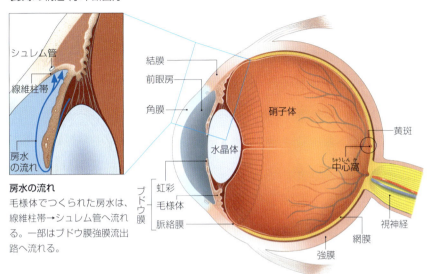

**房水の流れ**
毛様体でつくられた房水は、線維柱帯→シュレム管へ流れる。一部はブドウ膜強膜流出路へ流れる。

[閉塞隅角]

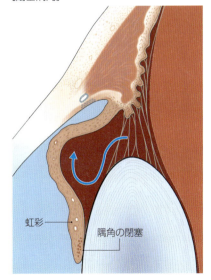

隅角の閉塞によって房水の流出が妨げられる。短時間で急速に隅角が閉じた場合、眼圧が著しく上昇し、激しい頭痛、吐き気などの症状が出る。

[開放隅角]

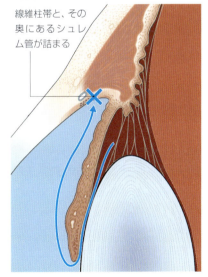

隅角は閉塞していないが、線維柱帯が目詰まりすることで房水が流出せず、眼圧が徐々に上昇する。初期には自覚症状がないが、中期以降は視野障害が進行する。

# 緑内障の治療薬

目に作用する薬

## ■緑内障の治療方針

　緑内障の治療の目的は、眼圧を下げて視野障害がさらに進行しないようにすることにある。緑内障治療薬は、その作用の違いから房水産生を抑制するものと房水排出を促進するものの2つに大きく分類される。以下の数種類を単剤、あるいは2種の薬物を合わせた配合剤が用いられている。治療は原則として単剤から開始し、1剤のみで眼圧コントロールができない場合は、複数の薬剤を併用するか配合剤を用いる。

### ●房水産生を抑制
$\beta$遮断薬：毛様体にある交感神経の$\beta$受容体を遮断することにより房水産生を抑制。
炭酸脱水酵素阻害薬：毛様体上皮にある炭酸脱水酵素を抑制して、房水の産生を抑える。

### ●房水排出を促進
プロスタグランジン製剤：プロスタノイド受容体を介して、ブドウ膜強膜流出路（副経路）からの房水流出を促進する。
$\alpha_1$遮断薬：交感神経の$\alpha_1$受容体を遮断して、ブドウ膜強膜流出路からの房水流出を促進する。
副交感神経刺激薬：副交感神経のムスカリン受容体に作用して瞳孔括約筋を収縮させ、眼圧を低下させる。
Rhoキナーゼ阻害薬：たんぱくリン酸化酵素の一種であるRhoキナーゼを阻害し、主流出経路である線維柱帯からの房水排出を促進する。

### ●房水産生抑制＋排出促進
$\alpha_2$受容体作動薬：交感神経の$\alpha_2$受容体を刺激して、房水産生を抑制するとともに、ブドウ膜強膜の房水流出を促進する。

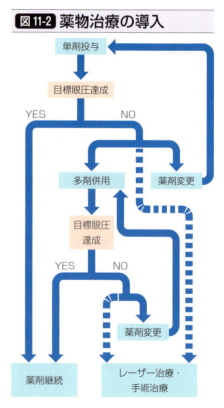

図11-2 薬物治療の導入

日本緑内障学会，緑内障診療ガイドライン 第3版, 2012年より

## ●おもな緑内障治療薬

| 分類 | | 薬物名 | 特徴 |
|---|---|---|---|
| 房水産生抑制 | $\beta$遮断薬 | チモロール<br>カルテオロール | 古くから使われ強い眼圧下降作用をもつため、第一選択薬のひとつ。持続性の点眼液もある。心疾患、喘息のある患者には禁忌。 |
| | 炭酸脱水酵素阻害薬 | ドルゾラミド<br>ブリンゾラミド | 他の緑内障治療薬が効果不十分な場合に用いる。 |
| 房水排出促進 | ブドウ膜強膜流出（副経路流出）促進　プロスタグランジン製剤 | タフルプロスト<br>トラボプロスト<br>ラタノプロスト | もっとも強力な眼圧下降作用をもつ。1日1回点眼。全身性の副作用が少ない。第一選択薬のひとつ。 |
| | $\alpha_1$遮断薬 | ブナゾシン | 他の緑内障治療薬が効果不十分な場合に用いる。 |
| | 線維柱帯流出（主経路流出）促進　副交感神経刺激薬 | ピロカルピン | 縮瞳作用がある。 |
| | Rhoキナーゼ阻害薬 | リパスジル | 新たな作用機序をもち、併用効果が期待できる。全身性の副作用が少ない。 |
| 房水産生抑制＋房水排出促進（ブドウ膜強膜流出促進） | $\alpha_2$受容体作動薬 | ブリモニジン | 他の緑内障治療薬が効果不十分な場合に用いる。 |
| その他（配合剤：$\beta$遮断薬＋プロスタグランジン製剤／$\beta$遮断薬＋炭酸脱水酵素阻害薬） | | タフルプロスト＋チモロール／ドルゾラミド＋チモロールなど | 一種の治療薬では効果不十分な場合に用いる。 |

・気管支喘息や心疾患の既往がある患者に対しては、$\beta$遮断薬は禁忌、もしくは慎重投与となる。
・配合剤として、「$\beta$遮断薬＋炭酸脱水酵素阻害薬」「$\beta$遮断薬＋プロスタグランジン製剤」の組み合わせによる製剤が数種類使われている。

眼科

# 白内障のしくみと治療薬

目に作用する薬

## ■水晶体が濁って視力が低下

　白内障は、目の水晶体が年齢とともに白く濁って視力が低下する病気である。その多くが加齢にともなう老人性白内障であるが、糖尿病などの病気が原因で生じる続発性白内障もある。

　水晶体は目の中で、カメラのレンズと同じように外からの光を集めてピントを合わせるはたらきをする。通常は透明だが、白内障ではそれが白く濁るために、集めた光がうまく眼底に届かなくなり、「視界が全体的にかすんで見える」「視力が低下する」「光をまぶしく感じる」「暗くなると見えにくくなる」などの症状が現れる。

　日常生活に支障がない初期の段階では、白内障の進行を抑えるための点眼薬を用いた治療を基本として行う。白内障が進行した場合には、濁った水晶体を取り出して人工水晶体を入れる手術などが行われる。

## ■白内障の治療薬

　白内障の原因ははっきりと解明されていないが、水晶体に存在するたんぱく質の異常が発症に関与すると考えられている。白内障の治療にはおもに、たんぱく質の変性を抑制するピレノキシン、グルタチオンの2つの点眼薬が使われている。

### 図11-3 ピレノキシン、グルタチオンの作用

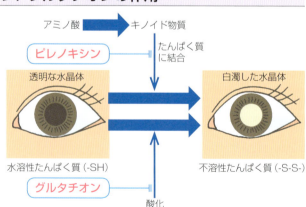

**ピレノキシン**
水晶体の中にあるアミノ酸の代謝異常によりキノイド物質が生成され、それが水晶体の水溶性たんぱく質と結合すると、不溶性のたんぱく質に変わって水晶体の白濁を生じる。ピレノキシンはキノイド物質がたんぱく質に結合する過程を阻害することにより、白内障の進行を抑える。

**グルタチオン**　水晶体のたんぱく質の酸化（SH基がS-S結合を形成）を抑制することにより、白内障の進行を遅らせる。

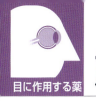

# 加齢黄斑変性症へのアプローチ

**目に作用する薬**

## ■加齢黄斑変性症のしくみと種類

　加齢黄斑変性症は、加齢により、網膜の中心にある黄斑という部分に障害が起こり、見ようとするものが見えにくくなる病気である。症状としては、ゆがみ・中心暗点・明暗の差が小さくなるなどの視覚異常が生じる。日本でも近年増加傾向にあり、50歳以上の約1％に見られ、高齢になるほど多く発症して、失明の原因のひとつにもなっている。

　加齢黄斑変性症は、脈絡膜から発生する新生血管（脈絡膜新生血管）の有無によって、「滲出型」と「萎縮型」の2つに分類される。

**滲出型**：網膜色素上皮細胞内にたまった老廃物を吸収するために、脈絡膜から血管が伸びてくる（脈絡膜新生血管）。出血や血液成分の漏出により組織内に水分がたまり、網膜を押し上げるために障害が起こる。進行が速く、治療せずにいると失明する危険性が高い。

**萎縮型**：網膜の細胞が加齢により変性し、老廃物がたまって栄養不足となった結果、網膜色素上皮が萎縮する。進行はゆっくりで、視野の中心部の視力が少しずつ低下する。一部は滲出型に変わることがあるため、定期的な検査が必要である。

### 図11-4 黄斑の役割と網膜の構造

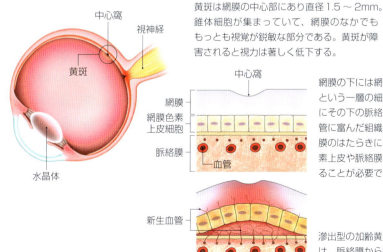

黄斑は網膜の中心部にあり直径1.5〜2mm。錐体細胞が集まっていて、網膜のなかでももっとも視覚が鋭敏な部分である。黄斑が障害されると視力は著しく低下する。

網膜の下には網膜色素上皮という一層の細胞と、さらにその下の脈絡膜という血管に富んだ組織がある。網膜のはたらきには、網膜色素上皮や脈絡膜が正常であることが必要である。

滲出型の加齢黄斑変性症では、脈絡膜から網膜色素上皮細胞に新生血管が伸びる。

眼科

## ■加齢黄斑変性症の治療法

萎縮型の加齢黄斑変性症には、有効な治療方法がないのが現状であるが、滲出型の加齢黄斑変性症にはいくつかの治療法がある。

これまでは手術やレーザー光による治療が行われてきたが、最近では視力の低下を抑えながら改善も期待できる画期的な治療法として、抗血管新生薬を用いた薬物療法が開発され主流となっている。その他、光感受性物質を点滴した後に、非常に弱いレーザー光を病変に照射する、光線力学的療法を行う場合もある。

## ■抗血管新生薬療法

加齢黄斑変性症の原因となる脈絡膜新生血管は、体の中にあるVEGF(血管内皮増殖因子)という物質により活性化されて成長する。抗血管新生薬療法は、このVEGFのはたらきを抑える薬物を眼球内に注射することにより、新生血管の増殖や成長を抑制する。

現在認可されているVEGF阻害薬は3種類あり、いずれも薬剤を目の中(硝子体腔)に注射投与する。

### ●VEGF阻害薬の種類

| 薬物名 | 用法 |
| --- | --- |
| ペガプタニブ | 6週ごとに硝子体内投与 |
| ラニビズマブ | 導入期は1か月ごとに、3か月間硝子体内投与。維持期は1か月以上の投与間隔をあけて投与。 |
| アフリベルセプト | 導入期は1か月ごとに、3か月間硝子体内投与。維持期は2か月ごとに投与。症状に応じて投与期間を調整。 |

### 図11-5 VEGF阻害薬のはたらき

[脈絡膜新生血管が成長している状態]   [VEGF阻害薬の投与により新生血管の増殖を防ぐ]

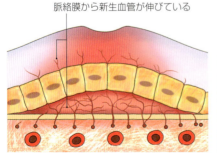
脈絡膜から新生血管が伸びている

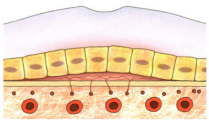

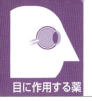

# アレルギー性結膜炎へのアプローチ

## ■アレルゲンによって目に炎症が起こる

アレルギー性結膜炎とは、目の表面に花粉などのアレルゲン（アレルギーを引き起こす物質）が付着することが原因となって、結膜（まぶたの裏側から白目の表面を覆う粘膜）に炎症が起こる病気である。

特定の季節にのみ症状が現れる「季節性アレルギー性結膜炎」と、一年中症状が見られる「通年性アレルギー性結膜炎」がある。

### 図11-6 アレルギー性結膜炎のしくみ

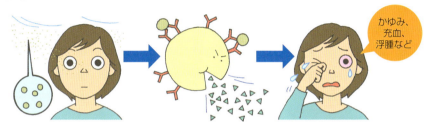

アレルゲンが目に付着（花粉、ハウスダスト、動物の毛など）

免疫反応が起こり、マスト細胞からヒスタミンが大量に放出される。

ヒスタミンが目の感覚神経や毛細血管を刺激して、炎症を引き起こす。

かゆみ、充血、浮腫など

## ■アレルギー性結膜炎の治療薬

アレルギー性結膜炎に対しては通常、抗ヒスタミン薬や抗アレルギー薬の点眼や内服による治療が行われる。それでは効果がない重症例の場合には、ステロイド点眼薬や免疫抑制点眼薬が用いられる。

| 分類 | | 薬物名 | 作用 |
|---|---|---|---|
| 抗アレルギー薬 | 化学伝達物質遊離抑制薬 | オロパタジン<br>エピナスチン<br>クロモグリク酸 | ヒスタミンなどの化学伝達物質の放出を抑制する。 |
| | 抗ヒスタミン薬 | レボカバスチン | ヒスタミンが結合するヒスタミン$H_1$受容体を遮断する。 |
| 抗炎症薬 | 非ステロイド | プラノプロフェン | NSAIDs。プロスタグランジンの生成を抑える。 |
| | ステロイド | フルオロメトロン<br>ベタメタゾン | 炎症にかかわるサイトカインの産生を強力に抑制する。 |
| 免疫抑制薬 | | シクロスポリン<br>タクロリムス | 免疫反応を抑制する。春季カタル*に用いる。 |

＊アレルギー性結膜炎のうち、とくに重症なものを指し、結膜に増殖性病変が見られる。

# ドライアイへのアプローチ

**目に作用する薬**

## ■涙の量や質が低下して角膜が傷つく

目の表面（角膜）を覆っている涙は、目に栄養を与え、目の表面を滑らかに保つとともに、乾燥や異物から目を守るバリアのはたらきもしている。

涙は、眼球の外上側にある涙腺という組織でつくられ、まばたきによって目の表面全体に届けられ、その後ほとんどの涙は目頭にある涙点から鼻へと排出される。

ドライアイは、涙の量が不足したり、涙質のバランスが崩れたりして、涙が目の表面に行き渡らなくなり、目の表面の細胞が傷つきやすくなる病態である。ドライアイになると、目が乾く、ゴロゴロする、目の不快感、目がかすむ、目の疲れなどの症状が現れる。

### 図11-7 涙腺と涙点の構造

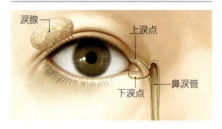

### 図11-8 目の表面（角膜）

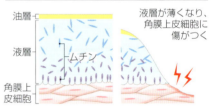

## ■ドライアイの治療薬

症状が軽い場合は、目に潤いをもたせる点眼薬を用いて症状を緩和する治療を行う。人工涙液、ヒアルロン酸製剤のほか、目の表面に涙を均一に分布させるはたらきをもつ粘性の糖たんぱく・ムチンを産生するレバミピドや、ムチンや水分の分泌を促進するジクアホソルの点眼薬が用いられている。

| 分類 | 薬物名 | 特徴 |
|---|---|---|
| 角膜治療薬 | 人工涙液 | 不足する涙液を補う。 |
|  | ヒアルロン酸 | 保水性に優れ、目の乾燥を防ぐ。角膜や結膜の損傷を修復する。 |
| ドライアイ治療薬 | ジクアホソル | 結膜上皮のP2Y$_2$受容体に作用し、涙を構成する水分や粘液成分のムチンの分泌を増やす。涙液を質・量ともに改善する。 |
|  | レバミピド | とくに角膜に障害が見られる重症例で有用性が高い。目のかさつきやゴロゴロ感、痛みなどの改善効果が期待できる。 |

## 11章のまとめ

### 緑内障の分類

●緑内障は視神経が障害されて脳への情報伝達に異常が起こり、視野が狭くなったり（視野狭窄）、部分的に見えない部分ができたり（視野欠損）する病気である。

●房水が過剰に産生されたり、排出路が閉塞したりすると、房水の量が増えて眼圧が上がる。眼圧が高くなりすぎると、視神経に障害が起こり、緑内障を発症するひとつの原因となる。

●緑内障には、閉塞隅角緑内障、開放隅角緑内障、正常眼圧緑内障の3つがある。

●閉塞隅角緑内障は、房水の出口である隅角が虹彩によってふさがれ、房水が排出されなくなるために眼圧が上昇する。

●開放隅角緑内障は、隅角は開いているが、もうひとつの排出路である線維柱帯とその奥にあるシュレム管が詰まって、房水が排出されなくなるために眼圧が上がる。

●正常眼圧緑内障は、開放隅角で眼圧が正常範囲にあるにもかかわらず、何らかの原因で視神経障害が起こり緑内障を発症する。

### 緑内障の治療薬

●緑内障治療の目的は、眼圧を下げて視野障害がさらに進行しないようにすることにある。

●緑内障治療薬は、その作用の違いから房水産生を抑制するもの（$\beta$遮断薬、炭酸脱水酵素阻害薬）と、房水排出を促進するもの（プロスタグランジン製剤、$\alpha_1$遮断薬、副交感神経刺激薬、Rhoキナーゼ阻害薬）の2つに分類される。

●その他、$\alpha_2$受容体作動薬は、房水産生を抑制するとともに、ブドウ膜強膜の房水流出を促進する。

### 白内障のしくみと治療薬

●白内障は、目の水晶体が年齢とともに白く濁って視力が低下する病気。

●白内障の進行を遅らせる治療薬として、たんぱく質の変性を抑制するピレノキシンとグルタチオンの点眼薬が使われている。

眼科

## 加齢黄斑変性症へのアプローチ

●加齢黄斑変性症は、加齢により、網膜の中心にある黄斑という部分に障害が起こり、見ようとするものが見えにくくなる病気。

●加齢黄斑変性症は、脈絡膜から発生する新生血管（脈絡膜新生血管）の有無によって、「滲出型」と「萎縮型」の2つに分類される。

●滲出型加齢黄斑変性症には、VEGFを抑える抗血管新生薬を用いた薬物療法が行われている。

## アレルギー性結膜炎へのアプローチ

●アレルギー性結膜炎とは、目の表面に花粉などのアレルゲンが付着することが原因となって、結膜に炎症が起こる病気である。

●通常、抗ヒスタミン薬や抗アレルギー薬の点眼や内服による治療が行われる。

●重症例にはステロイド点眼薬や免疫抑制点眼薬が用いられる。

## ドライアイへのアプローチ

●ドライアイは、涙の量の不足、涙質のバランスが崩れるなどの原因で涙が目の表面に行き渡らなくなり、細胞が傷つきやすくなる病態である。

●症状が軽い場合は、目に潤いをもたせる点眼薬で症状緩和をはかる。

●人工涙液、ヒアルロン酸製剤のほか、レバミピド（涙を均一に分布させるはたらきをもつ粘性の糖たんぱく・ムチンを産生）や、ジクアホソル（ムチンや水分の分泌を促進）の点眼薬が用いられる。

# 薬理学の発展

近代医学の歴史において、薬理学は、急速な医療の進歩に大きく貢献してきた。21世紀に入り、分子生物学やゲノム科学の進展とともに、薬理学の新たな研究領域はさらなる広がりをみせ、創薬を支えている。

| | |
|---|---|
| 19世紀 | **《実験医学と生理学や生化学の発展とともに、薬理学が誕生した》**<br>・1805年、モルヒネが発見される。臨床薬理学の始まり。<br>・19世紀後半に実験生理学の父とよばれるフランスの生理学者クロード・ベルナールが、南アメリカの先住民が狩猟の際に矢毒として使っていたクラーレの骨格筋弛緩作用を明らかにした。<br>・ドイツの薬理学者シュミーデベルクが、薬理学を「生体に化学物質を与えて生じる変化を研究する学問」と定義。医学の一分野として独立させ、近代薬理学の父とよばれた。 |
| 20世紀 | **《生化学や電気生理学が発展。生理活性物質の本体が明らかにされていった》**<br>・20世紀初頭、イギリスの生理学者ラングレーやドイツの化学療法の祖であるエールリッヒらが、薬物受容体という概念を確立した。<br>・1901年、日本人化学者の高峰譲吉が、ウシの副腎からアドレナリンというホルモンを発見。抽出、結晶化することに成功し、神経科学や内分泌学の先駆けとなった。<br>・1970年代、アセチルコリンを受け取るニコチン受容体の存在が証明された。 |
| 21世紀 | **《分子生物学やゲノム科学の進展により薬理学が発展》**<br>**《遺伝薬理学の分野の技術革新により、ゲノム創薬が推進される》** |

眼科

# 索引（薬物名）

## 数字・欧文

| | |
|---|---|
| 5-FU（フルオロウラシル） | 168,220,221 |
| EPA（イコサペント酸） | 117,201,202 |
| TS-1 | 221 |
| UFT | 221 |

## あ

| | |
|---|---|
| アカルボース | 196 |
| アコチアミド | 90 |
| アザセトロン | 92 |
| アザチオプリン | 98 |
| 亜酸化窒素 | 67 |
| アシクロビル | 163 |
| アスナプレビル | 164 |
| アスピリン | 33,63,110,117 |
| アセタゾラミド | 183 |
| アセチルシステイン | 73 |
| アセトアミノフェン | 63,133 |
| アダリムマブ | 98,136 |
| アテノロール | 107,110 |
| アデホビル | 164 |
| アナグリプチン | 196 |
| アバタセプト | 136 |
| アフリベルセプト | 238 |
| アプリンジン | 115 |
| アプレピタント | 92 |
| アマンタジン | 33,55,162 |
| アミオダロン | 115 |
| アミトリプチリン | 45 |
| アムホテリシンB | 167,168 |
| アムロジピン | 110 |
| アモキシシリン | 89,147,150 |
| アリピプラゾール | 47 |
| アリルエストレノール | 186 |
| アルコール類 | 171 |
| アルジオキサ | 89 |
| アルテプラーゼ | 118 |
| アルプラゾラム | 49 |
| アログリプチン | 196 |
| アントラキノン系・ジフェノール誘導体 | 96 |
| アンピシリン | 34,150 |
| アンブロキソール | 73 |

## い・う

| | |
|---|---|
| イストラデフィリン | 55 |
| イソソルビド | 183 |
| イソニアジド | 158 |
| イソフルラン | 67 |
| イトプリド | 92 |
| イトラコナゾール | 167 |
| イブプロフェン | 63,133 |
| イプラグリフロジン | 196 |
| イマチニブ | 226,227 |
| イミダフェナシン | 187 |
| イミプラミン | 45 |
| イミペネム | 151 |
| イリノテカン | 222 |
| インフリキシマブ | 98,136 |
| ウロキナーゼ | 110,118 |

## え

| | |
|---|---|
| エスタゾラム | 51 |
| エソメプラゾール | 88 |
| エタネルセプト | 136 |
| エタンブトール | 158 |
| エチゾラム | 49,51 |
| エトスクシミド | 56〜58 |
| エナラプリル | 107 |
| エピナスチン | 239 |
| エファビレンツ | 165 |
| エポエチンアルファ | 122 |
| エポエチンベータ | 122 |
| エリスロマイシン | 152 |
| エルゴタミン［製剤］ | 63 |
| エレトリプタン | 63 |
| 塩酸ロペラミド | 94 |
| エンタカポン | 55 |
| エンテカビル | 164 |
| エンパグリフロジン | 196 |

## お

| | |
|---|---|
| オキサシリン | 150 |
| オキサゾラム | 49 |
| オキシブチニン | 187 |
| オキセサゼイン | 92 |
| オセルタミビル | 162 |
| オフロキサシン | 153 |
| オムビタスビル | 164 |
| オメプラゾール | 88 |
| オランザピン | 47 |
| オロパタジン | 239 |

## か・き

| | |
|---|---|
| カナグリフロジン | 196 |
| カナマイシン | 147,152,158 |
| ガバペンチン | 56〜58 |
| カプトプリル | 33,107 |
| カペシタビン | 221 |
| ガランタミン | 60 |
| カルテオロール | 235 |
| カルバマゼピン | 56〜58 |
| カルビドパ | 55 |
| カルボシステイン | 73 |
| ガンシクロビル | 163 |
| カンデサルタン | 107 |
| キニジン | 34 |
| 金チオリンゴ酸ナトリウム | 136 |

## く

| | |
|---|---|
| クアゼパム | 51 |
| クエチアピン | 47 |
| クラリスロマイシン | 89,147,152 |
| グリクラジド | 196 |
| グリセリン | 183 |
| グリベンクラミド | 196 |
| グリメピリド | 196 |
| グルタチオン | 236 |
| クロキサゾラム | 49 |
| クロザピン | 47 |
| クロチアゼパム | 49 |
| クロナゼパム | 49,56〜58 |
| クロバザム | 56 |
| クロピドグレル | 117 |
| クロモグリク酸 | 77,239 |
| クロルジアゼポキシド | 49 |
| クロルフェニラミン | 77 |
| クロルプロマジン | 47,92 |
| クロルヘキシジングルコン酸塩 | 171 |
| クロルマジノン | 186 |

## け・こ

| | |
|---|---|
| ケタミン | 67 |
| ケトチフェン | 77 |
| ゲフィチニブ | 226,227 |
| ゲンタマイシン | 152 |
| 合成ケイ酸アルミニウム | 89 |
| 抗ヒト胸腺細胞ウサギ免疫グロブリン | 122 |
| コリスチン | 154 |
| コルチゾン | 131 |
| コルヒチン | 137 |

## さ

| | |
|---|---|
| サキサグリプチン | 196 |
| ザナミビル | 162 |
| サラゾスルファピリジン | 98,136 |
| 酸化マグネシウム | 89,96 |

## し

| | |
|---|---|
| 次亜塩素酸ナトリウム | 171 |
| ジアゼパム | 49,56,57 |
| シアノコバラミン | 122 |
| ジギタリス | 115,183 |
| ジクアホソル | 240 |
| シクロスポリン | 98,122,239 |
| ジクロフェナク | 63,133 |
| シクロホスファミド | 219 |
| ジゴキシン | 183 |
| ジスチグミン | 187 |
| シスプラチン | 219 |
| ジソピラミド | 115 |
| シタグリプチン | 196 |
| ジドブジン | 165 |
| ジヒドロエルゴタミン | 63 |
| ジフェンヒドラミン | 77,92 |
| シプロフロキサシン | 153 |
| シベンゾリン | 115 |
| シメチジン | 88 |
| シメプレビル | 164 |
| 硝酸イソソルビド | 110 |
| ジルチアゼム | 107,115 |
| シロスタゾール | 110,117 |
| シロドシン | 186 |

## す

| | |
|---|---|
| スキサメトニウム | 67 |
| スクラルファート | 89 |
| ストレプトマイシン | 152,158 |
| スピロノラクトン | 107,183 |
| スプラタスト | 77 |
| スボレキサント | 51 |
| スマトリプタン | 63 |
| スルピリド | 89,90 |
| スルファジメトキシン | 154 |
| スルファメトキサゾール | 147,154 |

## せ

| | |
|---|---|
| セチプチリン | 45 |
| セツキシマブ | 226,227 |
| セファロスポリン | 34 |
| セボフルラン | 67 |

| | |
|---|---|
| セルニチンポーレンエキス ·························· 186 | 天然ケイ酸アルミニウム ···························· 94 |
| セルロース ········································· 96 | |
| セレギリン ········································· 55 | **と** |
| | トシリズマブ ································· 136 |
| **そ** | ドネペジル ···································· 60 |
| ソタロール ······································ 115 | トピラマート ····························· 56〜58 |
| ゾニサミド ·································· 55〜58 | トファシチニブ ······························ 136 |
| ゾピクロン ········································· 51 | トホグリフロジン ···························· 196 |
| ソホスブビル ···································· 164 | トラスツズマブ ······························ 226 |
| ソラフェニブ ······························· 226,227 | トラセミド ···································· 183 |
| ソリフェナシン ·································· 187 | トラゾドン ····································· 45 |
| ゾルピデム ········································· 51 | トラニラスト ·································· 77 |
| ゾルミトリプタン ·································· 63 | トラボプロスト ······························ 235 |
| | トリアゾラム ···································· 51 |
| **た** | トリアムシノロン ···························· 131 |
| 第四級アンモニウム塩 ························· 171 | トリアムテレン ······························ 183 |
| ダクラタスビル ·································· 164 | トリクロルメチアジド ························ 183 |
| タクロリムス ··························· 98,136,239 | トリヘキシフェニジル ························· 55 |
| タダラフィル ···································· 186 | トリミプラミン ································· 45 |
| ダパグリフロジン ······························· 196 | トリメトプリム ····················· 147,154 |
| ダビガトラン ···································· 118 | トリメブチン ···································· 90 |
| ダプトマイシン ·································· 154 | ドルゾラミド ·································· 235 |
| タフルプロスト ·································· 235 | ドルテグラビル ······························ 165 |
| タムスロシン ···································· 186 | トルナフタート ······························ 169 |
| ダルナビル ······································ 165 | トルバプタン ·································· 183 |
| ダルベポエチンアルファ ······················ 122 | トレラグリプチン ···························· 196 |
| タンドスピロン ···································· 49 | ドロキシドパ ···································· 55 |
| タンニン酸アルブミン ·························· 94 | ドンペリドン ······························ 90,92 |
| | |
| **ち・つ** | **な・に・ぬ・ね・の** |
| チアジド ·········································· 34 | ナテグリニド ·································· 196 |
| チアマゾール ···································· 208 | ナフトピジル ·································· 186 |
| チオペンタール ···································· 67 | ナラトリプタン ································· 63 |
| チモロール ······································ 235 | ナリジクス酸 ·································· 153 |
| | ナンドロロン ·································· 122 |
| **て** | ニカルジピン ·································· 107 |
| テイコプラニン ·································· 152 | ニザチジン ····································· 88 |
| テオフィリン ······················· 36,78,79,81 | ニトラゼパム ···································· 51 |
| テガフール ································· 220,221 | ニトログリセリン ······················ 110,111 |
| デキサメタゾン ·································· 131 | ニフェカラント ······························ 115 |
| デクスメデトミジン ······························· 67 | ニフェジピン ··························· 107,110 |
| デスフルラン ······································ 67 | ニボルマブ ···································· 228 |
| テトラサイクリン ································· 152 | 乳酸菌製剤 ····································· 94 |
| テネリグリプチン ······························· 196 | ノルトリプチリン ······························ 45 |
| テノホビル ······································ 164 | |
| テビペネム ······································ 151 | **は** |
| テプレノン ········································ 89 | パクリタキセル ······························ 222 |
| デュタステリド ·································· 186 | パニツムマブ ······························ 226,227 |
| デュロキセチン ···································· 45 | バニプレビル ·································· 164 |
| テルビナフィン ·································· 169 | バラシクロビル ······························ 163 |

246

| | |
|---|---|
| パリタプレビル……………………164 | フルトプラゼパム………………49 |
| パリペリドン……………………47 | フルニトラゼパム………………51 |
| バルプロ酸………………56,57,58 | フルボキサミン…………………45 |
| パロキセチン……………………45 | フレカイニド……………………115 |
| ハロペリドール…………………47 | プレドニゾロン……………98,122,131 |
| バンコマイシン…………147,152 | プロカインアミド………………115 |
| | プログルミド……………………88 |

### ひ

| | |
|---|---|
| ピオグリタゾン…………………196 | フロセミド…………………35,183 |
| ビダラビン………………………163 | ブロチゾラム……………………51 |
| ヒドロクロロチアジド……107,183 | ブロナーゼ………………………73 |
| ヒドロコルチゾン………122,131 | ブロナンセリン…………………47 |
| ピペミド酸………………………153 | プロパフェノン…………………115 |
| ピペラシリン……………………150 | プロピベリン……………………187 |
| ビペリデン………………………55 | プロピルチオウラシル…………208 |
| ヒマシ油…………………………96 | プロフェナミン…………………55 |
| ピラジナミド……………………158 | プロプラノロール………107,110,115 |
| ピリドキサール…………………122 | プロベネシド………………36,138,139 |
| ピルシカイニド…………………115 | プロポフォール…………………67 |
| ビルダグリプチン………………196 | ブロマゼパム……………………49 |
| ピレノキシン……………………236 | ブロムヘキシン…………………73 |
| ピレンゼピン……………………88 | ブロムペリドール………………47 |
| ピロカルピン……………………235 | ブロモクリプチン………………55 |
| ピロリン酸第二鉄………………122 | |

### ふ

| | |
|---|---|
| ファビピラビル…………………162 | |
| ファムシクロビル………………163 | |
| ファモチジン……………………88 | |

### へ

| | |
|---|---|
| ペガプタニブ……………………238 | |
| ベクロニウム……………………67 | |
| ベタネコール………………90,187 | |
| フェキソフェナジン…………36,77 | ベタメタゾン………………131,239 |
| フェニトイン…………………56~58 | ベバシズマブ………………226,227 |
| フェノバルビタール……………56~58 | ヘパリン……………………34,118 |
| フェンタニル……………………67 | ベプリジル………………………115 |
| ブシラミン………………………136 | ベラパミル………………………115 |
| ブチルスコポラミン……………90,92 | ペラミビル………………………162 |
| ブテナフィン……………………169 | ペルゴリド………………………55 |
| ブナゾシン………………………235 | ペルフェナジン…………………47 |
| ブホルミン………………………196 | ペロスピロン……………………47 |
| フマル酸第一鉄…………………122 | ベンジルペニシリン……………147,150 |
| プラゾシン………………………186 | ベンセラジド……………………55 |
| プラノプロフェン………………239 | |
| プラミペキソール………………55 | |
| プランルカスト…………………77 | |

### ほ

| | |
|---|---|
| ボグリボース……………………196 | |
| ボノプラザン……………………88 | |
| プリミドン………………………56 | ポビドンヨード…………………171 |
| ブリモニジン……………………235 | ボリコナゾール…………………167 |
| ブリンゾラミド…………………235 | ポリミキシンB……………147,154 |
| フルオロメトロン………………239 | |

### ま・み・む・め・も

| | |
|---|---|
| フルコナゾール…………167,168 | マイトマイシン…………………222 |
| フルジアゼパム…………………49 | マプロチリン……………………45 |
| フルシトシン……………167,168 | マンニトール……………………183 |

247

| | |
|---|---|
| ミアンセリン | 45 |
| ミカファンギン | 167,169 |
| ミグリトール | 196 |
| ミコナゾール | 167,168 |
| ミソプロストール | 89 |
| ミダゾラム | 67 |
| ミチグリニド | 196 |
| ミノサイクリン | 147,152 |
| ミラベグロン | 187 |
| ミルタザピン | 45 |
| ミルナシプラン | 45 |
| メキサゾラム | 49 |
| メキシレチン | 115 |
| メコバラミン | 122 |
| メサラジン | 98 |
| メダゼパム | 49 |
| メチシリン | 150 |
| メチルプレドニゾロン | 131 |
| メテノロン | 122 |
| メトクロプラミド | 90 |
| メトトレキサート | 36,135,136,220 |
| メトホルミン | 196 |
| メトロニダゾール | 89 |
| メマンチン | 60 |
| メルカプトプリン | 98,220 |
| モサプリド | 90,92 |
| モルヒネ | 67 |
| モンテルカスト | 77 |

## よ・ら

| | |
|---|---|
| 葉酸 | 119,122 |
| ラクツロース | 96 |
| ラタノプロスト | 235 |
| ラニチジン | 88 |
| ラニナミビル | 162 |
| ラニビズマブ | 238 |
| ラフチジン | 88 |
| ラベプラゾール | 88 |
| ラマトロバン | 77 |
| ラミブジン | 164,165 |
| ラムシルマブ | 226,227 |
| ラメルテオン | 51 |
| ラモセトロン | 90 |
| ラモトリギン | 56~58 |
| ラルテグラビル | 165 |
| ランソプラゾール | 88 |

## り・る

| | |
|---|---|
| リオチロニン | 208 |
| リザトリプタン | 63 |

| | |
|---|---|
| リスペリドン | 47 |
| リゾチーム | 73 |
| リツキシマブ | 226,227 |
| リドカイン | 64,115 |
| リトナビル | 164,165 |
| リナグリプチン | 196 |
| リバーロキサバン | 118 |
| リバスジル | 235 |
| リバスチグミン | 60 |
| リバビリン | 164 |
| リファンピシン | 36,147,153,158 |
| 硫酸鉄 | 122 |
| 両性界面活性剤 | 171 |
| ルセオグリフロジン | 196 |
| ルビプロストン | 96 |

## れ

| | |
|---|---|
| レジパスビル | 164 |
| レパグリニド | 196 |
| レバミピド | 89,240 |
| レフルノミド | 136 |
| レベチラセタム | 58 |
| レボカバスチン | 239 |
| レボセチリジン | 77 |
| レボチロキシン | 208 |
| レボドパ | 53,55 |
| レボフロキサシン | 147,153,158 |
| レボメプロマジン | 47 |
| レミフェンタニル | 67 |

## ろ

| | |
|---|---|
| ロキサチジン | 88 |
| ロクロニウム | 67 |
| ロサルタン | 107 |
| ロピニロール | 55 |
| ロフラゼプ酸エチル | 49 |
| ロラゼパム | 49 |
| ロラタジン | 77 |
| ロルメタゼパム | 51 |

## わ

| | |
|---|---|
| ワルファリン | 35,36,110,118 |

# 索引（事項）

## 数字・欧文

5-アミノサリチル酸製剤 ························· 98
5αDHT（5αジヒドロテストステロン）······· 186
5α還元酵素阻害薬 ·························· 186
ACE（アンジオテンシン変換酵素）阻害薬
································· 107,108
ACh（アセチルコリン）受容体 ················ 61
ART ············· 165
AUC（血中薬物濃度時間曲線下面積）···· 21,146
Bcr-Abl チロシンキナーゼ ················ 226
CD20 ···················· 226,227
COMT（ドパミン代謝酵素）阻害薬 ······53～55
COPD（慢性閉塞性肺疾患）················ 80,81
COX（シクロオキシゲナーゼ）··············· 134
CTZ（化学受容器引き金帯）··············· 91
DMARDs（疾患修飾性抗リウマチ薬）···· 135,136
DNA ············ 145,148,153,159,216,217
DNA ポリメラーゼ ···················· 217
DNA ポリメラーゼ阻害薬 ················· 163
DPA（ドパミン受容体部分作動薬）········ 47
DPP-4 阻害薬 ···················· 196,197
ED50（50％有効量）···················· 22
EGF（上皮増殖因子）·················· 227
EGFR（上皮増殖因子受容体）······226,227
GABA ················ 32,48,54,57
GLP-1 アナログ製剤 ···················· 197
GnRH（性腺刺激ホルモン放出ホルモン）受容体
アゴニスト ····················· 223
H2 ブロッカー（H2 受容体拮抗薬）·············· 88
HDL（高比重リポたんぱく）······198,199,201,202
HER2（上皮増殖因子受容体2型）··········· 226
HIV 感染症治療薬 ················· 36,165
HMG-CoA 還元酵素阻害薬（スタチン）····· 200,201
IDL（中間比重リポたんぱく）················ 199
IgE 抗体 ···················· 75,76
IFNγ（インターフェロン）················· 128,129
IL-1β ···················· 128,129
IL-6 ···················· 128,129
K 保持性利尿薬 ···················· 182,183
LD50（50％致死量）···················· 22
LDL（低比重リポたんぱく）·····198,199,201,202
M2 チャネル阻害薬 ···················· 162
MAO-B 阻害薬 ···················· 53～55
MARTA（多元受容体標的化抗精神病薬）······ 47
mRNA ···················· 153,217

MRSA（メチシリン耐性黄色ブドウ球菌）··· 149,152
MTP 阻害薬 ···················· 200,201
NaSSA（ノルアドレナリン作動性・特異的セロ
トニン作動性抗うつ薬）···············44,45
NMDA（N-メチル-D-アスパラギン酸）受容体拮
抗薬 ···················· 60,61
NSAIDs（非ステロイド性抗炎症薬）
············34,36,63,86,130,133,134,137,239
OTC ···················· 12
PCSK9 阻害薬 ···················· 200,201
PDE5 阻害薬 ···················· 186
Rho キナーゼ阻害薬 ···················· 234,235
RNA ポリメラーゼ ···················· 153,217
SDA（セロトニン・ドパミン遮断薬）·········· 47
SGLT2 阻害薬 ···················· 196,197
SNRI（セロトニン・ノルアドレナリン再取り込
み阻害薬）···················· 44,45
SSRI（選択的セロトニン再取り込み阻害薬）
···················· 44,45
ST 合剤 ···················· 154
Th2 サイトカイン阻害薬 ···················· 77
TNF-α（腫瘍壊死因子）···················· 128,129
VEGF（血管内皮増殖因子）·········226,227,238
VEGF 阻害薬 ···················· 238
VEGFR（血管内皮増殖因子受容体）·····226,227
VLDL（超低比重リポたんぱく）······199,201,202
$α_{1A}/α_{1D}$ 遮断薬 ···················· 186
$α_1$ 遮断薬 ···················· 186,234,235
$α_2$ 受容体作動薬 ···················· 234,235
α-グルコシダーゼ阻害薬 ···················· 196
α受容体 ···················· 29
$β_2$ 刺激薬 ···················· 78,79
$β_3$ 受容体刺激薬 ···················· 187
β遮断薬 ········· 106～108,110,111,115,234,235
β受容体 ···················· 29
βラクタマーゼ ···················· 151
βラクタム系［薬］···················· 147,150

## あ

悪性腫瘍 ···················· 214
悪性貧血 ···················· 121,122
アゴニスト ···················· 26
アスピリン喘息 ···················· 134
アスペルギルス ···················· 166
アセチルコリン
················ 31,52,54,60,61,87,90,94,187

249

アセチルコリンエステラーゼ阻害薬 ‥‥‥‥60,61
アゾール系 ‥‥‥‥‥‥‥‥‥‥‥‥‥‥167,168
アデノシンA$_{2A}$受容体拮抗薬 ‥‥‥‥‥‥54,55
アドレナリン ‥‥‥‥‥‥‥29,30,192,193
アナフィラキシーショック ‥‥‥‥‥‥‥‥‥34
アミノグリコシド系 ‥‥‥‥‥‥‥‥‥147,152
アラキドン酸 ‥‥‥‥‥‥‥‥‥‥‥‥130,132
アリルアミン系 ‥‥‥‥‥‥‥‥‥‥‥‥‥169
アルキル化薬 ‥‥‥‥‥‥‥‥‥‥‥‥218,219
アレルギー ‥‥‥‥‥‥‥‥‥‥‥‥‥‥34,76
アレルギー性結膜炎 ‥‥‥‥‥‥‥‥‥‥‥239
アロマターゼ阻害薬 ‥‥‥‥‥‥‥‥‥‥‥223
アンジオテンシンⅡ受容体拮抗薬(ARB)
‥‥‥‥‥‥‥‥‥‥‥‥‥‥‥‥‥106〜108
アンジオテンシン変換酵素(ACE)阻害薬
‥‥‥‥‥‥‥‥‥‥‥‥‥‥‥‥‥106〜108
アンタゴニスト ‥‥‥‥‥‥‥‥‥‥‥‥‥‥26
アンドロゲン ‥‥‥‥‥‥‥‥‥‥‥‥‥‥223

## い

イオンチャネル ‥‥‥‥‥‥‥‥23,24,114
イオンチャネル型[細胞膜受容体] ‥‥‥‥‥24
胃潰瘍 ‥‥‥‥‥‥‥‥‥‥‥‥‥86,88,89
胃腸機能改善薬 ‥‥‥‥‥‥‥‥‥‥‥90,99
一般用医薬品 ‥‥‥‥‥‥‥‥‥‥‥‥12,13
胃粘膜局所麻酔薬 ‥‥‥‥‥‥‥‥‥‥‥‥92
胃粘膜保護薬 ‥‥‥‥‥‥‥‥‥‥‥‥‥‥89
医療用医薬品 ‥‥‥‥‥‥‥‥‥‥‥‥12,13
陰イオン交換樹脂 ‥‥‥‥‥‥‥‥‥200〜202
インクレチン ‥‥‥‥‥‥‥‥193,196,197
インスリン ‥‥‥‥‥‥‥‥192〜195,197
インスリン抵抗性改善薬 ‥‥‥‥‥‥195,196
インスリン分泌促進系 ‥‥‥‥‥‥‥195,196
インターフェロン(IFN) ‥‥‥‥‥128,164,223
インターロイキン ‥‥‥‥‥‥‥128,135,223
インテグラーゼ阻害薬 ‥‥‥‥‥‥‥‥‥165
インフルエンザウイルス ‥‥‥‥‥‥‥‥‥161

## う・え・お

ウイルス ‥‥‥‥‥‥‥‥‥‥144,159,160
うつ病 ‥‥‥‥‥‥‥‥‥‥‥‥‥‥‥42〜44
液性免疫 ‥‥‥‥‥‥‥‥‥‥‥‥‥‥‥‥75
エストロゲン ‥‥‥‥‥‥‥‥‥204,205,223
エリスロポエチン ‥‥‥‥‥‥‥‥‥119,122
遠位尿細管 ‥‥‥‥‥‥‥‥‥‥‥‥179〜181
炎症性サイトカイン ‥‥‥‥‥‥128,129,137
炎症性腸疾患(IBD) ‥‥‥‥‥‥‥‥‥97,98
炎症メディエーター ‥‥‥‥‥‥‥‥128,137
エンベロープ ‥‥‥‥‥‥‥‥‥159,161,170
塩類下剤 ‥‥‥‥‥‥‥‥‥‥‥‥‥‥‥‥96

横紋筋融解症 ‥‥‥‥‥‥‥‥‥‥‥‥‥202
オールドキノロン系 ‥‥‥‥‥‥‥‥‥‥‥153
オレキシン受容体拮抗薬 ‥‥‥‥‥‥‥‥50,51

## か

潰瘍性大腸炎 ‥‥‥‥‥‥‥‥‥‥‥‥‥‥97
カイロミクロン ‥‥‥‥‥‥‥‥‥‥199,202
化学伝達物質 ‥‥‥‥‥‥76,79,128,239
過活動膀胱 ‥‥‥‥‥‥‥‥‥‥‥‥‥‥187
核酸 ‥‥‥‥‥‥‥‥‥138,148,159,216
核酸合成阻害[薬] ‥‥‥‥147,153,162,163,167
獲得免疫 ‥‥‥‥‥‥‥‥‥‥‥‥‥‥74,75
活性型ビタミンD$_3$製剤 ‥‥‥‥‥203,205,206
活動電位 ‥‥‥‥‥‥‥‥‥‥‥‥‥‥‥114
カテコールアミン ‥‥‥‥‥‥‥‥‥‥‥‥30
過敏性腸症候群(IBS) ‥‥‥‥‥‥‥‥‥‥96
カリウムイオン競合型アシッドブロッカー (P-CAB)
‥‥‥‥‥‥‥‥‥‥‥‥‥‥‥‥‥‥‥‥88
カリウムチャネル遮断薬 ‥‥‥‥‥‥‥‥‥115
カルシウム拮抗薬 ‥‥36,106〜108,110,111,115
カルシウム製剤 ‥‥‥‥‥‥‥‥‥‥205,206
カルシトニン ‥‥‥‥‥‥‥‥203,205,206
カルバペネム系[薬] ‥‥‥‥‥‥‥147,150,151
加齢黄斑変性症 ‥‥‥‥‥‥‥‥‥‥237,238
がん ‥‥‥‥‥‥‥‥‥‥‥214,218,225
肝炎 ‥‥‥‥‥‥‥‥‥‥‥‥‥‥‥‥‥164
カンジダ ‥‥‥‥‥‥‥‥‥‥‥‥‥‥‥166
感受性菌 ‥‥‥‥‥‥‥‥‥‥‥‥‥‥‥149
環状リポポリペプチド系 ‥‥‥‥‥‥‥‥‥154
関節リウマチ ‥‥‥‥‥‥‥‥‥‥‥‥‥135
感染症 ‥‥‥‥‥‥‥‥‥‥‥‥‥‥‥‥144

## き

気管支拡張薬 ‥‥‥‥‥‥‥‥‥‥73,78,79
気管支喘息 ‥‥‥‥‥‥‥‥‥‥‥‥78,79
器質性便秘 ‥‥‥‥‥‥‥‥‥‥‥‥95,96
機能性ディスペプシア ‥‥‥‥‥‥‥‥‥‥99
機能性便秘 ‥‥‥‥‥‥‥‥‥‥‥‥95,96
キノロン系[抗菌薬] ‥‥‥‥‥‥‥‥36,153
逆転写酵素阻害薬 ‥‥‥‥‥‥‥‥‥‥‥165
キャンディン系 ‥‥‥‥‥‥‥‥‥‥167,169
吸収 ‥‥‥‥‥‥‥‥‥‥‥‥‥16,17,36
急性痛風発作治療薬 ‥‥‥‥‥‥‥‥‥‥137
吸入麻酔薬 ‥‥‥‥‥‥‥‥‥‥‥‥66,67
狭心症 ‥‥‥‥‥‥‥‥‥‥‥‥‥‥109,110
局所投与 ‥‥‥‥‥‥‥‥‥‥‥‥‥‥‥14
局所麻酔薬 ‥‥‥‥‥‥‥‥‥‥‥34,64,65
巨赤芽球性貧血 ‥‥‥‥‥‥‥‥‥‥119,121
去痰薬 ‥‥‥‥‥‥‥‥‥‥‥‥‥‥73,79
キラーT細胞 ‥‥‥‥‥‥‥‥‥‥‥‥74,75

近位尿細管 …………………………… 179,180
菌交代現象 ………………………………… 149
筋弛緩薬 ……………………………………… 67

## く

グラム陰性［菌］ ……… 144,145,147,151～153
グラム陽性［菌］ …… 144,145,147,151,153,157
グリコペプチド系 ……………… 147,150,152
グリニド薬 ………………………………… 197
クリプトコッカス ……………………… 166
グルタミン酸 …………………………… 32,57,61
クローン病 ………………………………… 97
クロラムフェニコール ………………… 152

## け

経口血糖降下薬 ………………………… 195
血液脳関門 ……………………………… 18,53
結核菌 …………………………………… 157,170
血管拡張薬 ………………………………… 107
血栓塞栓症 ……………………………… 116,117
血栓溶解薬 …………………………… 110,116,118
血中濃度半減期（$T_{1/2}$） ……………………… 21
血中薬物濃度 ……………………………… 21
血糖値 …………………………………… 192,193
下痢 ………………………………………… 93,94
健胃消化薬 ………………………………… 90

## こ

抗 CTLA-4 抗体薬 ……………………… 228
抗 IgE 抗体 ……………………………… 78,79
抗 PD-1 抗体薬 ………………………… 228
抗 RANKL 抗体 ………………………… 205,206
抗 TNF-$\alpha$ 抗体 ………………………… 98
降圧薬 …………………………………… 106～108
抗アレルギー薬 ……………………… 77,239
抗アンドロゲン薬 ……………………… 223
抗インフルエンザウイルス薬 ………… 162
抗ウイルス薬 ………………… 145,160,161,164
抗うつ薬 …………………………… 44,45,99
抗エストロゲン薬 ……………………… 223
抗炎症薬 …………… 78,130,131,133,137,239
抗ガストリン薬 ………………………… 88
抗肝炎ウイルス薬 ……………………… 164
抗凝固薬 ………………………………… 116,118
抗菌スペクトル ……………………… 146,147
抗菌薬 ……………… 36,89,146～150,155,156
高血圧［症］ ……………………………… 104～106
抗結核薬 ………………………………… 147,153,157
抗血管新生薬 …………………………… 238
抗血小板薬 …………………………… 110,116,117

抗血栓薬 …………………………………… 116
抗甲状腺薬 …………………………… 208,209
抗コリン作用 ……………………………… 44
抗コリン薬 ……………… 54,55,78,79,92,187
抗腫瘍性抗生物質 ……………………… 218,222
抗腫瘍薬 ………………………………… 218,224
甲状腺ホルモン［製剤］ ……………… 207,208,209
抗真菌薬 ………………………………… 145,167,169
高水準消毒薬 …………………………… 170
合成甲状腺ホルモン …………………… 209
抗精神病薬 ……………………………… 46,47
抗生物質 …………………………………… 145
酵素活性型［細胞膜受容体］ ………………… 24
抗体薬 …………………………………… 225
抗男性ホルモン薬 ……………………… 186
抗てんかん薬 ……………………………… 58
高尿酸血症 ……………………………… 137,138
抗認知症薬 ……………………………… 60,61
抗パーキンソン薬 ……………………… 54,55
広範囲ペニシリン ……………………… 147,150
抗ヒスタミン薬（$H_1$受容体拮抗薬）…… 77,92,239
抗微生物スペクトル ………………………… 171
抗不安薬 ………………………………… 48,49,99
抗不整脈薬 ……………………………… 115
抗緑膿菌広範囲ペニシリン ……………… 150
骨粗鬆症 ………………………… 203,204,205,206
骨代謝 …………………………………… 203,205
コリンエステラーゼ阻害薬 …………… 187
コレステロール ………………………… 198～202

## さ

サイアザイド系利尿薬 ………………… 182,183
細菌 …………………………………… 144,145,159
最高血中濃度（$C_{max}$） ………………… 21,146
最小発育阻止濃度（MIC） ……………… 146
再生不良性貧血 ……………………… 119,121
サイトカイン …………… 75,119,128,135,223
細胞性免疫 ………………………………… 75
細胞内受容体 …………………………… 23,24
細胞壁合成阻害［薬］ …………… 147,150,167
細胞膜受容体 …………………………… 23,24
細胞膜障害［薬］ ……………………… 147,154,167
サルファ剤 ……………………………… 147,154
三環系抗うつ薬 ……………………… 44,45
酸分泌抑制薬 ……………………………… 88,99

## し

時間依存性［抗菌薬］ …………………… 155
糸球体濾過 ……………………………… 20,180
シクロオキシゲナーゼ ………………… 130,133,134

251

刺激伝導系 ………………………………… 112,113
脂質異常症 …………………………199,200,202
脂質合成阻害 ……………………………… 167
止瀉薬 ………………………………………… 94
自然免疫 …………………………………74,75
疾患修飾性抗リウマチ薬 ………………… 135
シナプス …………………………………… 28
収斂薬 ………………………………………… 94
主作用 ………………………………………… 33
出芽阻害薬 ………………………………… 162
受容体 ………………………………………… 23
消化管運動促進薬 ………………………… 36
消化管用吸着剤 …………………………… 94
硝酸薬 ……………………………………… 110,111
小腸コレステロールトランスポーター阻害薬
　　　　　　　　　　　　　　…………200〜202
小腸刺激性下剤 …………………………… 96
消毒薬 ……………………………………… 170,171
小分子［薬］………………………………… 225
情報転換型［細胞膜受容体］……………… 24
静脈麻酔薬 ………………………………66,67
初回通過効果 ……………………………… 17
植物製剤 …………………………………… 186
自律神経 …………………………………… 27,184
真菌 ………………………………… 144,166,167
心筋梗塞 …………………………………… 116,193
神経伝達物質 ……………………28〜32,43,48
心血管系症状 ……………………………… 65
深在性真菌症 ……………………………… 166
腎性貧血 …………………………………… 119,121
腎臓 ………………………………………… 20,178
浸透圧利尿薬 ……………………………… 182,183

## す

錐体外路症状 ………………………………46,52
睡眠薬 ……………………………………… 48,50,51
スタチン［系薬］……………………… 36,200〜202
ステロイド ………78,79,98,119,122,132,239
ステロイド性抗炎症薬 …………………… 131
スルホニル尿素薬 ………………………… 196,197
スルホンアミド系薬………………………… 34

## せ・そ

制酸薬 ………………………………………36,89
整腸薬 ………………………………………… 94
制吐薬 ………………………………………… 92
生物学的製剤 ……………………………… 135,136
生物製剤 …………………………………… 218,223
セフェム系［薬］………………… 147,150,151
セロトニン………32,43,47,49,62,63,128,129

セロトニン・ノルアドレナリン再取り込み阻害
　薬（SNRI）…………………………………44,45
セロトニン5-HT$_3$受容体拮抗薬…………90,92
セロトニン5-HT$_4$受容体拮抗薬…………90,92
全身投与……………………………………………14
全身麻酔［薬］…………………………………66,67
選択的エストロゲン受容体調節薬（SERM）
　　　　　　　　　　　　　　………………………205
選択的セロトニン再取り込み阻害薬（SSRI）
　　　　　　　　　　　　　　…………………………44,45
選択的ムスカリン受容体拮抗薬 ………… 88
前立腺肥大 ………………………………… 186
双極性障害 ………………………………… 43,46
速効型インスリン分泌促進薬 ………… 196

## た

第一相反応 …………………………………………19
代謝 ……………………………………… 16,19,36
代謝拮抗薬 ………………………………… 218,220
耐性菌 ……………………………………… 148,149
耐性ブドウ球菌用ペニシリン …………… 150
大腸刺激性下剤 …………………………… 96
第二相反応 …………………………………………19
多価不飽和脂肪酸 ………………………… 200,201
多剤耐性菌 …………………………… 148,149,156
脱殻阻害薬 ………………………………… 162
炭酸脱水酵素阻害薬 ……… 182,183,234,235
単純拡散 ……………………………………………17
たんぱく合成阻害薬 ……………………… 147,152

## ち

チアゾリジン薬 …………………………… 196,197
チオカルバメート系 ……………………… 169
蓄尿障害 …………………………………… 185
チトクロームP450 …………………………………19
チロキシン ………………………………… 207,209
中水準消毒薬 ……………………………… 170
中枢神経系症状 …………………………… 65
中枢性制吐薬 ……………………………… 92
中枢性鎮咳薬 ……………………………… 73
中枢性・末梢性制吐薬 …………………… 92
腸液分泌増加剤 …………………………… 96
腸管運動抑制薬 …………………………… 94
腸肝循環 …………………………………… 20
長時間作用性β$_2$刺激薬………………………78,81
鎮咳薬 ……………………………………… 73
鎮静薬 ……………………………………… 67
鎮痛薬 ……………………………………… 67

## つ・て

| | |
|---|---|
| 痛風 | 137 |
| 定型抗精神病薬 | 47 |
| 低水準消毒薬 | 170 |
| テストステロン | 186 |
| 鉄芽球性貧血 | 119,121 |
| 鉄欠乏性貧血 | 119,120 |
| 鉄の体内動態 | 120 |
| テトラサイクリン系[抗菌薬] | 36,147,152 |
| てんかん | 56,57 |
| 伝染性感染症 | 144 |
| 天然ペニシリン | 147 |

## と

| | |
|---|---|
| 糖吸収・排泄調節系 | 195,196 |
| 統合失調症 | 46 |
| 糖質コルチコイド | 122,131,132 |
| 糖尿病 | 192〜195,197 |
| 糖類下剤 | 96 |
| ドパミン | 30,43,46,52,53,90 |
| ドパミンD$_2$受容体 | 30,91,92 |
| ドパミン受容体 | 30,53〜55 |
| ドパミン前駆物質 | 54,55 |
| ドパミン遊離促進薬 | 54,55 |
| トポイソメラーゼ阻害薬 | 218,222 |
| ドライアイ | 240 |
| トランスポーター | 17,23,25 |
| トリアゾロピリジン系薬 | 44,45 |
| トリグリセライド | 198〜200 |
| トリプタン系薬 | 63 |
| トリヨードチロニン | 207,209 |
| トロンボキサンA$_2$受容体拮抗薬 | 77 |

## な

| | |
|---|---|
| ナトリウムイオン | 114,180〜182 |
| ナトリウムイオンチャネル | 65 |
| ナトリウムチャネル遮断薬 | 115 |

## に

| | |
|---|---|
| ニコチン酸誘導体 | 200〜202 |
| ニコチン受容体 | 31 |
| 二次性高血圧 | 104 |
| ニューキノロン系 | 147,153 |
| ニューロキニン1(NK$_1$) | 91,92 |
| ニューロン | 28,43 |
| 尿酸生成抑制薬 | 138 |
| 尿酸代謝 | 138 |
| 尿酸排泄薬 | 138,139 |
| 認知症 | 59 |

## ぬ・ね・の

| | |
|---|---|
| ヌクレオシド型逆転写酵素阻害薬 | 165 |
| ノイラミニダーゼ | 161,162 |
| 濃度依存性[抗菌薬] | 155 |
| 能動拡散 | 17 |
| ノルアドレナリン | 29,43,54 |
| ノルアドレナリン作動性・特異的セロトニン作動性抗うつ薬(NaSSA) | 44,45 |
| ノルアドレナリン前駆物質 | 54,55 |

## は

| | |
|---|---|
| パーキンソン病 | 52〜54 |
| 排泄 | 16,20,36 |
| 排尿 | 184,185 |
| 排尿障害 | 185,186 |
| 白癬菌 | 144,169 |
| 白内障 | 236 |
| 橋本病 | 208 |
| バセドウ病 | 208 |
| バソプレシン | 181〜183 |
| 白金製剤 | 218,219 |
| バンコマイシン耐性腸球菌 | 149 |

## ひ

| | |
|---|---|
| ビグアナイド薬 | 196,197 |
| 微小管阻害薬 | 218,222 |
| ヒスタミン | 62,76,77,87,128,129,239 |
| 非ステロイド性抗炎症薬 | 34,63,86,130,133 |
| ビスホスホネート | 205 |
| ビタミンB$_{12}$ | 119,121,122 |
| ビタミンK$_2$製剤 | 205,206 |
| 非定型抗精神病薬 | 47 |
| 非特異的免疫賦活薬 | 218 |
| ヒト免疫不全ウイルス(HIV) | 165 |
| 非ヌクレオシド型逆転写酵素阻害薬 | 165 |
| 非ベンゾジアゼピン系薬 | 50,51 |
| 表在性真菌症 | 166 |
| ピリミジン代謝拮抗薬 | 220 |
| ピロリ菌 | 86 |
| 貧血 | 119〜122 |

## ふ

| | |
|---|---|
| フィブラート系薬 | 200〜202 |
| フェノチアジン系薬 | 47,92 |
| 副交感神経刺激薬 | 187,234,235 |
| 副甲状腺ホルモン[薬] | 203,205,206 |
| 副作用 | 33,224 |
| 副腎皮質ステロイド | 130 |
| 不整脈 | 112,115 |

253

ブチロフェノン系薬⋯⋯⋯⋯⋯⋯⋯⋯ 47
ブラジキニン⋯⋯⋯⋯⋯⋯⋯ 108,128,129
プリン塩基⋯⋯⋯⋯⋯⋯⋯⋯ 138,217,220
プリン代謝拮抗薬⋯⋯⋯⋯⋯⋯⋯⋯ 220
フルオロウラシル⋯⋯⋯⋯⋯ 168,220,221
フルオロピリミジン系⋯⋯⋯⋯⋯ 167,168
プロスタグランジン
⋯⋯⋯⋯ 86,129,130,133,137,234,235
プロスタグランジンE$_2$（PGE$_2$）⋯⋯ 128〜130
プロテアーゼ阻害薬⋯⋯⋯⋯⋯⋯ 165
プロドラッグ⋯⋯⋯⋯⋯⋯⋯⋯⋯⋯19
プロトンポンプ阻害薬（PPI）⋯⋯⋯ 88
プロブコール⋯⋯⋯⋯⋯⋯⋯ 200〜202
分子標的治療薬⋯⋯⋯⋯⋯⋯ 218,225
分布⋯⋯⋯⋯⋯⋯⋯⋯⋯⋯ 16,18,36

## へ

ペニシリン系［薬］⋯⋯⋯ 34,147,150
ペプシン⋯⋯⋯⋯⋯⋯⋯⋯⋯⋯⋯ 86
ヘマグルチニン⋯⋯⋯⋯⋯⋯⋯⋯ 161
ヘルパーT細胞⋯⋯⋯⋯ 74〜77,79,136
ヘルペスウイルス⋯⋯⋯⋯⋯⋯⋯ 163
ベンジルアミン系⋯⋯⋯⋯⋯⋯⋯ 169
片頭痛⋯⋯⋯⋯⋯⋯⋯⋯⋯⋯62,63
ベンゾジアゼピン系薬⋯⋯⋯ 35,48〜51
便秘⋯⋯⋯⋯⋯⋯⋯⋯⋯⋯⋯95,96
ヘンレループ⋯⋯⋯⋯⋯⋯ 179〜181

## ほ

膨張性下剤⋯⋯⋯⋯⋯⋯⋯⋯⋯ 96
ホスホリパーゼA$_2$⋯⋯⋯⋯⋯ 130,132
ポリエンマクロライド系⋯⋯⋯ 167,168
ポリペプチド系⋯⋯⋯⋯⋯⋯ 147,154
ポリメラーゼ阻害薬⋯⋯⋯⋯⋯⋯ 162
ホルモン類似薬⋯⋯⋯⋯⋯⋯ 218,223
本態性（一次性）高血圧⋯⋯⋯⋯⋯ 104

## ま

膜たんぱく⋯⋯⋯⋯⋯⋯⋯⋯⋯ 161
マクロファージ⋯⋯⋯74,75,120,129,136,137
マクロライド系⋯⋯⋯⋯⋯⋯ 147,152
麻酔の深度⋯⋯⋯⋯⋯⋯⋯⋯⋯ 66
末梢性制吐薬⋯⋯⋯⋯⋯⋯⋯⋯ 92
末梢性鎮咳薬⋯⋯⋯⋯⋯⋯⋯⋯ 73
慢性閉塞性肺疾患（COPD）⋯⋯⋯⋯ 80

## み・む・め・も

むくみ⋯⋯⋯⋯⋯⋯⋯⋯⋯⋯ 181
ムコール⋯⋯⋯⋯⋯⋯⋯⋯⋯⋯ 166
ムスカリン［受容体］⋯⋯⋯ 31,90,91,187

メディエーター遊離抑制薬⋯⋯⋯⋯77,79
メラトニン受容体作動薬⋯⋯⋯⋯50,51
免疫グロブリンE（IgE）抗体⋯⋯⋯75,76
免疫細胞⋯⋯⋯⋯⋯⋯⋯⋯⋯⋯ 74
免疫チェックポイント阻害薬⋯⋯⋯ 224,228
免疫調節薬⋯⋯⋯⋯⋯⋯⋯ 135,136
免疫反応⋯⋯⋯⋯⋯⋯⋯⋯⋯⋯ 74
免疫抑制薬⋯⋯⋯ 98,119,122,135,136,239

## や

薬物アレルギー⋯⋯⋯⋯⋯⋯⋯⋯ 34
薬物相互作用⋯⋯⋯⋯⋯⋯⋯⋯ 35
薬物治療モニタリング（TDM）⋯⋯⋯ 22
薬物動態⋯⋯⋯⋯⋯⋯⋯⋯⋯⋯16
薬物動態学⋯⋯⋯⋯⋯⋯⋯⋯⋯11
薬物動態学的相互作用⋯⋯⋯⋯35,36
薬物動力学⋯⋯⋯⋯⋯⋯⋯⋯⋯11
薬力学的相互作用⋯⋯⋯⋯⋯⋯ 35
薬局医薬品⋯⋯⋯⋯⋯⋯⋯⋯⋯13

## ゆ

有害作用⋯⋯⋯⋯⋯⋯⋯⋯⋯33,34
有効域⋯⋯⋯⋯⋯⋯⋯⋯⋯⋯⋯21
遊離脂肪酸⋯⋯⋯⋯⋯⋯⋯ 198,202

## よ

溶血性貧血⋯⋯⋯⋯⋯⋯⋯ 119,121
葉酸合成阻害薬⋯⋯⋯⋯⋯⋯ 147,154
葉酸代謝拮抗薬⋯⋯⋯⋯⋯⋯⋯ 220
要指導医薬品⋯⋯⋯⋯⋯⋯⋯⋯13
用量反応曲線⋯⋯⋯⋯⋯⋯⋯⋯ 22
四環系抗うつ薬⋯⋯⋯⋯⋯⋯⋯44,45

## ら・り・る・れ・ろ

リガンド⋯⋯⋯⋯⋯⋯⋯⋯⋯⋯23,24
利尿薬⋯⋯⋯⋯⋯⋯ 106〜108,182,183
リボソーム⋯⋯⋯⋯⋯⋯ 145,152,217
リポたんぱく⋯⋯⋯⋯⋯⋯⋯⋯ 199
緑内障⋯⋯⋯⋯⋯⋯⋯232,234,235
リン脂質⋯⋯⋯⋯⋯⋯⋯⋯ 130,198
ループ利尿薬⋯⋯⋯⋯⋯⋯ 182,183
レジン⋯⋯⋯⋯⋯⋯⋯⋯⋯ 200,201
レニン⋯⋯⋯⋯⋯⋯⋯⋯⋯ 107,108
レニン-アンジオテンシン系⋯⋯⋯⋯ 108
レボドパ賦活薬⋯⋯⋯⋯⋯⋯⋯54,55
ロイコトリエン⋯⋯⋯⋯76〜79,128〜130,134

## 参考文献

田中 千賀子、加藤 隆一 著『NEW薬理学』改訂6版、南江堂、2016

浦部 晶夫、島田 和幸、川合 眞一 編集『今日の治療薬(2016年版)』、南江堂、
　　2016

渡邊 康裕 編集『カラーイラストで学ぶ 集中講義　薬理学』、メジカルビュー、
　　2015

越前宏俊 著『図解薬理学』第2版、医学書院、2013

高久史麿 監修『治療薬ハンドブック2016』、じほう、2016

黒山政一、香取祐介 著『初めの一歩は絵で学ぶ薬理学』、じほう、2016

医療情報科学研究所 編集『薬がみえるvol.1』、メディックメディア、2015

医療情報科学研究所 編集『薬がみえるvol.2』、メディックメディア、2015

医療情報科学研究所 編集『病気がみえるvol.3糖尿病・代謝・内分泌』、
　　メディックメディア、2015

中原保裕 著『処方がわかる医療薬理学2016-2017』、学研メディカル秀潤社、
　　2016

久保鈴子 監修『カラー図解薬理学の基本がわかる事典』、西東社、2011

丸山敬 著『史上最強図解これならわかる！薬理学』、ナツメ社、2013

丸山敬 著『最新カラー図解はじめての薬理学』、ナツメ社、2013

中原保裕 著『あっと驚く薬理学』、技術評論社、2014

水田尚子 編著『類似薬の選択　コンパクトブック』、TAC出版、2016

加藤尚志、南沢享 監修『いちばんやさしい生理学』、成美堂出版、2015

## 監修

**木澤靖夫**（きざわ やすお）

1957年茨城県日立市出身。1982年3月東邦大学薬学部衛生薬学科卒業、1987年3月東邦大学大学院薬学研究科医療薬学専攻（薬理学）博士後期課程修了（薬学博士）。1987年4月寿製薬（株）総合研究所勤務、1988年10月日本大学薬学部助手、1991年4月同専任講師、2000年9月〜2001年9月英国インペリアルカレッジNHLI（呼吸器）客員研究員、2003年4月日本大学薬学部助教授／准教授、2011年4月同教授（機能形態学）。

| | | | |
|---|---|---|---|
| 執筆 | 坂井由美 | 写真 | PPS通信社 |
| イラスト | 浅野仁志 | | 早稲田大学図書館 |
| | 今崎和広 | | フォトライブラリー |
| | 内山洋見 | 本文フォーマット作成 | スペース・ユー（佐藤正久） |
| | 松本　剛 | 本文レイアウト・DTP | ニシ工芸株式会社 |
| | 三浦正幸 | | |
| | 株式会社レンリ | 編集 | 小学館クリエイティブ（尾和みゆき） |
| | 有限会社彩考 | | 春日順子 |

---

**本書に関する正誤等の最新情報は下記のURLでご確認下さい。**
**https://www.seibidoshuppan.co.jp/support**

※上記URLに記載されていない箇所で正誤についてお気づきの場合は、書名・発行日・質問事項（ページ数等）・氏名・郵便番号・住所・FAX番号を明記の上、郵送かFAXで成美堂出版までお問い合わせ下さい。
※電話でのお問い合わせはお受けできません。
※ご質問到着確認後10日前後に回答を普通郵便またはFAXで発送いたします。

---

# いちばんやさしい 薬理学

2024年1月30日発行

監　修　　木澤靖夫

発行者　　深見公子

発行所　　**成美堂出版**
〒162-8445　東京都新宿区新小川町1-7
電話(03)5206-8151　FAX(03)5206-8159

印　刷　　共同印刷株式会社

©SEIBIDO SHUPPAN 2017　PRINTED IN JAPAN
**ISBN978-4-415-32417-3**
落丁・乱丁などの不良本はお取り替えします
定価はカバーに表示してあります

● 本書および本書の付属物を無断で複写、複製（コピー）、引用することは著作権法上での例外を除き禁じられています。また代行業者等の第三者に依頼してスキャンやデジタル化することは、たとえ個人や家庭内の利用であっても一切認められておりません。